U0212052

生命的守卫者

免疫、癌症与治愈之道

徐庞连 著

清華大學出版社
北 京

图书在版编目（CIP）数据

生命的守卫者：免疫、癌症与治愈之道 / 徐庞连著.— 北京：清华大学出版社，2022.9
（2023.8 重印）
ISBN 978-7-302-61778-5

Ⅰ.①生… Ⅱ.①徐… Ⅲ.①肿瘤学－普及读物 Ⅳ.①R73

中国版本图书馆CIP数据核字（2022）第161865号

责任编辑：胡洪涛　王　华
封面设计：何凤霞
责任校对：欧　洋
责任印制：丛怀宇

出版发行：清华大学出版社
网　　址：http://www.tup.com.cn, http://www.wqbook.com
地　　址：北京清华大学学研大厦A座　　**邮　　编：**100084
社 总 机：010-83470000　　**邮　　购：**010-62786544
投稿与读者服务：010-62776969, c-service@tup.tsinghua.edu.cn
质量反馈：010-62772015, zhiliang@tup.tsinghua.edu.cn
印 装 者：北京鑫海金澳胶印有限公司
经　　销：全国新华书店
开　　本：165mm × 235mm　　**印　　张：**20.75　　**字　　数：**324千字
版　　次：2022年10月第1版　　**印　　次：**2023年8月第4次印刷
定　　价：75.00元

产品编号：091105-01

序言

喜读佳作《生命的守卫者》。

我已年过九旬，只能粗读，但印象殊深，也谢谢徐庞连博士在大作中提到了我。

这是一本基于严谨科学上的科普读物，介绍了最新的免疫学进展，加上深邃的历史题材，深入浅出，引人入胜。书中提到《黄帝内经》“正气存内，邪不可干”、《道德经》、孙思邈和《孙子兵法》等，其隐喻不仅要学习西方，更要从五千年中华文明中去寻找思路；对付癌症还需发扬我国特色——“洋为中用 + 中国思维”。

对我而言，这本书还有特殊意义。1979 年，免疫疗法之父威廉·科利的女儿海伦，在美国癌症研究所给我们颁发“早治早愈”金牌奖后，还将“科利毒素”的处方告诉我们，并联系美国费城天普大学哈瓦斯教授制成后，供我们临床应用。1984 年，海伦团队来访，我们深入讨论合作，随后也在国际杂志发表了合作成果。近年我们随访长期生存的肝癌病人，发现不少曾用过“科利毒素”。

我在查房时，经常对患者说，对付癌症，最靠得住的是自己的抵抗力。即使最新的 PD-1 抑制剂等免疫疗法，也需要患者具有较好的免疫基础才能生效。

这本书紧跟科学前沿，普及大众关心的热点知识，我相信它能让更多人民大众受益。

汤钊猷

复旦大学肝癌研究所名誉所长

中国工程院院士

2022 年 9 月 8 日

目录

序曲
免疫疗法的意义

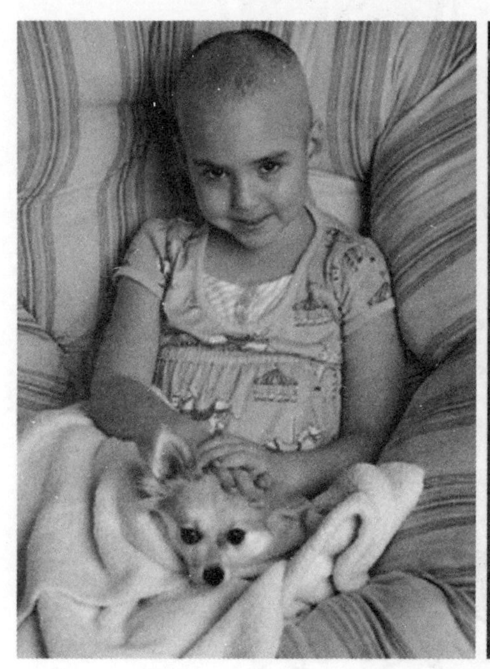

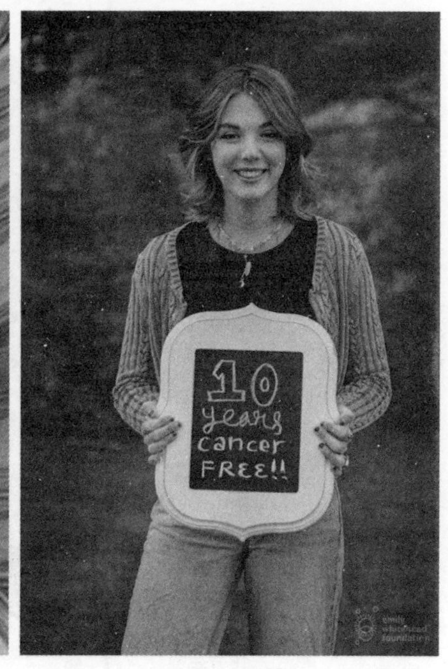

艾米丽·怀特海——全球首位被 CAR-T“治愈”的白血病儿童

（图片来源：艾米丽·怀特海基金会）

免疫疗法对于人类有何意义？

正气内存，邪不可干。

——《黄帝内经》

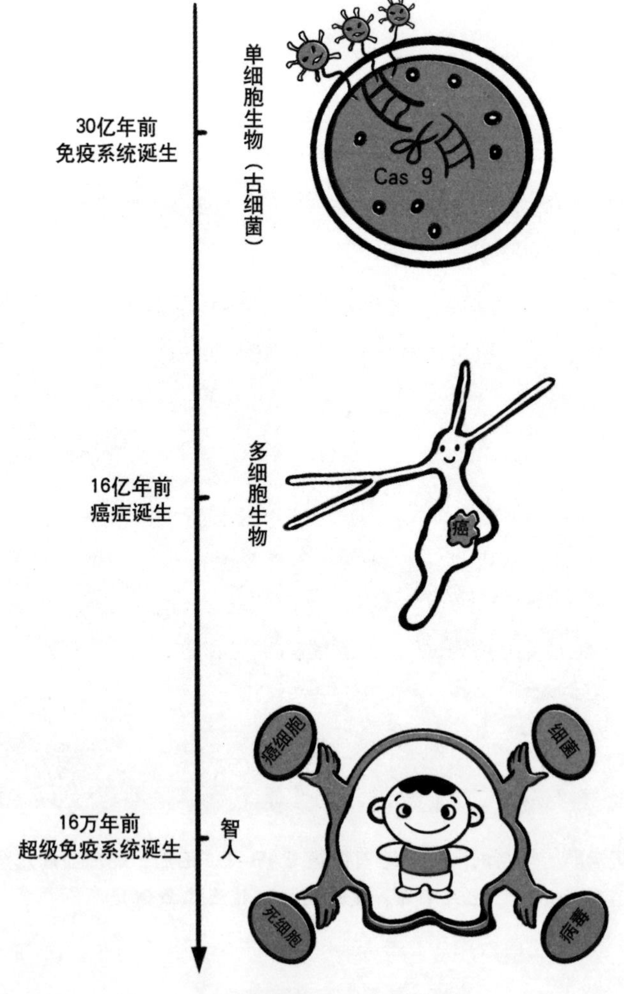

你的免疫系统 30 亿岁了

一、免疫

夜已经深了，月光透过窗户探进屋里。屋里有些凉了，我紧紧抱着小宝宝。我摸摸她的额头，脸上烫得厉害，但手指却很凉。小宝宝又发高烧了，我的心一直揪着，心疼、自责，甚至有些不知所措。

人为什么会生病？发烧真的是免疫系统在战斗吗？如何激发免疫系统去对抗疾病？……每到生病的时候，我都会发现健康是如此的重要，但我却对自己的身体知之甚少。

当你翻开这本书时，周围就有无数的细菌和病毒正伺机入侵你的身体。当人死亡时，微生物很快就会侵入人体，大快朵颐，肆意繁殖。而人活着时，这一切不会发生。因为在人体中，有一位默默无闻的生命守卫者，无论白天黑夜，无论严寒酷暑，始终守卫着我们的生命。它的名字，叫作免疫系统。

为什么我会写这本书呢？

2019 年年底，新冠病毒开始肆虐全球。截至 2022 年 6 月，全球感染人数超过 5 亿，实际死亡人数超过 1600 万。或许我们对每天的跳动数字逐渐麻木，但每一个数字背后都是一个真实存在的人，一个相互依存的家庭。在对抗疾病的各条战线上，有一群默默无闻的人，无论白天黑夜，无论严寒酷暑，始终守卫着我们的生命。他们的名字，叫作生命的守卫者。

钟南山院士说：“目前针对新冠病毒肺炎并无特效药，此病的发生、发展以及预后，都和人体的免疫系统密切相关。机体真正将病毒清除干净，依靠的是自身的免疫系统。”**免疫系统就像社会各战线的“生命守卫者”，默默工作，你甚至没有意识到它在保护着你。**

一场突如其来的疫情，彻底改变了我们的生活方式。我突然意识到，所谓的岁月静好，是因为生命的守卫者在负重前行。因此，在被疫情偷走的岁月里，我坚持科普写作，希望探索生命守卫者的智慧，以及人类能够活着的奥秘。

免疫（immunity）这个术语来源于拉丁文“immunitas”，在古罗马时期，最初是“豁免”的意思，常被用于描述免除兵役或者赋税。后来，“免疫”一词表示“免除瘟疫”的意思。由于西方医学史很少记载中国人的贡献，我在这里简单讲述一下免疫在中国的起源，并管中窥豹地说明免疫对于人类的意义。

两千多年前，《黄帝内经》描述了瘟疫的特征和防疫的思想。“帝曰：余闻五疫之至，皆相染易，无问大小，病状相似，不施救疗，如何可得不相移易者？岐伯曰：不相染者，正气存内，邪不可干，避其毒气。”由于《黄帝内经》博大精深，不少人对其做出注释。

明代万历年间，医学家马莳苦读《黄帝内经》，做出注释，终于成书《黄帝内经素问注证发微》，并首次将“免疫”二字联用。马莳注曰：“天牝者，鼻也，毒气从鼻而来，可嚏之从鼻而出。想五气毕后，另各可行一法……其一法雨水后三浴，以药泄汗，可以免疫。”此处，马莳首创的“免疫”一词，指的是免于疫毒所侵。

1000 多年前，宋代医师发明了“人痘”接种术来对抗天花。天花病毒由空气传播，死亡率高达三四成。人痘术预防天花不仅使中国人受益，还沿着丝绸之路传播，惠及世界多国。在免疫科学机制未明的漫长岁月里，中国人只能依靠经验来对抗传染病。不为人所知的是，人类历史上第一次依靠科学手段成功控制疫情的典范，正是发生在中国。

1910 年年底，东北发生一种神秘可怕的传染病，四处可见横尸街头的景象。日俄两国都想趁机夺取防疫之权，进而鲸吞东北，清政府朝野震惊。在这样的时代背景之下，31 岁的伍连德（中国防疫创始人）不顾生命危险，前往疫区。这位祖籍广东台山的剑桥大学第一位华人博士，站上了历史舞台。首先，他通过尸体剖检发现了此次疫情的病原体是鼠疫杆菌，之后因此成为中国第一位诺贝尔生理学或医学奖候选人。其次，他发明了“伍氏口罩”，成为“现代口罩之父”。最后，他推行隔离监控、交通管制、尸体火化等措施，这些举措构成了现代防疫与公共卫生的基本框架。

在人类历史进程中，人类一直在寻求摆脱瘟疫的方法，免疫学因此被创立而后发扬光大。随着科学的发展，人类对“免疫”有了全面的认识。**现代免疫的定义是：身体识别“自己”与“非己”物质，并对“非己”加以清除，以维持机体平衡稳定的一种防御反应。**

免疫学从诞生之初的“防”病救人，发展到今天在分子和细胞水平上探讨复杂精细的调控机制，其理论和方法上的任何一次突破，都促进着人类健康和社会的发展。可是，医学的发展是一点点摸索出来的，总有一些人探索着生命的禁区，甚至有一些人用生命换来科学的进步。如果你不幸患病，有人提供医疗方法使你获益，那么这些方法从何而来？生命守卫者的冒险研究，最终验证了疾病治疗的标准疗法，为更多失去希望的患者重燃了生命的火花。

因此，这本书通过追溯人类认知免疫系统，对抗疾病的故事，为大众分享疾病防治的底层逻辑，以及坚持守卫生命的精神。

二、众病之王

随着“免疫学”的发展，人类历史上天花、霍乱、结核和鼠疫等众多不治之症，都被消灭或者控制了。但一个关乎人类医药卫生事业的问题显露了，那就是人类的疾病谱发生了变化。随着人类进入老龄化社会，一种新的疾病——癌症让人恐慌。

在我的成长过程中，有三位亲人因鼻咽癌逝世。此时，我闭上眼睛，还能想起他们的痛苦以及家人的恐慌。由于这种家族聚集得病现象，我一直对癌症都有些恐惧。长大后，我发现大多数家庭都有类似的故事和恐慌。没办法，我们从小到大，接受的对于癌症和死亡的教育太少了。大家往往把癌症和死亡画等号，所以不少人放弃了治疗。但是，你可能也见过另一个极端，在生命末期倾家荡产、过度治疗。记得结婚前夕，我出现便血，吓得我赶紧去做检查。当我打开检查结果时，心都要蹦出来了。我还想要“为祖国健康工作 50 年”呢，那些年在清华球场打篮球，抬头就能看到的这句话可能已经深入内心了。

癌症是多么复杂又顽皮的一个小鬼，它让我们恐惧，却也给了我们直面恐惧的机会。

仿佛有一双命运之手，一步步地将我推到了癌症新药研发领域。当我亲眼见证免疫疗法真的能够救治一些无药可救的癌症患者时，我对癌症的认知发生了改变。2018 年，中国才开始进入免疫治疗的时代，但大众与医生、研发者之间的信息鸿沟很大。其实，治疗是一把双刃剑。**如果我们对癌症治疗存在认知漏洞和偏差，要么很难享受到科学红利，要么会浪费金钱甚至遭受生命威胁。只有不断提高认**

知，提高“人生免疫力”，才能避免风险和守卫生命。

对这个领域越了解，我就越发理解，癌症是一个社会问题，抗癌是一个系统性工程，而药物治疗只是抗癌的一小部分而已。因此，我在研发癌症免疫新药之余，也在思考：癌症对于社会有何影响，免疫对于社会有何意义，对于抗击癌症我能做点什么？

由于西方医学史很少记载中国人的贡献，我在这里简单讲述一下癌症在中国的起源，并管中窥豹地说明抗癌对于人类的意义。人类很早就发现了癌症的存在。在中国历史上，“瘤”字最早出现在甲骨文中，取病之“留聚不去”之意。但在癌症科学机制未明的漫长岁月里，中国人只能依靠经验来对抗癌症。中国开始科学地抗癌可以追溯到 20 世纪 50 年代。

让我们回到 1957 年 11 月，在全国山区生产座谈会上，河南省代表向中央领导汇报了林县“三不通”的情况：水不通、路不通、食管不通。在摸清情况后，周总理派出专家医疗队进驻林县。**1959 年冬，林县食管癌防治委员会成立，这是中国首个肿瘤登记中心，它的成立拉开了中国防治癌症的序幕。**

1964 年，53 岁的杨简（中国实验肿瘤研究创始人）来到了林县。这位出生于广东梅县，在新中国成立那年毅然回国的科学家，来到了祖国需要他的地方。在林县，就连鸡的食管癌患病率都比别处的高，这说明环境或饮食中肯定存在致癌因素。杨简深入食管癌高发区，挨家挨户地调查。他详细填写记录，并采集了许多可能与致癌有关的食品，带回实验室分析，并开展动物实验。经过数十年努力，杨简和他的学生揭开了食管癌的高危因素：亚硝胺（酸菜）、白地霉（霉变食物）、烫食（65℃以上的热饮为 2A 类致癌物）、遗传、维生素缺乏等，这为阐明食管癌病因提供了科学依据。1980 年，杨简身体出现危机，依然受邀赴德讲学。他全面介绍了中国肿瘤防治工作，在世界上发出了“中国强音”。

如今，经过几代人的不懈努力，林县食管癌的发病率和死亡率显著下降，百姓安居乐业。林县是中国防控癌症的起点，抗癌火种点燃了人们克难攻坚，战胜癌症的信心。可是，人类的抗癌之路，依然任重道远。

2020 年 7 月，中国医学科学院的赫捷团队发表了近 40 年来中国癌症负担的变迁：中国人死于癌症的比例，从 1973 年至 1975 年的 10.1% 增加到 2015 年的

24.2%，癌症负担日益加重。2020 年全球癌症负担数据显示：仅此一年，中国就有新发癌症 457 万人，因癌症死亡人数 300 万（每分钟约 6 人）；全球新发癌症病例 1929 万例，死亡病例高达 996 万。癌症已是人类主要死亡原因之一，它并非只是冰冷的数字与描述，其背后是一个个鲜活的生命。在这场没有硝烟的战争中，癌症消耗了大量的医疗和社会资源，也损耗了社会劳动力与生产力，给人类社会带来了沉重的负担。

在历史的大部分时间里，癌症让人类付出了无数鲜活的生命，被称为众病之王。但越是艰难险阻，越能激发人类探索未知的勇气。

近 100 年，人类对癌症有了革命性的认知升级：第一次升级，人类发现癌症是一种“细胞病”（细胞失控增长），所以用放化疗去杀死快速生长的癌细胞；第二次升级，人类发现癌症是一种“基因病”（基因突变导致癌症），所以开发了靶向疗法；第三次升级，人类发现癌症是一种“免疫病”（逃脱免疫“监管”），所以发明了免疫疗法。癌症是全人类共同面对的顶级难题，使一群群绝顶聪明的生命守卫者，前仆后继地陷入“希望”和“失望”的循环中。但人类从手足无措，到一波三折，再到重燃希望，从未放弃过与癌症的斗争（见附录二）。

因此，这本书通过讲述科学家探索癌症真相、不断收获新知的故事，为大众传播解决难题的科学思维和科学精神。

三、对抗癌症的新视角

当你翻开这本书的这一分钟时间，中国就有 8 人确诊为癌症。几十年前，癌症在中国社会还是一个稀有名词，少有人知。如今，癌症成为众病之王。癌症是写在人类基因组里的一种缺陷，是生命的一部分。了解癌症，也是在理解生命本身。

无论现实社会还是“身体社会”，不可能没有“叛乱分子”。我们“身体社会”约有 6.0×10^{13} 细胞，每时每刻都在繁衍，“叛变”也是生命的一部分。如何保证“社会”的和谐有序呢？杀杀杀是下策，上策是保护好“监管系统”——人体免疫系统。

从免疫角度来认知癌症，人类有了一个对抗癌症的新视角。免疫系统一直打开“监视雷达”，一旦发现癌细胞就会前来消灭。但狡猾的癌细胞进化出来了一些“特殊本领”，让免疫细胞变成了“瞎子”，科学家称这些特殊本领为“肿瘤免疫逃逸”。如果有办法恢复免疫警察的敏感度和战斗力，就能带来新的癌症疗法——免疫疗法。

癌症免疫疗法是利用人体自身的免疫系统对抗癌症的一类方法。①

对中国百姓来说，免疫疗法还是一个比较新的概念。它第一次出现在中国百姓面前，还是2016年的“魏则西事件”。病急之下，滑膜肉瘤患者魏则西在网上搜索癌症治疗方法。这位大学生病急乱投医，掏空家底接受了一种“虚假”的细胞免疫疗法，最后不治去世。大学生魏则西之死，让公众第一次意识到，搜索引擎竟然是一个广告信息分发平台，而且是通过“竞价”这种粗暴的模式来分配资源。人们第一次意识到，在信息不对称的情况下，掌握信息的人可能会利用信息优势谋取私利，甚至会危及他人的生命。

魏则西的故事经过媒体宣传和持续发酵，在社会上造成巨大的影响。一种极有前途的癌症治疗方法，以一种负面的姿态进入了大众的视野。魏则西事件之后，大众都以为免疫疗法是骗局。光阴一晃，魏则西的故事已经过去了多年。如果你留心，一些竞价医疗广告改头换面，又卷土重来。一些机构花样翻新，逃避监管，患者一边掏钱，一边当“小白鼠”。

为什么骗子会打着免疫疗法的招牌来挣钱？因为免疫疗法是最有可能治愈癌症的方法。

2015年8月，91岁的美国前总统卡特得了恶性黑素瘤，已到晚期。病灶最早在肝脏被发现，后来又转移到了大脑，卡特的生命危在旦夕。可是，到了12月，卡特宣布：“在最新的一次磁共振检查中，我体内的癌细胞已经全部消失了。”这位中美两国正式建交的促成者，诺贝尔和平奖获得者，究竟用了什么神奇疗法？正是免疫疗法，让卡特成为到目前为止最长寿的美国总统。

免疫疗法对于人类有何意义？

2019年，复旦大学胡善联发布了中国首个癌症免疫疗法的药物经济学报告。

① 为帮助理解免疫疗法的原理，本书附录提供核心专业术语的名词解释。

研究显示，相较于传统化疗，免疫疗法能够延长患者生存期、提高生活质量、减少住院时间以及治疗费用、减少劳动力损失、提高医疗效率、激励企业创新等。简而言之，免疫疗法具有多维度的突出价值：临床价值、希望价值、经济价值和社会价值。在这场人类与癌症的古老战争中，人类第一次明白了：我们要治疗的对象不是疾病（癌症），而是患者（免疫系统）。免疫疗法从理念上让医生和患者开始关注患者本身，也促进了人本主义的回归。

从人文角度来看，癌症也是一种社会问题。癌症在社会上有着“毒”“瘤”“命”等隐喻，而免疫则有“抵御”的意思。人类是如何抵御毒瘤，如何抵御命运？或许这个问题还没有确切的答案，但是科学家、医生和患者在追求答案过程中的种种努力和智慧，实在令人敬重。

他们的终极目标是治愈癌症。在揭开治愈之谜的路上，不但充满对人类智慧的挑战，还充满了对人性的考验。因此，探索人类和免疫如何对抗癌症的旅程，还有一个社会视角：**生死之间，如何用科学与爱去守卫生命**？

我们的身体里藏着一个“小宇宙。”身体内万亿免疫细胞时刻在守卫着我们的生命。不忘来时路，方知向何行。让我们沿着免疫疗法当年走过的道路（见附录三），一起探索生命的奥秘与惊奇。我们将亲身体验当年那些好奇、狂热、恐惧、迷茫、激情与希望。

第一乐章
癌症免疫疗法的锋芒初露

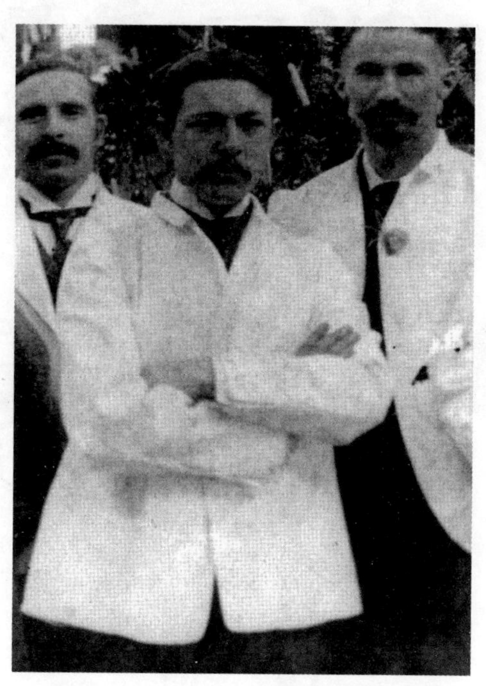

威廉·科利（中）——癌症免疫疗法之父

（图片来源：癌症研究所）

第一节　铤而走险

免疫疗法真的可以治愈癌症吗?

山重水复疑无路，柳暗花明又一村。

——陆游《游山西村》

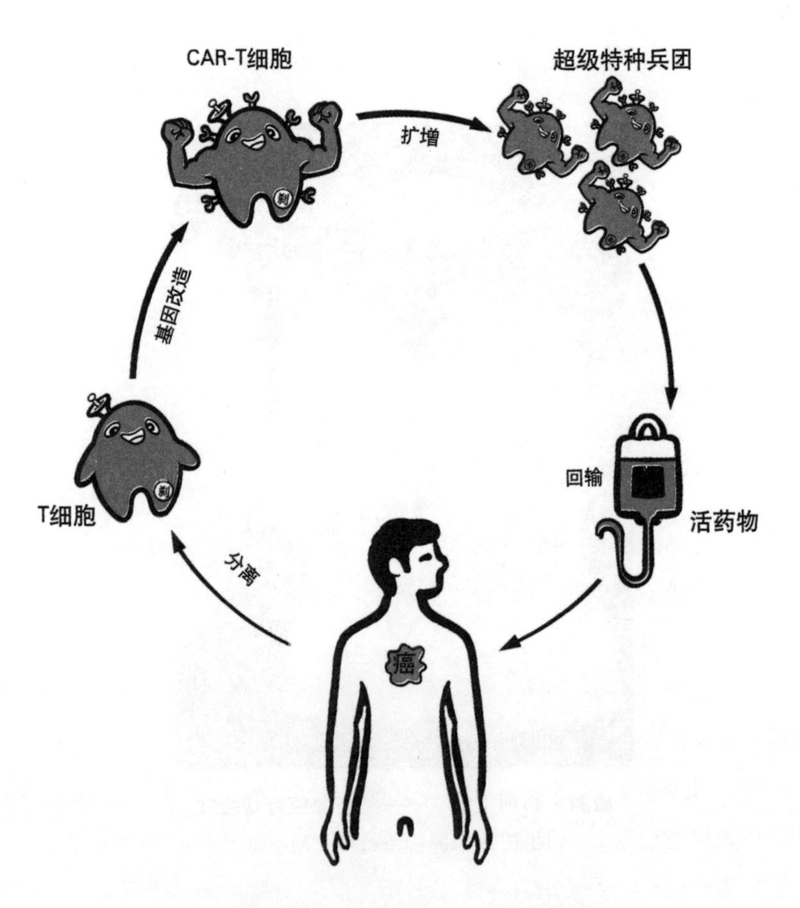

治愈癌症的新希望——免疫疗法

一、癌症能治愈吗

2019 年 11 月 1 日，北京国际机场，一架飞机缓缓下降。“咚”的一声，飞机落地。这一次，卡尔·朱恩（Carl June）受腾讯科学 WE 大会的邀请，来中国分享免疫疗法的最新进展。

这一天，70 万外地人也乘坐各种交通工具，进京求医问药。在北京大学肿瘤医院附近，有一片破旧拥挤的平房区，外界称之为“癌症旅馆”。癌症旅馆是中国癌症患者人数急剧增加的一个真实缩影。由于医疗资源不均衡，五湖四海的癌症患者，涌向全国最先进的医院。但异地求医，意味着更大的花销。对患者来说，便宜是首要的，因为要省下钱治疗。他们在这里等待：等待挂上号，等待一张床位或一份有希望的治疗方案。在这片癌症旅馆里，传出来的有时是病痛呻吟声，有时是“呜呜”的哭声，有时是争吵声……在他们心里，都有一个共同的困惑：癌症能治好吗？

2019 年 11 月 3 日下午，距离“癌症旅馆”不远的北展剧场，腾讯科学 WE 大会隆重开幕。这个大会无关商业竞争，只讨论前沿的科学与思想，只关心人类的未来。在环形大屏幕上，写着一行大标题：第一种能治愈癌症的疗法。

癌症真的可以治愈吗？

在大屏幕下，站着一位满头白发的老爷子。他就是朱恩，许多中国粉丝称他为“六爷”。当“六爷”开始演讲时，场下立马安静下来。“在这里，我向大家分享一个故事。这两张照片中的小女孩叫作艾米丽·怀特海（Emily Whitehead），分别摄于她接受免疫治疗后的第二年和第三年。如今，她已经无癌生存 7 年了，她真是个被幸运之神眷顾的人。”

照片中的艾米丽，头发中长而微卷，眼眸纯亮如星，笑得很甜美。让人难以想象的是，8 年前的她，正面临着一场惊险而魔幻的生死考验。

2010 年，艾米丽刚满 5 岁，眼神中充满了对这个世界的好奇。她充满能量，喜欢在院子里肆意玩耍，狗狗常常陪伴在侧。然而，变故却在看似平静的生活中显露出来。艾米丽身上开始出现瘀伤，母亲卡里以为是她贪玩撞伤的，没有在意。艾米丽在刷牙时，突然哭了起来：“我的牙齿流血了。”

最初，卡里认为这只是牙龈出血，没事的。然而，一天夜里，艾米丽哭着醒来："妈妈，我的腿好痛。"卡里和丈夫汤姆突然意识到问题的严重性，连夜将艾米丽送至家附近的急诊室。在这个暖风轻抚的五月的夜里，噩耗如同平地惊雷——艾米丽被确诊为急性淋巴细胞白血病。

生命真的很无常。

从 2010 年至 2012 年，艾米丽接受了 2 年的标准化疗。从 5 岁到 7 岁，那些本应该阳光灿烂的日子，却不得不面对难以想象的痛苦。化疗带来的呕吐、恶心、瘫软、脱发、腹泻……让人虚弱不堪。当她睁开双眼，全是灰色暗白的天花板，连呼吸都是药味。艾米丽如同人鱼困于鱼缸，无法摆脱，不知所措。

艾米丽一家充满了困惑：化疗真的可以治好白血病吗？

二、治愈癌症成为社会需求

回溯到 1947 年夏天，在波士顿儿童医院的一个地下室里，霉味和化学试剂的味道混杂其中。西德尼·法伯在盯着显微镜观察白血病标本时，脑海突然灵光一闪："血液中的白血病细胞可以计数，如果在血液中注入一种化学药品，那么通过计算白血病细胞数目岂不是可以知道药物是否有效？"

科学研究的对象是可测量的。

从有了这个科学认识起，法伯再也不想待在地下室。他想跳到楼上的诊室，测试化学药品对白血病的药效。接下来的问题就是，用什么化学药品来杀伤白血病细胞。

白血病是在 100 多年前被发现的。1845 年，魏尔肖在显微镜下发现："血液化脓"的患者，白细胞失控增殖，血液颜色变浅。他将这种病命名为白血病，意为"白色血液之病"。这是人类首次描述癌症的特征——细胞恶性增殖。1858 年，魏尔肖提出细胞学说："一切细胞来自细胞。"即细胞都是由原有细胞分裂产生的。自此，**人类对癌症的研究进入了细胞时代，因为癌症是一种源于细胞的疾病。**

但此后 100 年里，人类对白血病依然束手无措。白血病仿佛疾病家族中的"孤儿"：外科医生抛弃它，因为无法对血液开刀；内科医生也抛弃了它，因为无药可救。

白血病真的无药可救吗？这个问题引导法伯发现了一个现象：人缺乏叶酸，就会贫血，而补充叶酸可以让血液恢复正常。法伯异想天开："给白血病患者服用叶酸，会不会也能让其血液恢复正常？"这个想法引导法伯为一批白血病患儿注射叶酸。意想不到的是，叶酸竟然加速了白血病的恶化，因为叶酸能促进细胞增殖。医院院长知道实验结果后暴怒："你竟然拿小孩的生命来验证你的想法！你的职业前途还想不想要？"

法伯很自责，但他并不打算放弃："既然叶酸能促进白血病细胞增殖，那么抗叶酸药物能否抑制白血病？"

法伯那颗治病救人的心，在翻滚着。当他眼看着白血病患儿桑德勒就要不行了，就顾不上职业生涯的风险了。1947 年 12 月 28 日，法伯铤而走险，悄悄地给桑德勒注射了叶酸拮抗剂（氨基蝶呤）。结果令人难以置信，桑德勒的白血病细胞计数很快下降。法伯很激动："骨髓活检看起来那么正常，让人恍惚以为可以'治愈'白血病了。"随后，法伯治疗了 16 例白血病患儿，其中 10 例有效，5 例患儿在治疗后存活了 4~6 个月。这个数字看起来不显眼，但在白血病的历史上，是划时代的进步。

法伯打开了一扇门：癌症是可以用化学药品来治疗的。

不过，这扇门很快又关闭了。几个月后，桑德勒的癌症复发，很快便离开人世。其他患儿也出现类似的情况，白血病缓解几个月后，最终都出现了复发。法伯屡败屡战，希望找到更多的化学药品来治疗癌症。他开始联系玛丽·拉斯克等人，组成游说团，呼吁政府投入资金，全面地研发化疗药物。他们梦想着，像青霉素歼灭细菌一样，让化学药品也能歼灭癌症。

1969 年 7 月 20 日，"阿波罗 11 号"宇宙飞船在月球着陆。阿姆斯特朗踏上月球表面，向全人类宣布："这是我个人的一小步，却是人类的一大步。"这一年，法伯和拉斯克为首的游说团在《纽约时报》刊登整版广告。标题占据版面的 2/3，醒目地写着："尼克松先生，您能治愈癌症。"标题下写道："我们就快找到解药了，只缺送人上月球的那种决心、资金和计划。"

自此开始，治愈癌症成为了社会公众的需求。

法伯等人的游说最终坚定了政府向癌症宣战的决心，美国于 1971 年推行《国家癌症法案》。该法案吹响了人类向癌症宣战的号角，美国正式将抗癌上升为国家战略。在大量资金和人才的支持下，化疗药物陆续用于临床治疗。最终，法伯被誉为“现代化学疗法之父”。

如今，得益于化疗药物的发展，白血病的 5 年生存率已经超过 70%，有些类型的白血病甚至超过 90%。罹患急性淋巴细胞白血病的儿童，已有 85% 可以在标准化疗中长期存活，即便如此还是有 15% 的患儿被幸运之神关在门外。不幸的是，艾米丽恰恰属于孤立无援的这一部分。

化疗通常只能延长寿命，那有没有一种药物可以治愈白血病呢？

三、T 细胞的威力

1975 年，就在法伯积极推动“癌症登月计划”之时，朱恩从贝塞斯达海军学院毕业。他也开始关注到“癌症登月计划”，但他隶属海军，研究方向得以国防为重。最初，朱恩研究疟疾和艾滋病等传染病，后来转向骨髓移植领域，以应对核战争的威胁。当时，骨髓移植被用于治疗白血病，原理是：**骨髓细胞中存在一种“特种兵”——T 细胞，它能够破坏外来入侵者和癌细胞。**

T 细胞是抗癌免疫反应的主力军，但它也有可怕的不良反应。朱恩目睹了很多患者死于移植物抗宿主病——移植骨髓中的 T 细胞对宿主发起攻击，引起器官衰竭。这促使朱恩产生一个新想法：“T 细胞的威力比白血病细胞更强大。”这个想法在他脑海里像一道“闪电”：“能否利用 T 细胞来治疗白血病？”

此后，朱恩开始改造 T 细胞来对抗癌症，这种技术叫作嵌合抗原受体 T 细胞免疫疗法（chimeric antigen receptor T-cell immunotherapy，CAR-T 免疫疗法）。这其中，最关键的一步是改造 T 细胞，给 T 细胞安装上“导航系统”，使其可以识别出癌细胞的特征，并进行精准击杀。由于朱恩隶属海军研究院，资金来自国防部，其研究重点是传染病。朱恩只能先研究艾滋病，等机会成熟了再应用于白血病治疗。就这样，朱恩开展了人类首个 CAR-T 试验，用于治疗艾滋病。

命运无常，1996 年，朱恩的妻子辛西娅得了卵巢癌。他拼尽了全力，依旧无法从病魔手中救出爱妻。当生命中的挚爱永远离开时，朱恩感觉心如刀割。他决定转换研究方向，全心研究癌症，推进 CAR-T 技术临床转化，治愈癌症。

命运啊，总是充满了各种意外。朱恩抱憾于妻子，却意外地改变了艾米丽的命运。

2011 年 10 月，艾米丽的癌症首次复发。2012 年 2 月，艾米丽的癌症再次复发。经过两轮化疗以后，艾米丽的双腿都发生了坏死性筋膜炎，差点要截肢。医生坦陈：“所有标准的治疗方案都已经尝试，没有办法了。”病情反反复复，让人痛到怀疑人生。对艾米丽来说，既害怕癌症，更害怕癌症复发。

癌症让人恐慌不安，癌症复发更是让人不知所措。

艾米丽一家不想放弃，便到宾夕法尼亚儿童医院征求第三方意见。在那里，他们遇到了朱恩。当时，朱恩正在开发 CAR-T 疗法，但这个疗法未经美国药监局批准。这意味着，医生无法给艾米丽使用这个新疗法。

由于艾米丽体内的癌细胞还在疯狂增长，她不得不回到当地医院，接受另一轮强化化疗。这勉强延长了三周的生命，但艾米丽过得十分痛苦。医生建议临终关怀，但父亲汤姆爱女心切，无法接受这个建议，“这根本没有道理！”

时间不多了，艾米丽一家人的心里就像压着一块石头，焦虑不安：**“除了化疗，难道就没有其他办法吗？”**

四、小女孩历险记

在无路可走时，铤而走险也是一种选择。

2012 年春的一个星期天，艾米丽一家再次来到宾夕法尼亚儿童医院。他们和朱恩展开了一场揪心的谈话，选择迫在眉睫。“我们需要尝试一些新颖的和前沿的技术。”朱恩目光如炬：“这是一个一期临床试验，可能会发生意想不到的毒性反应。但现在该是下决断的时候了。”命运就是这样，选择或不选择，都有风险，都要付出代价。

即使谈话时是个阳光灿烂的暖和午后，卡里和汤姆还是觉得心如冰窖，但又有一簇火幽幽点燃。时间慢慢地烹煮着，一种奇异的力量好像从冰窟窿里边烧起来了。这种能量驱使艾米丽一家在周一早上，再次抵达医院。

最先进但未知的疗法，能带来最大希望的同时，可能也会让人坠入绝望的深渊。在如此纠结难耐的境遇里，是生存还是毁灭？关乎艾米丽生命的那一根细线，卡里和汤姆紧紧地拽着，而线的那一头，却拼命地向黑夜中坠落。经过数次交谈，这个家庭决定把生命之线交给朱恩。

就这样，艾米丽成为全球首位接受 CAR-T 疗法的儿童患者。朱恩团队抽取艾米丽血液中的 T 细胞，通过基因改造，装上“导航系统”，使其像导弹一样精准歼灭癌细胞。2012 年 4 月，定制的 CAR-T 细胞从输液袋中慢慢地输入艾米丽的身体内。

就在大家准备欢庆命运的指针即将跨越晨线，迎来黎明时，命运却调皮地跳到了昏线，再次将艾米丽一点点逼向黑暗。

艾米丽对 CAR-T 细胞疗法产生了强烈的不良反应，她开始高烧、发抖、血压骤降、休克。她被送进了重症监护室，并因呼吸困难，接上了呼吸机。死亡的黑暗逐步蚕食一切。病房里超级安静，只剩下“滴滴答答”各种仪器运作的声音。医护人员们一筹莫展，只能窥见他们被灯光拉长了的绝望身影。

CAR-T 细胞疗法究竟产生了什么毒性？

生命危在旦夕，医生们紧张地分析艾米丽的血液。在艾米丽的血液中，多种细胞因子大量产生。细胞因子是由免疫细胞分泌的“化学武器”，当这种活性物质疯狂产生时，后人称之为“细胞因子风暴”。免疫系统仿佛点燃了大火，试图歼灭癌细胞。原本，清除癌细胞和感染是免疫系统的日常工作，但免疫系统过度暴发就会伤害人体。此时，医生知道毒性症结所在了，但面对如此风暴般的不良反应，即使做了很多尝试依然无效。

艾米丽的状态急转直下，全身多个器官出现衰竭，时间所剩无几了。经她父母同意，最后的决定是放弃心肺复苏。艾米丽比任何时候都接近死亡，但这位爱哭贪玩的小女孩还在挣扎着多活着一刻。

窗户外边的天渐渐暗了下去，气温也渐渐降了下来。朱恩一直没有放弃，他对着艾米丽的化验单，眉头紧锁，陷入了沉思：为什么白介素 –6 会急剧升高？它是一种调节免疫和炎症的细胞因子。如果我们抑制它，是否就能降低免疫毒性？

“我知道这个问题的答案，纯粹就是一种偶然。”朱恩医生回忆道，“我女儿得了一种病——幼年型类风湿关节炎。2009 年临床免疫学会，我碰巧认识日本科学家岸本忠三。他发明了类风湿关节炎的药物——托珠单抗。”由于女儿的病情，朱恩一直对托珠单抗保持关注，它抑制的正是白介素 –6。

这个偶然的发现或许能拯救艾米丽的生命。

五、翻滚吧，肿瘤君

此时，艾米丽危在旦夕，大家都在和时间赛跑。在朱恩的紧急沟通之下，医生快速制订了托珠单抗的给药计划。当天夜里，随即开始实施。托珠单抗开始在艾米丽的身体里发挥作用。命运的指针再次在晨昏线边缘摇摆，向处于重度昏迷的艾米丽发出了生命的邀请。

渐渐地，托珠单抗平息了艾米丽的细胞因子风暴。一周后，艾米丽从沉睡中苏醒过来。随后的检测结果显示，她体内的癌细胞竟然完全消失了。医院护士都惊呆了：“在重症监护室里，我从来没见过任何一个患者像艾米丽一样，病得如此严重，却又恢复得如此之快。”

在那个暖风轻抚的五月天里，艾米丽的床边站了许多护士和医生。他们在鲜花中为她歌唱，艾米丽的睫毛微颤，那双清澈明亮的眼睛再次映入众人的眼帘。艾米丽在生死交叠的边缘，顺利来到了生之彼岸。这一天，刚好是艾米丽的 7 岁生日。

那个总躺在病床上的小姑娘，逐渐恢复了健康。春天又一次来临了，远方天空青蓝，阳光普照，她又能跟她的小狗畅快游玩。在季节轮回里，她都能望见明年春到，依旧春暖花开。

2017 年 7 月 12 日，美国药监局就诺华 CAR-T 细胞药物的上市申请进行投票表决。这一天，对艾米丽而言，是一个具有特别意义的日子。她是世界上首例接受该免疫治疗的儿童，已经无癌生活 5 年了。在这个能够决定 CAR-T 药物能否上市的关键时刻，艾米丽一家来到了评审现场。最终，评委们以 10∶0 一边倒的投票结果，一致同意该免疫疗法上市，用于治疗晚期白血病的儿童和年轻成人患者。

这个决定开启了治愈癌症的时代新篇章——真正有生命的“活药物”。

这种“活药物”在血液中长期游动，逮住一个癌细胞，就杀一个。这正是艾米丽长期无癌生存的关键原因。然而，在CAR-T细胞和癌细胞战斗时，会产生大量细胞因子，甚至引起“细胞因子风暴”，严重时可能会威胁生命。福祸相依，免疫系统是把双刃剑，弱了会患病，强了也危险。靠谱的药物，需要平衡风险和获益。人生亦然，规避风险，平衡获益，才能平平安安。

每个人都是见证伟大历史的小人物，而历史正是由众多普通人的命运拼接而成的。虽然艾米丽只是一个普通的小女孩，但是她有一分热，发一分光。在癌症治愈以后，艾米丽希望每个与癌症做斗争的孩子都能有治愈的机会。为此，艾米丽一家成立了“艾米丽·怀特海”基金会。

“对我来说，实现9年无癌的经历非常鼓舞人心，我的故事正在帮助世界各地的孩子。”艾米丽明眸弯弯，笑着说，“我们将继续为世界各地的病童筹集资金，希望每一个患者都有获得平等治疗的权利以及获得治愈的机会。不要放弃，只要活着，就有治愈的希望。”那个虚弱爱哭的小孩，已经成长为一个坚强爱笑的小孩。爱笑的人，运气都不会太差。

2022年，已经是艾米丽无癌生存的第10个年头。如果患者在治疗后5年没有复发和转移，就是“临床治愈”了。**一次性给药，实现临床治愈。这种治疗手段的诞生，预示着改写生命蓝图的时代已然来临。**

每当艾米丽一家人团团圆圆，平平安安，其乐融融时，艾米丽心里会在想：“究竟是什么创造了生命的奇迹？”答案可能是时机、信念、科学、免疫系统以及铤而走险……

其实这样的思考可以追溯到100多年前，也是一位女孩引发的故事。

第二节 捕捉天机

癌症治疗的目标是什么？

天时，地利，人和，三者不得，虽胜有殃。

——孙膑《孙膑兵法·月战》

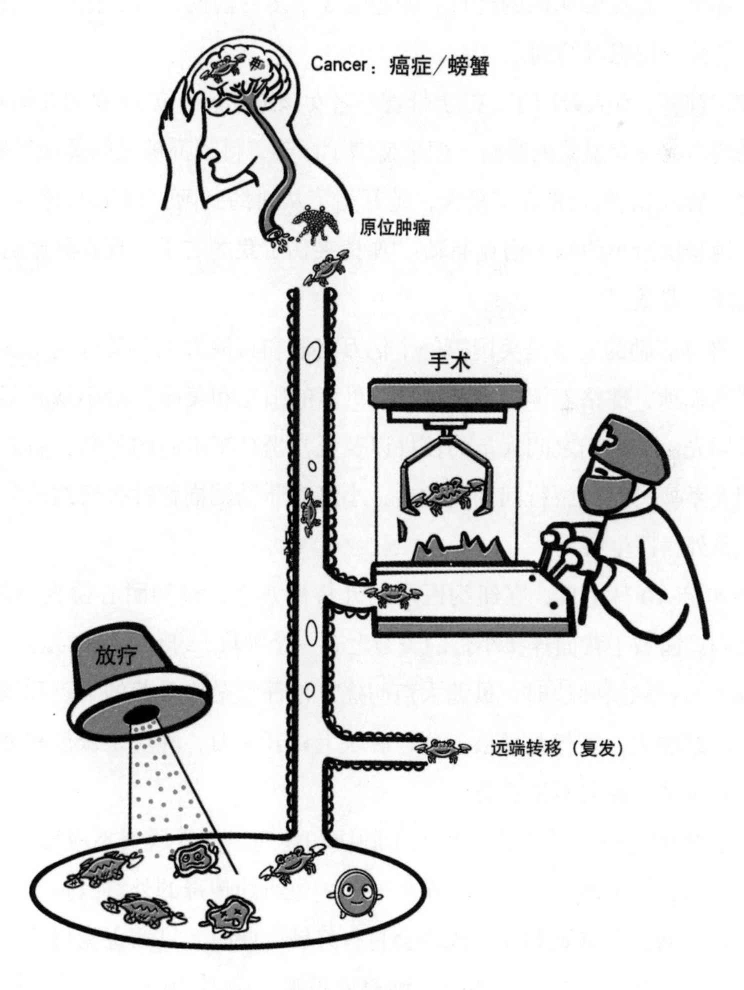

癌症不可怕，怕的是转移

一、少女的厄运

免疫疗法是一场冒险之旅，冒险的起点可以追溯到19世纪末，威廉·科利（William Coley，1862—1936年）目睹一位女孩不治去世，开始走上与癌症斗争之路。

1891年初春，在纽约医院的一栋英式建筑里，科利坐在办公室的椅子上发愣。“贝茜为什么这么快死了呢？”他望着窗外的树木，被寒冬剥去了衣服，光秃秃地站在那里，忍受着寒风的拷打。回想起3个多月前的一天，他也是坐在这张椅子上，等待一位患者的到来。

“咚咚咚”，有人敲门了。护士带着一名女孩进来。这位17岁的女孩叫作贝茜，她神采奕奕，一双温柔的眼睛，似乎盛满了微笑，科利都被她的美丽笑容感染了。贝茜富有冒险精神，1890年夏天，她开始了从纽约到阿拉斯加的越野火车旅行。途中，她写信给小约翰·洛克菲勒：“座椅夹伤了我的右手。现在肿胀得厉害，痛得晚上睡不着觉。”

小洛克菲勒的父亲是美国第一个亿万富翁和石油大王。父母忙于事业让这位少年感到孤独，性格羞涩，不善社交。贝茜的阳光和美丽，给小洛克菲勒的生活带来了阳光。从他们之间大量的信件以及经常坐马车出游的习惯，后人推测他们是情侣关系。贝茜从旅行回到纽约后，小洛克菲勒就推荐她去纽约医院。他们去看的正是外科医生科利。

1890年10月1日，在纽约医院的外科诊室里，科利耐心检查贝茜的右手。他观察到贝茜右手背面连接小指的关节上有一个肿块，约有半个橄榄大。“啊——”当科利用拇指触摸肿块时，贝茜大声叫痛。他仔细触摸贝茜的下巴和腋窝，没有发现淋巴结肿大，不像是感染。他在肿块上切开一刀，肿块是灰色和坚硬的，但没有看到脓液，确实不是感染。

科利猜测这可能是骨膜炎导致了肿块和疼痛，但骨膜炎不应该会这么痛啊。他大为不解，便请教导师威廉·布尔——一位纽约传奇的外科医生。布尔也认为是骨膜炎，劝科利静观其变，或许会自行好转。此时，贝茜也觉得这不过是小小瘀伤，而且小洛克菲勒的关心也让她充满乐观。10月19日，小洛克菲勒给贝茜写了一封 9 页长的信，细说他的担心与关心。

不过，3 周后，贝茜再次回到医院。她向科利抱怨："肿块和疼痛更厉害了，这让我无法入睡。"科利用刀切开肿块时，神情严肃，眉头紧蹙："肿胀、疼痛渐增、失去知觉、没有显著的感染和发炎症状，这会不会是癌症？"

科利切下一点肿块，送去做病理分析。病理，又被称为疾病的道理，这个医学分支肩负诊断疾病的重任。11 月 6 日，病理学家发来了噩耗，这是一个肉瘤。肉瘤是一种来源于结缔组织和肌肉的恶性肿瘤，多发生于皮肤、皮下、骨膜及长骨两端。骨肉瘤多发于青少年，发展迅速，病程极短。

如何治疗癌症呢？

二、癌症手术时代兴起

在科利所处的 19 世纪 90 年代，放疗和化疗还没有诞生。肿瘤的治疗方法只有一种——手术。几千年来，人类对抗癌症的方法极其有限。在 4000 多年前的古埃及，印何阗在莎草纸上记录了人类最早的一例癌症病例。莎草纸上的其他病例中，都描述有治疗方法，但对这个癌症病例，印何阗只写下简短几个字"没有治疗方法"。

在公元前 400 年左右，"西方医学之父"希波克拉底依据临床观察，对肿瘤做了最早的详细描述。肿瘤有点像螃蟹壳，肿瘤血管有点像螃蟹脚。癌痛就像螃蟹钳子夹住身体一样，不仅让人疼痛难忍，而且难以摆脱。于是希波克拉底给肿瘤起名为 karkinos——希腊语中的"螃蟹"。回顾历史，人类在大体形象基础上认识肿瘤大概是身体长了一个肿块，在体内横行霸道，切掉是不是就行了？公元 1190 年，迈蒙尼德提出肿瘤手术理论：把肿瘤连同其周围正常组织都连根切除。

19 世纪后叶，英国外科医师约瑟夫·李斯德将无菌技术应用在外科手术上。随着麻醉技术和无菌技术的广泛应用，根治性切除手术于 19 世纪 90 年代兴起。以威廉·霍尔斯特德（William Halsted）为代表，他们将肿瘤切除后的转移归咎于手术的不充分。于是，根治性切除手术的竞赛开始。"根治主义"让外科医生们竞争看谁切得更多、更深、更干净。大面积切除固然让患者延长了短暂的寿命，但也遭受了巨大的痛苦和羞辱。而且，神秘莫测的癌症经常还会在远离肿瘤原发的部位再次复发。后来，人类才发现癌细胞具有转移的能力。癌细胞的转移就像蒲公英随风飘扬，飘到哪儿，种子就到哪儿。**癌细胞随着血液循环在人体游走，在适合生长发展的地方，安营扎寨，繁衍生息。**

手术治愈癌症的失败，使得另一种古老的观念占据上风。即肿瘤是一种全身性疾病、体液性疾病，需要全身治疗。

在当时癌症切除手术成为主流的时代背景下，科利的导师布尔也大力推动无菌技术和麻醉技术进入外科手术。师从大师，科利自然也掌握了最新的手术技术，并对外科手术深信不疑。如果他沿着外科医生的职业方向走下去，一定会成为纽约医学界的明日之星。但此时，科利面临两难的选择。

科利视病如亲，关爱患者的尊严。对于贝茜的手臂，他不忍心切除太多。但他也只能尽量切除，这是阻止癌细胞扩散的最好办法。1890 年 11 月 8 日，就在贝茜 18 岁生日前夕，科利切除了贝茜右手肘以下的部位。出人意料的是，手术后 3 周，贝茜腹痛如绞，乳房开始出现结节。显然，癌细胞已经从右手扩散到体内其他部位定居和繁衍了，这就是所谓“癌细胞转移”。癌细胞仿佛在呐喊：“我要自由，我要迁徙到适宜的地方。”到了 12 月中旬，肿瘤已经转移到了皮肤、大腿、胸部和腹部……贝茜身体虚弱、生命垂危，科利几乎认不出她是几个月前冒险归来的美丽女孩。

1891 年 1 月 23 日早晨 7 点，天气异常寒冷，贝茜在家中去世了。

一个年轻鲜活的生命就这样凋零了，科利陪在床边，却无能为力。癌症发展如此之快，科利感到很震惊，也异常痛苦。他甚至怀疑是否当初切开肿块帮助癌细胞扩散了。科利第一次对决癌症，在床边眼睁睁看着贝茜死去，却束手无策。

科利也没有想到，在行医之初，癌症就给他带来了如此之大的心灵冲击。自己对癌症知之甚少，还想用粗糙的手术来根除癌症，结果事与愿违。科利曾对手术深信不疑，但贝茜之死让他看清了现实，癌症之所以危险，不只是因为细胞失控地增殖，真正的难题是肿瘤转移。但切除手术无法彻底解决癌细胞转移的问题。

癌症治疗的目标是什么？是杀死手术所不能切除的残留癌细胞，延长患者的生命。

为了实现这个目标，科利开始付出行动。在纽约医院的地下档案室里，他一页一页地翻阅医院成立以来的病历记录。他的眼睛就像猫头鹰一样，在堆积如山的档案中搜寻肉瘤的记录。

大自然经常给我们暗示它最深奥的秘密，就看我们有没有耐心刨根问底。

三、癌症治疗的天机

为了寻找癌症治疗的秘密，科利从15年的病历中找出90件左右的肉瘤病例。他把病例一个个按时间顺序排列好，试图寻找一个例外以理解如何治疗癌症。几个月后，科利终于发现了一个从死神魔爪中捡回性命的患者。

31岁的弗雷德·史坦是名德国移民，家装油漆工。1881年6月，他脖子上长了一个鸡蛋大小的肉瘤，来到纽约医院就医。在3年间，布尔医生对他做了5次手术切除，但肿瘤总是卷土重来。当肿瘤又变得像拳头那么大时，布尔医生遗憾宣布：没有办法了。

1884年10月12日，史坦开始高烧，奄奄一息，医生很快诊断出是丹毒。丹毒是由链球菌感染引起的，由于无菌技术和青霉素还没有发明，这是19世纪常见的手术感染。链球菌在病房里传播，感染伤口并在血液中扩散，导致患者出现红疹。红疹会从面部和颈部开始迅速蔓延，随后是变热、发冷、发炎，甚至死亡。史坦正在经历这些痛苦的症状，但他的求生意志很强，从发烧中幸存了下来。当时，抗生素还没有诞生，史坦的免疫系统只能独自对抗这场感染。意外的是，肿瘤慢慢缩小了。四个半月后，感染和癌症都消失了。出院后，史坦重返纽约的贫民窟。

从约3000年前的古埃及时代到19世纪，有许多轶事报道：肿瘤自发消失时伴随着感染或发烧。**自发性肿瘤消退极为罕见，在全世界60000~100000例癌症患者中，仅有1例发生。**

很幸运，科利遇到了罕见的案例，他感到既兴奋又疑惑。贝茜和史坦同患一种病，都在同一家医院接受同样的手术疗法，但结果为何如此不同？贝茜的手术做得很好，但她还是死了。史坦在手术中感染了链球菌，竟然活了下来？莫非史坦活下来是因为链球菌感染吗？没有人知道史坦后来如何，他的肿瘤是否复发。回答这些问题的唯一方法，就是找到史坦本人。

1891年年初，天气乍暖还寒。一名身穿英式西装和皮鞋的青年医生，走在破旧的纽约贫民窟里。“咚咚咚——”这位绅士一间间房子地敲门和描述史坦的情况。几个星期过去了，没有人知道史坦是谁，在哪里，是否还活着。一般人可能就这么放弃了，但科利不想放弃这个认识癌症的机会。

有一天，一名满脸胡子的男子开门，他的颈部有伤疤。科利惊呆了，他就是史坦。史坦不仅活着，而且癌症从未复发。经导师布尔确认，他就是多年前自己治疗的史坦。大自然给了线索，布尔没有在意，但是科利抓住了机会。科利在笔记本上写道：“如果无意中由某种细菌引起的丹毒能消退肉瘤，那么人工引发丹毒有可能治疗肉瘤。”

既然有一个癌症自愈的个例，那么在人类历史上是否还存在类似的情况？

科利又化身侦探，开始广泛调研。数千年来，医学界都有癌症自愈的零星记录，但大多都是奇闻逸事，科学上令人费解。历史上，还有一些疯狂的医生给乳腺癌患者注射坏疽，给患子宫癌的妇女注射梅毒。这些实验流程不够科学，也不符合伦理道德。

约翰斯·霍普金斯医学院的勒文森医师，将自愈比喻为“大自然的耳语秘密”，泄露了癌症治疗的天机。这个比喻十分贴切。眼见为实，加上众多历史文献资料，科利相信：“癌症是可以治疗的，而链球菌感染和癌症自发性减退似乎相关。”

相关性并不意味着因果关系。

唯一能证明这一点的方法，就是在心甘情愿和无药可救的患者身上获得数据，重现大自然的神奇。

四、再现大自然的神奇

1891年3月，左拉来到纽约医院就诊。左拉是意大利移民，和贝茜一样都患有肉瘤。如今，他喉咙里的肿瘤有鸡蛋那么大。他不能说话、吃东西，甚至不能吞咽，而且咳嗽得很厉害（肺部也有癌细胞转移）。除了来到纽约医院的慈善病房，他别无选择。布尔医生切除了左拉颈部肿瘤的一部分，大约一个橙子大小。但左拉病情太过严重，布尔认为没有办法了。

科利和导师布尔商量："我想对左拉进行丹毒菌感染实验，万一有效呢？"然而，丹毒很容易传染，又十分危险，医院不同意支持这项实验。左拉也相信自己快要死了，要不然怎么会心甘情愿接受一种致命细菌的感染呢？最后，他们决定，在左拉的家里进行感染实验。

如果说左拉冒了风险，科利也是。由于患者是癌症末期，身体虚弱，时间紧迫，加上致命感染，这真是一种很可能没效且可能致命的试验。科利让自己陷入了医学伦理危机、声誉和职业尽毁的风险，以及潜在被感染的困境。但他只行好事，莫问前程。

1891 年 5 月 3 日，在左拉的家里，科利用丹毒菌感染左拉，开启了癌症免疫疗法的纪元。

起初，科利在左拉身上切一个小口，涂上丹毒菌，但没有什么反应。然后，科利在牛肉汤中培养细菌，注射到皮下，只有轻微感染症状，略有发烧，但很快就消退了。科利更换一批细菌，加大注射量，左拉开始发烧、呕吐、头痛、发冷……

治疗一个月后，扁桃腺瘤明显缩小。继续治疗 2 个月后，左拉不再咳嗽，恢复进食，体重上升。在春天时，布尔认为左拉很快会死亡。现在左拉度过了夏天，科利大受鼓舞。然而，左拉没有出现严重丹毒症状，更没有出现史坦那样的自发缓解。科利猜测是细菌毒性的问题。他决心寻找更强的丹毒菌，并加倍努力推进。

当时是 19 世纪中后期，正值细菌发现的黄金时代。罗伯特·科赫是一位致命细菌的收集狂人。巧合的是，1891 年夏末，纽约医院病理学家弗格森去欧洲度假。科利拜托该同事去造访科赫实验室，并带回一些致命的丹毒菌。

1891 年 10 月初，科利顺利拿到从死于丹毒的患者身上分离的新鲜细菌。此时，左拉的肿瘤复发了。科利立即培养好细菌，直接注射到左拉颈部的肿瘤中。来自科赫的礼物，真是一个好东西。一小时内，左拉就开始发烧，高达 40.5℃。注射部位的皮肤终于出现丹毒症状，典型红斑从颈部开始扩散。

左拉的高烧几乎达到了身体的极限，出汗、恶心、颤抖。直到第二天，左拉终于出现了科利一直期望的结果。科利在病历上写道："细菌感染后第二天，颈部肿瘤坏死组织逐渐流出。2 周后，颈部肿瘤完全消失。”

很快，左拉恢复了进食，体重渐长，恢复了生活的希望。不久后，左拉就下床开始做生意了。在治疗的 5 年时间里，科利一直随访左拉，左拉保持着健康。后来，左拉返回祖国意大利，去向不明。

一位生命垂危的晚期肉瘤患者，在科利的细菌感染治疗之下，健康地存活多年，并回归社会。贝茜和左拉的故事让科利对癌症治疗的目标有了新认识：**不但要延长存活时间，而且要尊重患者的生命尊严与生活意义。**

大自然总会不经意泄露它的秘密，有心人才能抓住它。科利捕捉天机，打响了第一炮。他发现了一种非手术的癌症治疗方法。

《孙子兵法》道：“天时、地利、人和，三者不得，虽胜有殃。”科利在合适的地点捕捉到了天机，开创了癌症免疫疗法。不过，当时的医学界却未能理解这个超前的思想。当科利发现癌症是能够自愈的 100 多年后，科学家才慢慢揭开了癌症自愈的生物学逻辑——免疫系统。人工制造细菌感染（如疫苗）激活免疫系统可以治疗一些不能手术治疗的癌症。直到百年后，人们才称科利为“癌症免疫疗法之父”。

五、化悲痛为力量

左拉的成功让科利想起他的第一个癌症患者——贝茜。在贝茜最后的日子里，科利和小洛克菲勒一起花了很多时间照顾她。两个人也成为好友。左拉的试验成功后，科利与小洛克菲勒交流了丹毒菌治疗肉瘤的进展。小洛克菲勒鼓励科利继续探索，并提供了资金支持。不久后，科利进一步找到了治疗肉瘤的更好方法（见第三节）。

贝茜死了，无法释怀的除了科利，还有小洛克菲勒。贝茜是小洛克菲勒的挚爱知己，当贝茜去世时，小洛克菲勒悲伤得无法上学。他延迟一年，才去耶鲁大学报到。后来，小洛克菲勒做了很多慈善活动，都致力于疾病治疗，尤其是癌症治疗。

小洛克菲勒作为家族基金会会长，还资助建立了洛克菲勒大学、芝加哥大学、

纪念斯隆 - 凯特琳癌症中心、癌症研究所等。这些机构在癌症免疫治疗的历史上都做出了重大贡献。除了美国，洛克菲勒基金会还支持建立了北京协和医学院、清华大学生物系、燕京大学等中国大学或院系。

1921 年 9 月，北京协和医学院落成。小洛克菲勒乘坐“亚洲皇后”号游轮，在海上航行一个多月，终于来到了北京。北京协和医院主要筹办者伍连德在北京胡同开家宴，接待小洛克菲勒一行，说服洛克菲勒基金会支持中国医学发展。在协和医院的开幕典礼上，小洛克菲勒做了精彩的演讲：“我对北京协和医学院寄予厚望，希望所有进入该校的教师和学生都能发扬自我牺牲和服务精神，希望它能为中国的进步和福祉做出积极贡献。”

洛克菲勒家族在遥远的东方播下一颗医学的种子，绵延百年。它就像一个火种，推动中国医学走向现代化，为中国培养了一大批现代医学的奠基人。小洛克菲勒也没想到，65 年后的 1986 年，陈列平考入北京协和医学院，开始走上肿瘤免疫之路，后来实现了科利没有实现的梦想（见第十五节）。

多年以后，有人采访小洛克菲勒，为何会对癌症研究感兴趣？他回答说：“我想这要追溯到少年时，贝茜的去世让我悲伤不已。”人的一生里，所经历的悲痛真是可以化为力量的。当一个人切身感受自己和他人痛苦时，个体的同理心甚至可以转化为社会责任感。

贝茜的早逝，小洛克菲勒和科利都深感悲痛。往后的一生里，他们以自己的方式向癌症发起了宣战，为社会贡献自己的力量，为癌症治疗的未来播下了种子。但在当时，科利作为外科医生，放弃了擅长的外科手术，执意寻找癌症的非手术治疗方法，却使得他与医学界无情分离。

1891 年秋，科利刚治好左拉。他静静坐在办公室的椅子上，望着窗外的树木，枝杈在秋日午后慵散的微风中轻轻摆动。此时，他心中想着念着的是患者，却不知道自己要自身难保了。

第三节　以毒攻毒

“以毒攻毒”真的能治疗癌症吗？

毒药者，总括药饵而言，凡能除病者，皆可称之为毒药。

——张景岳《类经·卷十二》

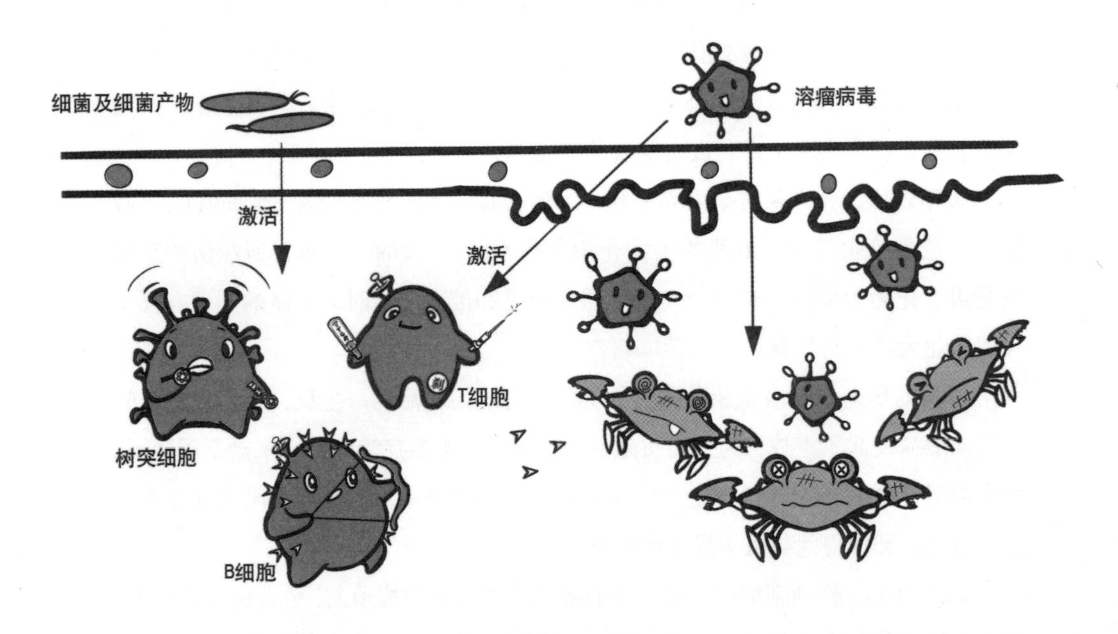

激活免疫系统对抗癌症

一、医学和道德的抉择

科利发现了癌症自愈的秘密，并开创了免疫疗法的先河，但非同寻常的主张需要非同寻常的证据。

1891 年秋天，在纽约医院的一间办公室中，科利正在焦急地等待医院主任的回复。糟糕的是，纽约医院不支持科利在医院从事丹毒实验，因其传染性和危险性极高。为了实现治疗癌症的理想，科利做了一个艰难的选择。他黯然离职，去了一家刚成立不久的小医院——纽约癌症医院。这家医院后来得到小洛克菲勒、通用公司等慈善资助，如今已成为鼎鼎大名的纪念斯隆 - 凯特琳癌症中心（Memorial Sloan-Kettering Cancer Center，MSK 癌症中心），也是癌症免疫治疗的最好机构。

这一切可以追溯到 19 世纪 90 年代，科利在此开启了免疫疗法的新纪元。

人类应用免疫疗法来防治疾病有着十分悠久的历史，最早在 10 世纪的中国就已经流行“人痘接种”预防天花。到了科利所处的时代，免疫疗法依然是黑箱操作（机制未明），所以被称为经验免疫学时期。由于科利凭着经验操作，也没能解释出癌症治愈的机制，医学界认为这只是个例而已。科利看到可怜的患者饱受煎熬，也顾不上那么多，全力探索细菌治疗癌症的方法。他那永不退缩的信念，却使得他与主流的医学界渐行渐远。

在医院一个哥特式塔楼上，科利开始了他的新征途。从 1891 年至 1893 年中，科利采用活细菌涂抹、切口涂抹、直接注射等方法反复接种，对 12 名晚期肉瘤患者进行了丹毒菌感染。疗效还不错，4 名肉瘤患者出现典型的发热反应，以及肿瘤消退反应。但是，有 4 名患者死亡,2 例死亡是由丹毒不良反应过于猛烈所致。

这是疾病治疗中无法忍受的情况，你无法预测谁会有治疗响应，谁会因不良反应而死。这把科利推到了医学和道德两难的抉择，也危及他的职业生涯。迫于现实，科利只能放弃活丹毒菌治疗，寻找其他方式。

19 世纪中叶以后，第二次工业革命兴起，科技蓬勃发展。细菌学进入了黄金时代，其中最为著名的是法国微生物学家巴斯德。1879 年，巴斯德首先发现并命名了链球菌，而科利所用的丹毒菌就是链球菌中的一类。巴斯德不但提出细菌致病理论，而且发明了减毒活疫苗（毒性减弱的病原体）。他开启了一个用科学的、可复制的方法主动预防疾病的新时代。

1892 年年底，科利一直不甘心，他再次整理治疗结果并认识到用活细菌感染患者确实太危险。科利查阅了巴斯德等人的细菌学研究后，脑海灵感一闪："给患者接种减毒细菌或细菌产物应该也有治疗效果，可能就像减毒疫苗一样安全。"

科利为此异常兴奋，为了提取出细菌毒素，他没日没夜地泡在实验室。他通过加热杀死活细菌，然后过滤掉细菌，得到了红宝石色的过滤液体。科利看着耀眼的细菌毒素，满怀期待："一定是这个东西。"

这种细菌毒素能安全有效地抗击肿瘤吗？

二、细菌毒素诞生了

科利找到了 4 名晚期肉瘤患者，给他们注射细菌毒素。经过焦急的等待，科利得到了一些预期的结果：患者轻度发烧、肿瘤有点缩小，但药效维持不久。科利再次陷入困境：如何才能提高药效的持续性？

细菌学的新进展再一次成为神助攻。巴斯德研究所的法国医生罗杰发表了一个新进展：链球菌与黏质沙雷菌一起培养时，能够产生更强的细菌毒素。为此，科利找到了一个完美的细菌组合，能够产生协同毒性效应。现在，他需要患者来测试这种组合细菌毒素。

约翰·费肯（John Ficken），一名 16 岁的大男孩，身体消瘦，腹腔长了大肉瘤，肚子突出就像怀孕似的。显然，这时已经无法做手术，癌痛让费肯痛不欲生，心生绝望。病情迫在眉睫，科利得在短时间内快速决策。他决定在费肯身上首次试用组合细菌毒素——"科利毒素"。

1893 年 1 月 24 日，科利将红色毒素液体注入费肯的体内。他从低剂量开始注射，没有反应后，逐步提高给药剂量。最后，这个男孩出现了典型的丹毒症状：发烧头痛、恶心呕吐、发寒颤抖。3 个半月后，科利停止了注射，因为费肯的肿瘤已经缩小了 80%，体重渐长，身体状态也越来越好。再过一个月后，科利触摸不到男孩腹部的肿瘤，便满意地让费肯出院回家。随后的每一年，科利都对这个男孩进行随访，惊喜发现男孩身体保持健康。

直到1919年，费肯47岁时，在纽约中央总车站乘坐地铁时，心脏病发作死亡。26年前，曾是少年的费肯由于肉瘤已经濒临死亡。得益于细菌毒素，费肯多活了26年。**生命的奇迹就是从绝望中找到希望。**

回顾历史，科利实际上不是第一个使用细菌治疗癌症的人。1868年，德国医生布什首次让一名患者感染丹毒菌，并观察到肿瘤缩小，但患者在9天后就死亡了。1882年，德国医生费雷森确定了化脓性链球菌为丹毒的病原体，随后他将链球菌注射到5名癌症患者体内。不幸的是，他诱发的丹毒导致了患者死亡，这让他失去了医生执照。虽然科利最初也采用丹毒菌来治疗癌症，但他是第一个使用细菌产物来治疗癌症的人。如今看来，他发明的是一种治疗性的癌症疫苗。直到80年后，科学家才揭示出细菌毒素含有内毒素，能激活免疫系统去对抗癌症。

由于时代的限制，批评之声不绝于耳。科利看到了癌症是可以治疗的，他乐观认为这是可复制的科学，而不是奇迹。具有讽刺意味的是，医学同行并不认可他的新疗法，原因也是科学。一是科利没办法从科学角度解释科利毒素的作用机制；二是细菌毒素制备复杂，难以标准化，医生要根据患者发烧程度不断调节注射剂量，耗时费力、效果时好时坏，还有风险。因此，很少有医生和医院愿意参与。

此外，科利即将面临一个新的“对手”——放疗。

三、放疗时代来临

人类认知癌症有漫长的历史。历经根除性手术的竞赛，人类认识到手术切除无法阻止癌细胞转移，甚至手术过程可能有助于癌细胞转移。因此，人类开始寻找非手术的办法来对抗癌症。

1896年年初，在丹毒病菌发现人费雷森所在的德国巴伐利亚大学里，科学家伦琴意外发现了一种新的射线，命名为X射线，意为未知射线。1898年，居里夫人发现了放射性同位素镭。短短几年内，医生们就把放射线用于癌症治疗，至今仍是很多癌症的标准疗法。可怕的是，当初人们对于放射线的危害缺乏认识。最早使用放射线治病的医生格鲁比，因长期接触放射线，肢体坏死而截肢。镭的发现者居里夫人也是放射性物质的受害者，于 1934 年死于白血病。害死居里夫人的元凶，至今仍“活”在其笔记本上，据估计其放射性还将持续 1500 年。

放疗是让放射线像一把激光枪一样，对准癌症部位，杀死癌细胞。癌细胞分裂旺盛，放射线可以破坏其基因合成，阻断其生长。当然，皮肤以及患处周围的组织也会受到损伤。在当时，放疗是一种现代的、可量化的、简单易行、立即见效的科学技术。因此，放疗从一出现，就立即得到了医院和医生的青睐。

放疗所需要的镭，是地球上的稀缺资源。1912 年，采矿主詹姆斯・道格拉斯的女儿得了乳腺癌后，他给纽约癌症医院捐赠了 10 万美元和 8 克镭。不过，这项捐赠有一个附加条件，那就是医院要把所有精力集中于放疗研究。病理学家詹姆斯・尤因（James Ewing）抓住机会，在医院大力推动放疗。道格拉斯的热情和资金，促使尤因成为放疗的先驱。捐赠一到位，尤因就接任了医院临床和实验研究的领导。尤因掌握了医院研究方向和论文发表的大权，便成为科利最大的批判者和最强劲的竞争对手。

居里夫人说：“镭元素不只属于波兰，而是属于全世界。”她的精神激励科学家无偿分享自己的学术成果。但现实世界里的学术界，更像一个个武林门派。学术门派之间讲究师承，常有隔阂，互不认可。

就像病理医生和临床医生之间，继承不同学科的目标、习惯和思维，难免有些不同的看法。尤因是一位严谨的病理学家，在医院推崇严谨科学。尤因认为科利采用毒素治疗患者的方法极不科学，通过手触摸肿瘤和随访，结果不可量化且极不稳定。此外，尤因接受资本家的捐赠，前提是得在医院推动放疗。于是，尤因在各种公开场合（包括董事会上），都对细菌毒素表示质疑和批评。科利对于只认显微镜和 X 射线检测结果、不触摸患者、不和患者接触交流的病理医生，也不屑一顾。两人都顽固不已，彼此分歧和矛盾越来越深。

尤因身患三叉神经痛，目光冷漠，一张严肃的脸挤不出一丝喜悦的表情。科利个性温和儒雅，在和尤因的争论中常常落于下风。夸张的是，尤因甚至公开质疑科利治疗的根本不是癌，科利对此愤怒不已：“早期一些患者还是你诊断的，你竟然出尔反尔！”有一天，科利发现一名肉瘤男孩分给了尤因的学生艾戴尔。艾戴尔只是乳腺癌部门的助手，科利终于忍不住咆哮：“骨肉瘤患者竟然交给乳腺癌医生来看，凭什么不给我来治疗？”

1931 年，尤因成为《时代》杂志的封面人物，被称为“当今时代重要的癌症医生”。当时，他还参与创立了美国癌症协会。尤因也觉得自己是医院和患者的英雄人物，他在医院强势地定下战略目标：“新型放疗技术是在科学上唯一行之有效的癌症疗法，我们要把癌症医院变成世界最好的放疗中心。”

在这里，尤因一手遮天，科利想要出头就难上加难了。

四、长期主义

实际上，科利并没有闭门造车，他是纽约首批使用放疗的医生。虽然放疗的短期疗效十分明显，但是长期效果不佳。因为放疗只能对局部有效，一旦癌细胞转移就容易复发。科利是一位长期主义者，更关心长期疗效。于是，他公开质疑放射疗法的长期危险，劝告同行不要过于乐观。但尤因一派反驳：**“个例会蒙蔽你的眼睛，科学讲究的是用统计的眼光看现象。”**

在与尤因的竞争中，科利始终处于下风。科利向洛克菲勒讲述了个例的奇迹康复，尤因则展示了康复病例的数字。这足以让人感受到放疗的威力，于是洛克菲勒家族转向资助放疗，支持尤因的事业。由于缺乏资金支持，科利举步维艰。

在欧洲的一次演讲中，科利发出肺腑之言：“我看到可怜的肉瘤患者从饱受煎熬、无药可救，到病情好转，最后重拾生命，恢复健康。这就足以让我坚持使用这种疗法。虽然只有少数人有效，但我并不放弃，而是激励自己加倍努力，找出更好的办法。”科利一边默默忍受同行尤其是领导尤因的批评，一边坚持用细菌毒素治疗癌症患者。

一个人要看过多少生死，要多有同情心，才能做到如此坚毅呢？

多年来，科学家通常邀请纽约癌症医院的尤因参加学术会议，而把科利排除在科学圈之外。1934 年 5 月，纽约癌症医院也举办了一场小规模的学术研讨会，会议的主题是“尤因肉瘤”。这种罕见肉瘤类型是尤因于 1921 年首先报道的，有意思的是，尤因一直打压的科利却保持着最好的治疗纪录。在科学圈默默无闻的科利，这次在自家医院里，终于得到了发声的机会。

科利站在演讲台上，激动地演讲："在纽约癌症医院，44 例尤因肉瘤患者，12 人由其他医生用放射线治疗，没有 1 人活过 5 年。我用细菌毒素治疗了 32 人，12 人在随后的 5~21 年都没有再发病。"科利知道大家对此心存怀疑，他特地向会场介绍了两名长期存活的患者。他们的肉瘤曾经广泛转移到淋巴结、肺部、颈椎等多个部位。科利毒素不但可以消除已转移的晚期癌症，而且可以让患者获得长期生存。

科利知道这两个例子不足以说服大家。他继续报告了其他没有列入骨肉瘤计划的 115 例肉瘤患者的结果：在可动手术的病例中，26 人采用放疗，结果没有 1 人活过 5 年；13 人采用科利毒素，7 人活过 5 年；另 26 人并用放疗和科利毒素，仅有 2 人活过 5 年（这种差异在后来才能得到解释，因为放疗抑制了免疫功能）。

虽然短期来看，放射疗法效果更佳，但是科利毒素有很大机会提供长期生存。在会场上，以尤因为代表的科学家质疑疗效的真实性。这一次，科利不想再吞声忍气。他提出一个解决方案："科利毒素是治疗尤因肉瘤的上策。我愿意按照科学方法，开展一个 5 年的临床试验来评估科利毒素的有效性。"

大样本的临床试验是检验有效性的金标准。

在科利的报告后，一直推崇放疗的高德曼总结道："证据充分显示了科利毒素对于治疗肉瘤的价值。"高德曼对科利毒素的态度从质疑变为肯定，在台下的尤因都大吃一惊。后来，高德曼在《美国外科学杂志》进一步号召："科利毒素可以改善患者免疫力，因为治疗后的淋巴细胞数目出现增加。少数患者获得长期存活，可能是由于淋巴细胞的作用。如今，应有优良的医院站出来，公平测试这种疗法。"

这真是一个研究癌症免疫疗法的绝佳机会。然而，高德曼的提议，竟然没有医院愿意接受挑战。这导致肿瘤免疫学的出现，推迟了几十年。

对于科利来说，患者的需求永远是迫切的，所以他的临床研究走在基础科学的前面。他探索了科利毒素对多种癌症的治疗，不经意间给后人留下了线索：免疫疗法一旦起效，患者有机会获得长期生存。

真的可以"以毒攻毒"来治疗癌症吗？

五、以毒攻毒

在中国医学史上，2000 多年前就有“以毒攻毒”的思想。这种治疗思想在现代免疫学上是得到科学验证的。东晋医药学家葛洪受“以毒攻毒”启发，用疯狗脑髓涂在伤口上面来应对狂犬病。这是人类最早使用接种的方法来预防和治疗感染性疾病。1000 多年后的 1885 年，巴斯德也是从狂犬脑组织中分离出狂犬病毒，由此制成减毒的狂犬病毒疫苗。巴斯德所用的原理同葛洪的方法基本相似，只不过更加科学。类似的案例还包括对付天花病毒，北宋医师根据“以毒攻毒”的思想发明了“人痘接种术”。800 多年后的 1796 年，爱德华・詹纳（Edward Jenner）发明了更加安全的“牛痘疫苗”。詹纳所用的原理同中国古代医师的方法基本相似，只不过更加科学。

这说明，科学思维方法是多么重要！

“以毒攻毒”能治疗癌症的记录，古今都有。1896 年，当科利使用细菌毒素治疗癌症时，美国医师乔治・多克有个发现：一名白血病女性患者在罹患严重的流感后，癌症获得了缓解。2021 年，英国医生戴维・塔克也有类似的发现，一位恶性淋巴瘤患者在感染新冠病毒后，肿瘤竟然消失了。这些案例说明，患者感染病原体可能会意外激活抗肿瘤的免疫反应，不仅清除了病原体，还顺便清除了癌细胞。

随着科学的发展，人类逐渐认识到：有些病原体能够直接感染并杀死癌细胞，也能激活免疫反应进一步抗击肿瘤。顺着这个思路，科学家发明了溶瘤病毒。溶瘤病毒的作用机理是利用基因工程改造病毒，使其感染肿瘤，并在肿瘤细胞中复制，最终裂解肿瘤细胞。2005 年，来自浙江的俞德超发明了首个上市的溶瘤病毒类药物安柯瑞（重组人 5 型腺病毒），在中国获批用于治疗晚期鼻咽癌等头颈部肿瘤。遗憾的是，安柯瑞未被国际认可，慢慢在江湖中沉寂。2015 年，新型溶瘤病毒产品 T-VEC（基因改造后的疱疹病毒）获得美国和欧盟药监局的批准，用于复发性不可切除的黑色素瘤局部治疗。这推动了溶瘤病毒的商业开发，期待不久的将来溶瘤病毒可以造福更多肿瘤患者。

话说回来，为什么科利发明的“以毒攻毒”疗法没有人使用呢？因为放疗及其后来出现的化疗，是科学新技术，立即见效，容易推广。医生只需要开一个单子，就可以重复性取得疗效。相对而言，细菌毒素的制备和治疗步骤没有标准化，治疗时间长，需要隔离病房，而且医院和医生要承担毒副作用的风险。懒惰促进人类发明和使用工具，趋利避害也让医生选择权威稳妥的方法。

殊不知，懒惰与迷信权威是追寻真理的毒瘤。科利不但发现了“以毒攻毒”的肿瘤疗法，而且从来没有停止与权威强权做斗争，因为他从来没有忘记自己为什么出发。1934 年的“尤因肉瘤”主题会议后，科利感觉极其欣慰。

当他和爱女海伦·科利（Helen Coley，1907—2001 年）一起吃晚餐时，他一边品尝着美食，一边激动地说道：“我和尤因斗争了这么多年，现在发现，我的执着努力并不是为了证明自己或者与人斗争，而是为了患者。”这句话在海伦的心里埋下了一颗种子。

遗憾的是，科利没能实现他提议的 5 年临床试验，1 年后竟撒手人寰。思想可以像蜡烛一样熄灭，也可以像野火一样蔓延。科利差点被历史埋没，而他开创的免疫疗法将在 50 年后，如星星之火，有了燎原之势。

科利之所以没有被历史遗忘，必须要感谢他的女儿海伦。

第四节　以史为鉴

免疫疗法是骗局还是未来？

以铜为鉴，可以正衣冠。以人为鉴，可以知得失。以史为鉴，可以知兴替。

——欧阳修和宋祁《新唐书·魏征传》

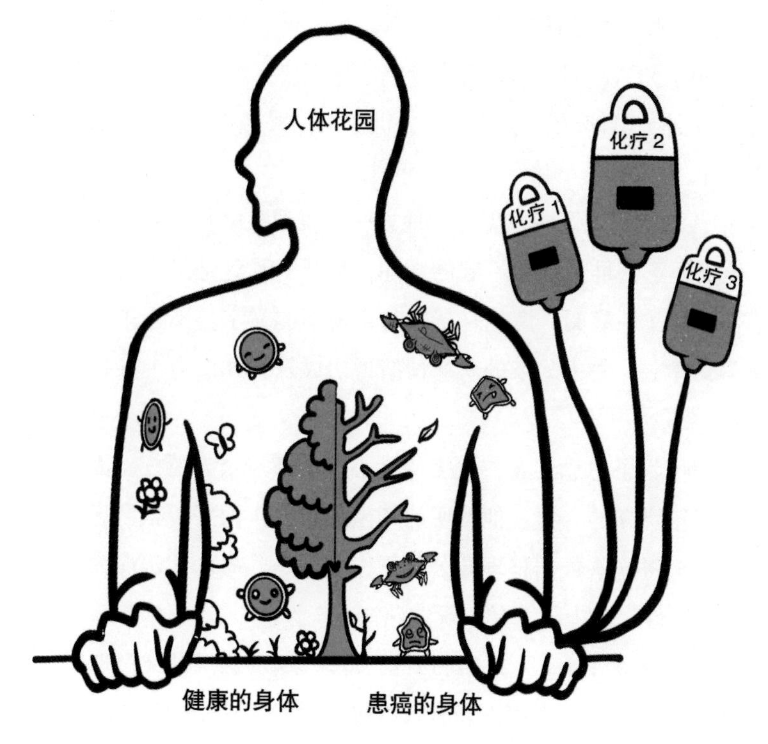

化疗是癌症治疗的支柱

一、为父平反

海伦 28 岁时，看着父亲“遗恨去世”，开始走上为父平反的艰难之路。

小时候，小女孩海伦喜欢黏着爸爸，经常跟父亲一起参加演讲活动。在会议上，尤因等科学家们经常对科利的数据甚至个人进行质疑。小海伦目睹这些场景，十分难过：“父亲一心治病救人，不应该得到这些批评！”有时候，海伦把科利的老板尤因形容为恶魔，是他把父亲逼得痛苦不堪，才患了重病。

1936 年 4 月 14 日，科利和海伦共进午餐后，回到办公室和尤因开会。突然，科利腹部剧痛不已，立即住院治疗。住院期间，科利坚持口述最近的研究成果。在口述论文后不久，病情加重，科利便进了手术房。在这熟悉的手术房里，科利曾挽救了很多患者，而这次他却成了患者。手术前，科利颤抖地握住女儿海伦和儿子布拉德利的手：“你们的母亲患有肠癌，你们要照顾好她，也要照顾好自己。”

1936 年 4 月 16 日凌晨 2 点，科利去世。海伦哭得很伤心，嘴里不断祈求：“爸爸你不要离开。”

1938 年，海伦回到了父亲安葬的地方——康涅狄格州的乡村庄园。在谷仓的角落里，她发现了一堆捆绑在一起的文件，翻开一看竟是父亲留下的。她很想念父亲，于是打开文件翻阅。海伦轻抚着父亲留下的文字，不禁睹物思人，眼泪忍不住滴在了文件上。失去父亲的悲痛情绪再次爆发，几次合上又打开了文件，久久不能平复。

此刻的海伦除了思念父亲，更多的是心疼父亲被众人冤枉。因为眼前这一摞文件是父亲多年研究的心血，他发明的细菌毒素其实治好了很多患者。只是苦于精力有限，无法将这些数据整理并公之于世。于是，海伦化悲痛为力量，开始着手整理父亲的文件，走上了为父平反之路。

两年内，她阅读了 1.5 万封信和大量文件，越发意识到父亲取得了真正的医学突破，他开发了一种令人惊讶和有效的癌症疗法。这个想法点燃了她，她决心恢复父亲的声誉，并决定去纽约癌症医院。

此时，纽约癌症医院已经发生了很大变化：一是医院搬迁至了约克大道，院址用地正是小洛克菲勒所捐赠，并改名为纪念医院；二是科利前任老板尤因由于膀胱癌，已卸任医院主任一职。尤因曾大力鼓吹的放射疗法也慢慢沉寂，毕竟长期疗效欠佳，不良反应不小。1940 年，科尼利厄斯 · 罗德（Cornelius Rhoads）开始担任纪念医院的主任。

1941 年年初，海伦提着自己近三年整理的资料，来到纪念医院，拜访了罗德。罗德穿着深色西装，风度翩翩，笑起来春光满面。初次见面，双方感到十分融洽。在海伦分享科利毒素治疗癌症的结果后，罗德激动地表示："这个项目很有价值，我鼓励你继续整理所有接受该疗法的患者信息。"不过，海伦没有学过医学，要整理科利毒素数十年的资料还是太难了。但海伦迎难而上，一边自学肿瘤学和医学，一边整理父亲的病历并走访患者。

海伦每一天都开心工作，却不知遇到了一个强大的"对手"——化疗。

二、化疗时代降临

1943 年 12 月 2 日，德国纳粹轰炸意大利巴里港。有一艘美国船上的 2000 枚芥子气炸弹爆炸了，毒气蔓延，近千人死于并发症。这种芥子毒气对人体白细胞的破坏，让人吃惊。此次"巴里港事件"推动美军成立了一个"化学战争部"，加速了对战争毒气及其对士兵影响的研究。很多科学家都被调去开展国防战争相关的研究，而罗德赴任陆军化学战军队的首席医学官。此后多年，海伦和罗德的联系就中断了，但海伦没有停止调研。

当时，化学战争部给美国各地研究机构发布了研制各种毒性化合物的协议。耶鲁大学的吉尔曼和古德曼研究的是芥子气的衍生物——氮芥。他们发现氮芥可以杀死白细胞，并证实氮芥可以治疗淋巴瘤。这开启了化疗的新时代。

罗德作为化学战的首席医学官，目睹了化疗的"神效"。"二战"结束后，他便成为化疗的狂热倡导者。在纪念医院，他向大家呼吁："我们要攻克癌症，我们将大规模筛选新的化疗药物，并在人体上测试有希望的候选药物。"一些治疗急性白血病的化疗药物（甲氨蝶呤和 6- 巯基嘌呤），就是在这段特殊历史时期诞生的。得益于罗德的强力推动，纪念医院成为癌症化疗的前沿地。

"二战"以后，海伦和罗德之间的联系重新开始。海伦希望在医院谋得一个全职工作，以便开展科利毒素的调研工作。但罗德认为她没有医学文凭，没有资格。海伦积极沟通：“实际上，人可以在 8 年内学到很多东西，不一定需要在医学院学习！”确实如此，如果我们努力，每个人手里都有一把自学成才的钥匙。

海伦通过 8 年的刻苦学习，竟然找到了一个理论解释父亲的工作。她在给罗德的信中说：“目前证据显示，细菌毒素没有直接作用于肿瘤，它可能是通过刺激网状内皮系统起作用的。”她提到的网状内皮系统就是现在所说的免疫系统。这是一个非常超前和准确的猜想。10 年后，劳埃德·欧德（Lloyd Old，1933—2011 年）才证明细菌可以激活免疫系统对抗肿瘤。30 年后，人们才发现细菌毒素中激活免疫系统的成分是内毒素。有了理论支持的细菌毒素可以重出江湖，造福患者吗？

海伦感觉刻不容缓，因为她意识到：掌控癌症领域的人，对过去的历史不感兴趣，而是热衷于发现新的东西。可是，历史真的就没有意义吗？

如果我们了解历史，就会发现一切都有可能发生，无论是难以预料的黑暗还是意料之外的光明。**历史告诉我们，一切皆有可能，这才是让我们对未来充满想象的力量之源。**

海伦希望纪念医院能研究一下科利过往的病例，了解科利在治疗各种癌症时采取的方法和取得的成果，可能为当下的情况提供参考。1950 年 1 月 10 日，海伦给罗德写信：“我知道你的时间非常宝贵。请理解我的目标不是要推动科利毒素，而是希望讨论这种疗法对癌症研究的新思路。”

如果罗德接受海伦的提议，或许免疫疗法能够早日让患者受益，然而他错过了这次机会。1950 年 1 月 11 日，罗德给海伦最后的一封信说道：“我们正在开展国内最大的癌症项目。很遗憾，我们现在无法帮助你。”此时，罗德已经向纪念医院定下了目标：“我们要把纪念医院变成世界上最好的化疗中心！”由于对化疗研究的贡献，罗德还上了《时代》杂志的封面，被誉为“抗癌者”。

时代的洪流汹涌澎湃，个人如何抵抗？

三、疯狂繁衍的癌细胞

除了海伦，她的哥哥布拉德利子承父业，在纪念医院担任骨肿瘤医生。从 20

世纪 40 年代至 50 年代，他用科利毒素治疗了许多患者。唐纳德 · 福利于 1953 年患有骨肉瘤，经布拉德利治愈后，成为一名消防员，存活至今。时运不济，科利遭受现代放疗的冲击，而科利的儿女面对的是更为现代化的化疗。

为什么化疗可以治疗癌症？

当时，人类已经认识到癌症是人类对所有恶性肿瘤（如肝癌、胃癌和肺癌等）的统称，而不同癌症都有一个共同特征：癌细胞不受控制地生长和增殖。最典型案例就是海拉细胞。1951 年，当海伦奔走呼号时，海瑞塔·拉克斯来到了约翰斯·霍普金斯医院。拉克斯患的是宫颈癌，医生切下了一部分癌症组织，交给了盖伊做研究。盖伊惊讶地发现，分离出来的癌细胞竟然能够无限增殖，便根据患者姓名前两个字母命名为海拉细胞。此后，海拉细胞流传到全世界用于医药研究。它帮助人类解开了癌症、病毒如何影响人体的奥秘，促成了癌症疫苗、癌症新药、克隆基因等无数医学突破。在拉克斯去世后的 70 年里，海拉细胞一直存活和繁殖，实现了“永生”。

癌细胞从它诞生那一刻起，就抓住各种机会疯狂地自我繁殖。**如果有一种化学物质能够阻止细胞增殖，是不是就可以治疗癌症？**

为此，人类想到了用细胞毒性化合物来毒杀增殖快的癌细胞，这种方法叫作化疗。化疗药物对快速增殖的癌细胞很敏感，可以导致癌细胞死亡。然而，一些快速生长的正常细胞（如毛囊细胞、皮肤细胞等）也会受到化疗的伤害，并导致很大的不良反应（脱发、呕吐、腹泻和皮肤损伤等）。由于化疗具有强大可预测的疗效，并且对各种癌症都有效，便成为医生的标准选择。

化疗时代的到来，直接把科利毒素疗法推向末路。海伦真的不甘心，也不愿放弃。由于非科班出身，海伦付出了比常人更大的努力，以至于在生活上失去很多却不自知。女儿恳求她：“妈妈陪我玩会儿吧。”海伦总是回答：“妈妈还有很多工作，如果我停下来，很多患者就会死去。”

海伦花了多年时间，试图说服癌症领域的科学家去研究科利毒素。然而，现实很残酷，科学潮水的方向是由权威主导的。十年弹指一挥间，海伦终于发现：与其把希望寄托在他人身上，不如自己主宰自己的命运。

海伦决定筹集资金来实现自己的目标。没想到，罗德表面上客客气气的，暗地里却挫败了海伦筹集基金的努力。海伦希望小洛克菲勒提供资金支持，毕竟他是父亲的好友。由于小洛克菲勒不是癌症专家，他咨询罗德。罗德回信："对于海伦提出的资金支持，没有任何依据。如果她能够有效处理这个问题，纪念医院会提供足够的资金支持。不幸的是，我现在不认为她可以……海伦是一个非常古怪的人，对她所开展项目的复杂性和陷阱几乎没有任何洞察力。"

罗德不尊重海伦并非个例，他有着不尊重生命的黑历史。罗德是一位种族主义者，他不但贬低波多黎各人，而且故意向波多黎各人注射癌细胞，导致 13 人无辜死亡。幸运的是，并非所有人都像罗德一样绵里藏针。

四、完败于化疗

1953 年，海伦的儿时小伙伴奥利弗·格雷斯挺身而出："为何我们不在曼哈顿的公寓见面聊聊？"格雷斯是一位慈善家，当他看完了 1000 多例科利毒素病例后，十分激动，立即决定资助和支持海伦。这一年，他们创立了癌症研究所（Cancer Research Institute）——世界上第一个致力于癌症免疫治疗的慈善机构。

癌症研究所成立之初，大部分预算用于资助对科利毒素的研究。为了恢复父亲的声誉，海伦潜心研究，分析了毒素的临床数据，并撰写了超过 20 部专著。她提出毒素的标准化生产也是毒素治疗的重要部分，但这就需要很高的制备成本。没有药厂愿意投资生产，毕竟没有专利保护。她提出发烧是毒素发挥作用的一个重要部分，但是医院和医生不允许患者保持发烧。

更重要的是，医生有了更好的选择——化疗。

1957 年，当海伦致力于复兴科利毒素时，化疗正走向一个新阶段。在此过程中，一位叫作李敏求的华人医生扮演了关键角色。这位出生于沈阳的医生，在美国国立癌症研究所期间，用叶酸拮抗剂（甲氨蝶呤）治疗绒膜癌患者。在此之前，甲氨蝶呤虽然能治疗癌症，但最终都出现了复发（见第一节）。李敏求对患者进行持续化疗，直到血清绒毛膜促性腺激素（human chorionic gonadotropin, HCG）降至为零，竟然治愈了一些绒膜癌患者。

这是人类历史上首次用化疗治愈恶性实体肿瘤，标志着化疗由缓解治疗向治

愈的过渡。

遗憾的是，国立癌症研究所的高层认为李敏求实施“过度治疗”，勃然大怒，将其开除。李敏求黯然回到 MSK 癌症中心，随后发现三种化疗药物联合治疗睾丸癌取得成功。由于种种原因，他又被迫黯然离职。唯一欣慰的是，李敏求在 1972 年终于得到认可，获得了拉斯克临床医学奖，以表彰他在癌症化疗领域的巨大贡献。

由于化疗见效快、结果稳定，并对不同癌症都有效，癌症治疗的潮流已经转向了化疗。海伦没有医学学位，也没有接受过正式的科学训练，她很难让医学界相信细菌毒素会成为一种有前途的治疗模式。此外，一场意外，让原本困难的科利毒素研究雪上加霜。

1961 年，一种用于妊娠反应的药物“反应停”，在全世界引起了 1 万多名畸形儿，各国纷纷撤回这种药物。在这种时代背景下，美国药监局对药物安全采取了强硬措施。1962 年，美国通过了《科沃夫 - 哈里斯修正案》，要求新药上市前得提交临床试验证明药物安全性和有效性的双重信息，这也奠定了药监部门在新药研发中的关键地位。也是这一年，科利毒素被归为一种“新药”，这意味着科利毒素必须得获得审批才能开展临床试验。更糟糕的是，在 1965 年，美国癌症协会将科利毒素添加到“未经证实的癌症治疗方法”名单。

对此，海伦十分愤怒：“一个临床应用了 70 多年的癌症疗法，怎么就把它定性为未经证实的疗法呢？”背后的原因太残酷了，在科利去世后的 30 年里，几代科学家和医生在接受培训时，从来没有听说过科利毒素。这也难怪他们把科利毒素和槲寄生、扁桃苷等庸医疗法相提并论。

美国癌症协会这份名单的初衷，是保护患者不被未经证实的疗法所伤害。然而，这对任何不符合主流治疗范式（手术、放疗、化疗）的其他方法是不公平的。得益于此，放化疗进一步成为主流癌症疗法。在权威指南的盛行之下，未进入指南的新疗法艰难求存。

1975 年，美国癌症协会将科利毒素从耻辱的庸医清单中清除，但科利毒素疗法已经退出了历史舞台。几乎所有肿瘤学家都把目光投向了如放化疗这类更现代、更有前途的科学疗法。海伦一家人几十年的所有努力终究挡不住时代的巨轮，但他们为此已竭尽全力了。

历史的车轮滚滚向前，免疫疗法是骗局还是未来？

五、以史为鉴

1966年，海伦遇到了欧德，两人的命运从此交汇。两人志同道合，在此后的几十年里，携手改变了科学的方向。

1967年，癌症研究中心开始提供资金，支持欧德在癌症免疫学的研究（见第五节）。海伦和欧德经常讨论科学到深夜，欧德的远见也渐渐影响了海伦。海伦开始意识到，癌症研究所不能局限于科利毒素的工作，必须要深入扩展到免疫学领域。

欧德向海伦承诺："科利毒素有一天会得到公正的认可。临床研究经常会走在基础科学的前面，因为患者的需求永远是迫切的。临床上有效的东西，不都是当时的科学能解释清楚的。随着我们对免疫系统的了解，我们将会更好理解细菌毒素为什么有时有效，有时无效。"

至今，大部分优秀的免疫学家都直接或间接地得到了癌症研究所的支持。科利的早期探索，也逐渐得到了科学的解释。在免疫学领域的数十年投资，癌症免疫疗法这个历史弃儿，逐渐复兴成为令人狂热的领域。海伦终于为父平反，使科利成为"癌症免疫疗法之父"。1975年，癌症研究所设立"威廉·科利奖"，授予在基础免疫和肿瘤免疫学领域做出重大贡献的杰出科学家，成为免疫界最高奖项，科利终于得到了世人的认可。

1979年，科利奖颁发给了距离美国10000多千米的中国科学家汤钊猷。这位出生于广东新会的上海医生，在超声和CT技术还没有面世的年代，克服种种困难有了重大发现：单纯用验血中"甲胎蛋白"便可诊断出没有症状的肝癌。肝癌之所以难治，主要原因是患者到医院看病时大多已是晚期。得益于汤钊猷的发现，肝癌便从"不治之症"变为"部分可治之症"。即使到了半个世纪后的今天，肝癌预后的改善依然主要归因于早诊早治。

以史为鉴，可以知未来。

汤钊猷认为:“自 19 世纪魏尔肖奠定了癌的细胞起源,百余年来医学采取消灭战略——用手术、放疗、化疗以及靶向治疗来消灭癌症。事实说明,消灭战略并未全胜。对付癌症,也要讲究战略战术,就像对付犯罪,除了死刑(消灭),还有徒刑(改造)。”事实上,通过改造癌细胞、改造肿瘤微环境、提升人体免疫力等办法都有助于治疗癌症。

免疫疗法旨在改造人体免疫系统去对抗癌症,这种方法长期没有得到认可。如今,免疫疗法成为医学研究最火热的一个分支,许多研究者、企业及资金都跑步入场。对此,中国临床肿瘤协会理事长李进说道:“中国有一句古话,‘病急乱投医’,现在是‘钱急了乱投资’。”有的人不懂得保证药物生产质量,也敢直接用于患者;有的人手头上有什么药物,都想和免疫疗法联用……他们只想试试看有没有效果,却对背后的科学逻辑也不甚知晓。在免疫治疗的毒性机制还没有完全清楚的情况下,这种狂热缺乏对生命和科学的敬畏。

那些对历史无知的人,终将会重蹈覆辙。

人命关天,科学探索,才能守卫生命。但科学也是一个权威主导的领域,就连科利也差点被科学权威所埋没。回首这一路走来,海伦作为一个没有医学文凭的女子,她的努力曾经遭受歧视和忽略。海伦依靠自我学习和执着信念,不但让科学领域认可了父亲的工作价值,而且推动了免疫学和癌症免疫学的发展。以史为鉴,历史不会遗忘科利的发现,也不会遗忘海伦的贡献。

海伦有决心,有坚毅,但一个人能走多远,也要看她与谁同行。在复兴免疫疗法的路上,需要一位英雄临危受命,力挽狂澜,才能改变潮水的方向。

第五节　知人善任

免疫系统可以对抗癌症吗？

昔汉祖以知人善任，克平宇宙。

——房玄龄《晋书·郑冲传》

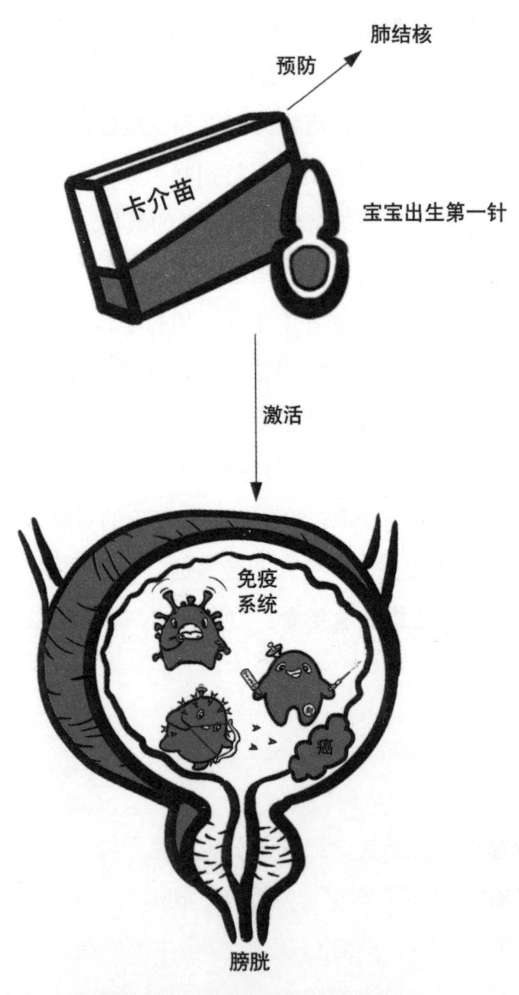

疫苗能训练免疫系统对抗癌症

一、音乐还是科学

在肿瘤免疫学萌芽之初，一个坚定不移的英雄——欧德，站在了时代的风口浪尖上。

“你愿意加入癌症研究所，支持肿瘤免疫学的发展吗？”海伦向欧德发起了邀请，科学和医学主任虚位以待。这一年是 1971 年，欧德 38 岁。4 年前，癌症研究所开始资助欧德的研究，为何这么快就委以重任？一是因为海伦的知人善任，二是因为欧德在科学上的潜能。

与大众印象中的科学家形象不同，欧德热爱音乐，最初曾立志成为音乐家。然而，命运之手让他一步步成为“现代肿瘤免疫学之父”。

1955 年夏天，在伯克利校园大草坪上，悠扬的小提琴声飘荡。22 岁的欧德演奏完莫扎特的奏鸣曲，看着手中的小提琴，思绪飘向了远方，心里充满了纠结。“选择音乐，还是科学？”高中时，欧德就开始钟情于小提琴，并成为高中交响乐队的首席小提琴手。欧德相貌英俊，大长腿，成绩优秀又有音乐才华，不知迷倒了多少少女。父亲很严厉，总向他灌输：“不管做什么，都要做到最好。”于是欧德总是逼迫自己，每一次练习和表演都付出最大努力。

高中毕业后，欧德一个人去巴黎学习音乐，吃了不少苦头。当他意识到自己无法成为世界最好的小提琴家后，他感觉很痛苦，未来何去何从呢？欧德从巴黎回来后，来到美国加州大学伯克利分校。

20 世纪 50 年代初，美国正经历第三次科技革命，伯克利分校迅速崛起。当时，伯克利的科学氛围十分浓郁，欧德耳濡目染，渐渐对科学产生了兴趣。在伯克利，老师、同学们都热衷于科学研究和讨论。欧德逐渐发现了科学未知世界非常奇妙有趣，于是开始涉猎科学和医学的书籍。当他发现自己对科学的热情超过音乐时，他决定追随自己的内心。

1955 年，欧德进入加州大学旧金山分校的医学院，自此走向科学之路。当然，选择的过程还是有纠结的，毕竟小提琴是“初恋”。1958 年，欧德以全班第一名的成绩从医学院毕业。第一份工作相当于职业生涯的起点，做什么好呢？

从小到大，祖父都鼓励欧德追求自己的梦想，无论是音乐还是科学。祖父因为癌症而去世，未能看到欧德实现梦想，这一直是欧德心里的痛。在这人生关键的一步，欧德决定探索癌症治疗的秘密。最终，欧德决定加入当时在癌症治疗领域冉冉升起的 MSK 癌症中心。欧德开着红色张扬的雪佛兰科尔维特，一个人从家乡一路往东开向了纽约。

他开始了追梦的旅程。

二、问对问题

20 世纪 50 年代末，正值罗德掌管 MSK 癌症中心。罗德是一名神秘和强势的人物，曾在“二战”期间担任化学战军队的首席医学官。他比任何人都清楚战争毒气对人体的影响，但他也坚信化疗可以用来对抗癌症。因此，他强势要把医院建立成癌症化疗的重镇。

1958 年夏天，25 岁的欧德加入 MSK 癌症中心的实验化疗部门，在一个小实验室的工作台开始了科学生涯。没错，就是实验化疗部门。在罗德强势推广化疗的背景之下，欧德心有不甘。祖父和父母都患有癌症，化疗引起的脱发、呕吐和腹泻等太痛苦了。每每想到此，欧德就在想：“一定会有比化疗更好的方法。”

欧德最喜欢的作曲家是莫扎特，他熟悉莫扎特的曲折一生。莫扎特从小免疫力差，一生中得过很多疾病，包括风湿热、猩红热、急性扁桃体炎，还有伤寒、天花、病毒性肝炎、严重上呼吸道感染。莫扎特在 35 岁突然去世，原因扑朔迷离，关于他死因的说法有 100 多种，最可能的还是感染性疾病。欧德从小到大经常发作过敏性疾病，这是一种免疫系统过分敏感而对无害抗原的小题大做。由于这些经历，欧德在大学期间开始涉猎免疫学，并产生了强烈的兴趣。

一天夜里，欧德脑海中产生了一个新奇的想法。既然免疫系统就像一把钥匙，那么我们能否利用免疫系统去对抗癌症呢？人的灵感总是一闪而过，但是有的人能够抓住机会，把灵感变成行动。欧德经过深入思考，在笔记本上写下三个问题：**（1）免疫系统对癌症有反应吗？（2）是什么分子促使免疫系统识别和攻击癌症？（3）如何动员免疫系统去对抗癌症？**

显然，问对问题比找到答案更重要。在当时的历史条件下，免疫学才开始起步，肿瘤免疫学还在孕育期。这位年轻人提出的三个问题异常准确，后来它们成为肿瘤免疫学的最核心问题。在接下来的几十年里，欧德致力于回答这些问题，并推动肿瘤免疫学形成一门学科。

欧德开始着手研究第一个问题：免疫系统对癌症有反应吗？

当时 MSK 癌症中心的研究重点是化疗，中心掌门人罗德对免疫学并不感兴趣。在资源有限的情况下，欧德主动联系纽约大学的巴鲁·贝纳塞拉夫（Baruj Benacerraf）作为导师。巴鲁博士的主要工作领域是免疫学和移植医学，正合欧德心意。

为了解决问题，有条件要上，没有条件创造条件也要上。

三、肿瘤免疫的开山之作

1959 年，春暖花开的一天，欧德在动物房里测量小鼠肿瘤的大小。6 周前，他给小白鼠接种上肿瘤细胞。小白鼠从第二周至第五周陆续死亡，但总有 10% 左右的小鼠存活了下来。欧德很好奇：“在肿瘤的侵袭下，为什么总有小鼠存活下来呢？”

欧德和导师巴鲁做了很多讨论，并梳理了当前的认识。在某些移植肿瘤的生长过程中，免疫系统会非常活跃。这就像人体遭受细菌和病毒感染一样，免疫系统会激活，以对抗“非我”。既然疫苗可以刺激免疫系统来对抗感染，那么是否也可以对抗癌症呢？

他们一起讨论疫苗的选择，并最终选定了卡介苗。从 20 世纪初开始，肺结核夺走了数千万人的生命。转折发生于法国科学家卡米特（Calmette）和介林（Guerin）将减毒牛型结核杆菌制成疫苗。该疫苗的初衷是用减毒结核杆菌训练免疫系统，从而预防肺结核。为纪念卡米特和介林的贡献，该疫苗以他们名字相称，叫作卡介苗。卡介苗是人类出生后第一时间接种的疫苗。20 世纪 50 年代，就在欧德来到 MSK 癌症中心时，科学家发现了疫苗的额外益处——疫苗的非特异性免疫作用。例如，卡介苗不仅能预防肺结核，而且能预防与结核病无关的疾病（如流感、败血症和疱疹），甚至能降低人类的死亡率。**这意味着，卡介苗让人体产**

生了针对结核病的免疫力，也广泛训练了免疫系统。

如果卡介苗能训练免疫系统，那么它能否抑制肿瘤生长呢？

欧德给小白鼠接种卡介苗一天后，就移植上肿瘤细胞。但他看到了失败的结果：小鼠还是因为肿瘤进展而陆续死亡，即卡介苗似乎不能对抗癌症。可怜的小白鼠，出师未捷身先死。

怎么办呢？每一年，罗德都会了解年轻研究者的工作进展。欧德身处化疗部门，“不务正业”，他有些焦虑了。这一年，他必须得证明自己。欧德常驻动物房的生活又开始了。他在纽约没有什么朋友，小白鼠就是陪伴他最长时间的小伙伴。

上天不负有心人，他意外发现：给小白鼠接种卡介苗 7 天后，再移植肿瘤，小鼠死亡率降低了。一鼓作气，他进而在接种卡介苗后 14 天、25 天和 67 天，再移植肿瘤，小鼠全部存活。择时很重要，因为免疫系统发挥作用需要一些时间。这是相当了不起的发现，欧德第一次证明了细菌疫苗能够“训练免疫系统”，进而对抗癌症。

1959 年 7 月 25 日，欧德的研究结果发表在《自然》杂志上。值得一提的是，这是“肿瘤免疫”（tumor immunity）这一词第一次在科学文献中出现。这篇论文是癌症免疫学的开山之作。

不久后，一场意外发生了。1959 年 8 月 13 日，罗德心脏病发作，突然离世。MSK 癌症中心化疗部门规模大幅度缩减，欧德意外得到了充足的实验室和动物房资源。化疗部门的技术员伊丽莎白 · 卡斯威尔也转入了欧德的实验室。技术员在做实验时，欧德常站在旁边，强制性要求准确，不能有半点马虎和错误。欧德对科学严格要求，充满热情，每天工作到深夜，周末也不休息。在他看来，科学家若不能深入其中，就不会有所作为；若能沉浸其中，便能感受“心流”的快乐。然而，并非所有人都能达到这个境界，所以身边人的压力不小。

伊丽莎白回忆道：“欧德刚来 MSK 癌症中心时，我们这些技术员都是年轻的单身女性，对这个单身英俊的男人一直有好奇心。但欧德经常泡在动物房认真工作，似乎没有特别兴趣跟我们聊天。进入他的实验室后，开始接受他的训练我才发现与他共事真的不容易。”

欧德追求科学严谨，对人苛刻，没有时间与人交往，却不知道自己越来越孤独。他的时间全部花在了事业上，包括周末。他常常想起父母和祖父得了癌症，并遭受化疗之苦。这是他偏执于科学研究的重要原因。

偏执会带来成功吗？

四、肿瘤坏死因子的成与败

在之后漫长的职业生涯中，欧德实验室的一个方向就是研究卡介苗或细菌毒素抑制肿瘤的机制。这是不是和科利在66年前利用细菌毒素治疗癌症，有些异曲同工之妙？不同的是，欧德是通过科学的方法去探索这个问题。怪不得海伦对欧德印象深刻，并把他招募为癌症研究所的科学主任。欧德向海伦承诺："科学没有跟上你的父亲，这需要深入的基础科学研究。我会帮助你证明科利毒素。"

1953年，克里克和沃森发现DNA双螺旋结构，标志着分子生物学时代的开端。到了20世纪70年代，欧德发现，生命科学的各个分支都进入了分子生物学时代。肿瘤免疫学如何切入分子生物学时代呢？

欧德找到了一个切入点：卡介苗和细菌毒素是否会让小鼠产生免疫细胞因子？只要我们找到调节免疫或者对抗癌症的分子，就能从分子水平上窥探免疫对抗癌症的秘密。

欧德团队先后给正常小鼠注射了卡介苗和细菌毒素，准备在2小时后采集小鼠外周血，以期从血清中分离"神奇因子"。半小时内，小鼠竟然开始休克，随后开始死亡。他们试图检测血清中的干扰素，但无法检测得到。欧德不想放弃："既然无法检测，我们干脆直接把血清注射给患有肉瘤的小鼠，看看会发生什么？"

第二天一大早，他们带着好奇心跑去观察小鼠。昨天还是圆形肉质的肿瘤，今天竟然变成了扁平和黑色的结痂。这真是奇迹，虽然欧德外在表现平淡，但内心是火热的。他们开始了多年的研究，排除了卡介苗、内毒素和干扰素的作用。究竟是什么导致了肿瘤的坏死呢？

他们通过大量的分析工作发现，最终发现是一种新分子导致了肿瘤的坏死。1975年9月，研究成果发表在《美国国家科学院院刊》。欧德将这个神秘蛋白命名为肿瘤坏死因子（tumor necrosis factor，TNF）。

肿瘤坏死因子具有惊人的肿瘤杀伤活性，极大激发了人们将该分子做成抗癌药物的兴趣。如果这能够选择性地杀死癌细胞，经济诱惑力太大了。一些生物公司开始争相生产肿瘤坏死因子，媒体也大肆宣传。不到 4 年，肿瘤坏死因子就匆忙进入临床试验。糟糕的是，肿瘤坏死因子仿佛在患者体内点燃了大火，导致无法控制的发热和过度的炎症反应。很快，监管机构叫停了该临床试验，癌症免疫疗法又一次让人失望了。但有些失败能够带来宝贵的新知识。

欧德是一位理想主义者，也充满批判性思维："从科利毒素和肿瘤坏死因子的失败中，我们就应该知道，免疫系统是很复杂的，只有充分理解它是怎么发挥作用的，才能有效地治疗病人。"欧德潜心研究，终于发现肿瘤坏死因子是一种调节免疫反应的关键分子，于是吹响了分子免疫学的号角。

基础科学研究做得越充分、越深入、越微观，就为认知和治愈疾病带来越多的可能。既然肿瘤坏死因子能引起炎症的副反应，那么它是不是炎症性疾病的治疗靶点呢？

后续的研究发现，阻断肿瘤坏死因子可以治疗多种自身免疫疾病（类风湿关节炎、强直性脊柱炎、银屑病和炎症性肠炎等）。1998 年 11 月，美国药监局批准肿瘤坏死因子拮抗剂（恩利）上市。此后，肿瘤坏死因子抗体成为药物研发热点，重磅药物频出，缓解了无数患者的痛苦，像"药王"阿达木单抗多年领跑全球药物销售榜头名，一种药就能创造数百亿美元的销售额。可见，科学既是生产力，又是无数患者的福音。

肿瘤坏死因子抗体的开发者扬·维尔切克（Jan Vilcek），在采访中说道："如果没有欧德的发现和领导，该领域的知识和药物可能在未来十年都不会出现。"

五、知人善任

1971 年，海伦任命欧德为癌症研究所的一把手。新官上任三把火，欧德立即扩大癌症研究所的范围，全球聘请免疫学家加入科学顾问委员会。父母因癌症去世，欧德悲痛不已。为纪念父母，欧德以父母名字制定了博士后奖学金计划，吸引年轻科学家投入免疫学研究。除了博士后计划，癌症研究所还设立了威廉·科利奖、海伦·科利奖等奖励计划，以支持肿瘤免疫学的人才。

欧德从来没有忘记自己对海伦的承诺。随着免疫学研究的一点点积累，科利毒素得到了认可，也得到了科学的解释。细菌毒素中的内毒素是细菌细胞壁的成分，它进入人体后激发了免疫系统。白介素 -1 等细胞因子会引起发烧，肿瘤坏死因子等细胞因子会杀伤肿瘤，多种淋巴细胞也会参与对抗癌症。在科利开展首次细菌毒素实验的一个世纪后，人们终于知道了细菌毒素是如何激活免疫系统去对抗癌症。当时，那些曾经批判科利的人，对于这些复杂的免疫知识也毫无概念。科利一心要治好患者，相信自己看到的临床结果，但又解释不通，于是心魔总是挥之不去，其实这只是当时的科学研究没有跟上而已。70 年后，在欧德开始职业生涯时，癌症免疫学依然没有形成一个学科。

他一个人前行，却仿佛手握百万雄兵。

随后数十年，在欧德的力推下，癌症免疫疗法逐渐形成一个学科，并走向了临床治疗。1975 年，癌症研究所资助了加拿大皇后大学阿尔瓦罗·莫拉莱斯开展卡介苗治疗癌症的临床试验。他通过一根导管把卡介苗注射入膀胱内，诱发免疫反应，杀死膀胱癌细胞。由于疗效卓越（60% ~ 80% 的完全缓解率），卡介苗在欧洲和中国都得到了批准，用于治疗浅表性膀胱癌。至今，这项免疫疗法已拯救了成千上万的患者及其家庭。

莫拉莱斯回忆道：“在 20 世纪 70 年代初，加拿大国家癌症中心拒绝我在膀胱癌上测试卡介苗。他们说卡介苗不仅无效而且危险，是从肿瘤免疫学的石器时代捡回来的。如果后来我没有得到癌症研究所的资助，卡介苗永远不会成为治疗和预防早期膀胱癌的标准疗法。”自此，欧德和海伦对年轻人的知人善用终于得到了回报。

知人善任，人尽其才，才尽其用。

如果肿瘤免疫是一个江湖，那这个江湖的几乎每个重大进展、每位科学家与其研究计划，都可以以某种方式追溯到欧德的影响。欧德的贡献深得人心，科学界拥戴他为“现代肿瘤免疫之父”。

创新是一场没有终点的寂寞长跑。欧德在科学的路上走了很远，但音乐在他心中始终占据重要位置。他在办公室墙上挂了一幅莫扎特的肖像画，抬头就能看到莫扎特。欧德潜心科学，终身未娶，知心朋友不多。人生路上，有失意也有成功，有快乐也有孤独。心中情绪不知与何人诉说时，欧德常常拿出小提琴，缓缓流淌的音律，温柔缱绻地往心口上涌。

人生就像音乐，起起伏伏。只有在正确的时间奏出正确的音符，才能奏响一首又一首的生命交响乐。为什么很多科学家的共同爱好都是音乐？欧德的同事刘易斯·托马斯（Lewis Thomas，1913—1993 年）在《这个世界的音乐》中告诉我们：

音乐是生命对自身的欢歌，是生命与生命的对歌，也是生命的合奏。

第六节　大道至简

为什么现在得癌症的人越来越多？

万物之始，大道至简，衍化至繁。

——老子《道德经》

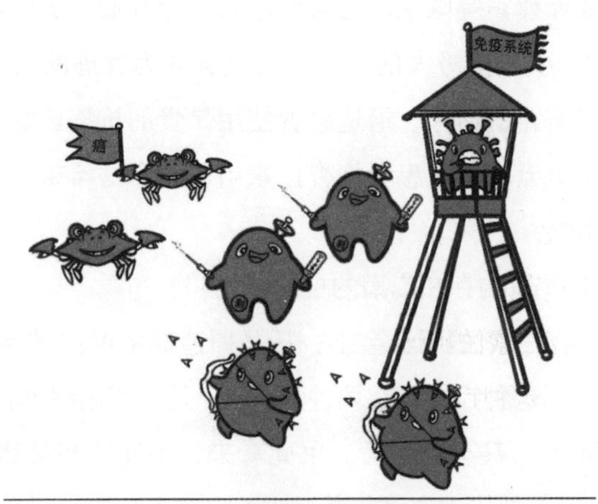

健康的免疫系统

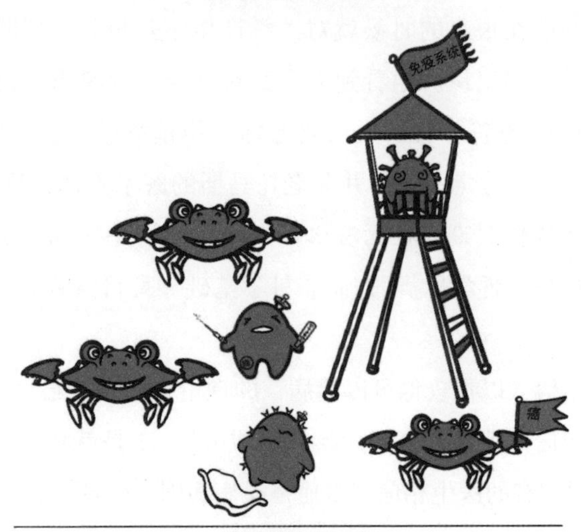

缺陷的免疫系统

免疫系统就像人体国防力量，弱了会有内忧外患

一、暗箱操作的医学时期

刘易斯·托马斯在美国是一位家喻户晓的作家，但很多人不知道是他提出了癌症免疫学的第一个重要理论——免疫监视假说。

1974 年 7 月 2 日，MSK 癌症中心的最高领导人刘易斯·托马斯、欧德和罗伯特·古德拜访了国立癌症研究所和美国药监局。他们希望得到开展杏仁素的临床试验许可。杏仁素是一种从杏仁中分离出来的物质，自 20 世纪 50 年代开始，就在美国、墨西哥和菲律宾等国家广泛流传用来治疗肿瘤。美国药监局反对这种未被验证的“药物”，引起了极大的争议。抗议者认为管理部门与药物公司结帮营私，剥夺了对患者有益的治疗，逼迫患者使用昂贵的抗癌药物。这变成了一个医疗卫生问题，成千上万的癌症患者把杏仁素当成生命的希望。杏仁素真的对多种癌症都有抑制作用吗？

托马斯也很好奇：“真的存在广谱的抗癌药物吗？”

1977 年 7 月，在杏仁素的听证会上，托马斯遗憾地说：“临床研究结果显示，杏仁素没有抗癌作用。”这种疗法存在两种危险：一是诱惑癌症患者放弃标准疗法；二是杏仁素可产生毒性，甚至会致命。由此看来，一些草药虽然“纯天然”，但不一定就是“纯天然无害”。

其实，托马斯在很小的时候就对医学产生了热情。少年时期，托马斯常常哭叫着要跟父亲一起出诊。他看到大家都对父亲十分尊重，也对父亲产生了崇拜。他大声说道：“爸爸，我长大后要像你一样治病救人。”可是，老托马斯在其行医生涯中，一直感觉不安。并非老托马斯的医术不佳，只是在 20 世纪初的医学还处于暗箱操作时期。在无法诊断疾病和不清楚病因的情况下，医生探索治疗的过程靠的是“哲学思辨”，而非科学基础。盲目猜测并试一试，万一治好了呢？

有的医生相信“以毒攻毒可以治病”的理论，于是就给患者服用汞、砷等毒药。有的医生相信“植物含有治疗疾病的成分”，于是就将无数种植物混起来一起煮给患者服用。有的医生相信“多血是疾病病因”的理论，于是就给患者放血。有的医生相信“自身中毒是疾病病因”的理论，于是就给患者服用泻药。1799 年，美国的首任总统乔治·华盛顿，仅仅因为小小的喉咙痛，竟然在三名医生的监护下施行放血和促泻。1799 年 12 月 14 日晚上，华盛顿在被放掉 2.3 升的血后离开了人世。医学领域出现这种荒唐事儿，归根结底是因为当时的医学缺乏科学理论的支撑。

老托马斯每天都开出很多药方，但他丝毫不相信这些“药方”的作用。有一次患者走后，诊所只剩下托马斯和父亲时，托马斯不解地问父亲：“为何小小感冒都开这么多种药呀？”父亲回答说：“我之所以开药方，是因为患者都期待这些药物。长期以来，患者和家属都认为有病了必须给予治疗，否则患者就会死亡。”

现实太过残酷，一个不开处方的医生，甚至没有患者来看。然而，当时只有极少数勇敢的医生提出：现有的治疗方法实际上没有什么药效，有些疾病是可以自愈的。**不幸的是，患者通常把康复归因于医生或药方，没有归因于生命的自我修复能力。**

在托马斯的成长过程中，父亲的现实主义和悲观主义有时候让他感到很迷茫。疾病的真相是什么？如何找到好的治疗方法？

二、现代医学的变革

1937 年，托马斯从哈佛医学院毕业，开始在波士顿市医院实习。虽然医院管吃管住，但实习没有工资。由于当时血库紧张，在医院献血 500 毫升，即可得到 25 美元。为了生活，托马斯不得不“卖血求存”。实习的第三个月，托马斯开始到病房照顾传染病患者。病房里有几百个患有白喉、百日咳、风湿热、麻疹和小儿麻痹症患者，多数是可怜的孩子。托马斯用心诊断，嘱咐患者卧床休息，和护士一起做好护理，但还是有不少小孩因病死去。

每每此刻，托马斯都在想：“真的就没有更好的治疗方法吗？”

实际上，医学变革正悄悄来临。1937 年，就在托马斯实习的那一年，磺胺类抗生素开始应用于临床治疗。在波士顿市医院，之前那些由肺炎球菌导致肺炎，或者链球菌导致败血症的患者，通常很快就会死去。但在服用磺胺类抗生素之后几小时，患者就焕发生机，两三天就能康复出院。相对父亲那个时代，这种治病场景简直就是奇迹。年轻的托马斯感觉，这就像打开了一个全新的世界。

时代潮流滚滚向前，托马斯见证了医学新时代的到来。1943年，就在托马斯开始医学生涯之初，美国政府支持多家制药公司生产青霉素。青霉素的发现和生产是医学史上的重大里程碑，是“二战”期间与雷达和原子弹并驾齐驱的三大发现之一。青霉素给制药行业带来了巨大的利润和变化，并促进了美国现代制药工业的诞生。

也是1943年，托马斯的哈佛校友汤飞凡在昆明的中央防疫处到处寻找“绿毛”。这位湖南人在战乱时期毅然回国。他对工作要求极其严格，带领团队经过数百次试验，从旧皮鞋的一团“绿毛”中分离出一株青霉素菌种，日后拯救了无数人。神奇的是，这株菌种的青霉素产量力压美国、印度等地的30多种洋菌种，中央防疫站由此名扬天下。1943年，李约瑟在《自然》杂志专门撰文介绍中国青霉素生产车间：“没有自来水，只有一台又旧又漏、每天用完后都要修理的锅炉；没有商品化蛋白胨，完全自己制造；胃酶用完了，就从自养猪的胃里提取……”在那个战乱的年代，汤飞凡克服重重困难，为祖国和人民生产了伤寒、天花、白喉、破伤风类毒素等中国首批疫苗。他不但是“中国免疫之父”，而且是“世界衣原体之父”。1958年，在他生命的最后一年，他冒着失明的危险，用自己的眼睛做实验。为了收集实验数据，他坚持不治疗，最终发现沙眼衣原体才是困扰人类千年致盲症的病原体。

病原体的发现以及抗生素的应用，终结了巫术式的治病方法，促进了现代医学的变革。只要找到疾病的病原体，医生就能对症下药了。自此，很多致命性疾病都得到了控制，人类寿命得到极大延长。托马斯感觉自己身处一个变革大时代，只要确诊患者遭受细菌感染，即可用抗生素治好患者。一夜之间，托马斯做到了父亲做不到的事情——他能够诊断和治愈患者了。这种感觉真是太美妙了，以至于让托马斯开始对医学充满了乐观主义。

实习结束后，托马斯选择神经病学开启医学生涯。他十分憧憬未来，打算在医学领域大展身手。然而，第二次世界大战爆发，托马斯被海军预备队征召入伍，开始了漂泊的生涯。1941年，加拿大哈利法克斯港口爆发了脑膜炎。托马斯来到港口，使用磺胺嘧啶治疗患有脑膜炎的士兵和百姓。1941 年 12 月 7 日，日本偷袭珍珠港，托马斯随后在海军医学研究所、冲绳和关岛等地方开展医学研究。在冲绳岛，托马斯发现了马是日本乙型脑炎病毒的潜在宿主。

1945 年 9 月下旬，“二战”已经结束，关岛动物房里还剩下几十只兔子。托马斯想着，这些兔子如果不用就浪费了。当他发现实验室冰箱还剩下一些溶血性链球菌，他心生一念：“如果把链球菌注射给兔子，会发生什么情况？”

托马斯加热杀死链球菌，混合兔子心脏匀浆物注射给兔子。实验结果很有意思：兔子很快生病，并在两周内全部死亡；心脏组织切片显示这些兔子都患有心肌炎，十分类似风湿热的症状。后来，他证实了链球菌竟然能够引起风湿热，而利用抗生素杀灭链球菌就可以治疗风湿热。

由于战争，托马斯脱离了医生生涯，却意外走进了科学殿堂。他突然意识到：**基础科学研究真好玩，它不但可以揭示疾病的真相，而且有助于寻找疾病治疗的新方法。**

三、人类免疫是把双刃剑

“二战”结束后，托马斯决定走上基础科学研究之路时，医学正从“巫术”到现代科学的转变。抗生素的应用以及现代制药的发展，终结了巫术式的治病方法。“二战”后，美国医学院的科研事业得到了财政支持，形成“科研 – 临床 – 教学”三位一体的综合性医学院体系。

在这样的时代背景之下，托马斯转战几个地方，于 1950 年在明尼苏达大学稳定了下来。他组建了一个年轻的研究小组，继续没有完成的风湿热研究。他很好奇：为什么链球菌感染会导致风湿性心脏病呢？

链球菌的研究有着悠久的历史，科利于 1890 年就用来治疗癌症。几十年后，人们认识到细菌壁上的脂多糖，被称为内毒素的物质是引起发热和休克的“致热源”。内毒素正是科利毒素的有效成分，它引起发烧，激活免疫系统对抗癌症（见第三节）。然而，细菌内毒素如何导致副作用（如风湿热）还是一个谜，这正是托马斯好奇的问题。

在明尼苏达大学，托马斯和儿科医生罗伯特·古德成为一辈子的好朋友。在往后的10年里，托马斯和古德等同事的合作研究发现：内毒素一旦进入血液，就会传递一种信息——细菌入侵了；然后多种防御机制立即启动，轻则发烧、不适和出血，重则休克、昏迷和死亡。这有点像军工厂的爆炸。在这场爆炸中，感染者自身细胞释放的蛋白酶，会对组织造成炎症和损害。

炎症是正常免疫应答的一部分，随着免疫过程的结束，它会自然消退。如果炎症迟迟没有消退，持续伤害正常组织的“吃瓜群众”时，就变成了炎症性疾病。

历经多年的研究，托马斯提出一个新的免疫学理论：宿主产生的免疫因子导致了组织损伤。这为医学提供了一个颠覆性的概念基础：疾病更多的是身体免疫系统的一种有缺陷的反应，而不是外来病原体的入侵；当机体的自我保护机制过于强烈，就会造成疾病甚至死亡。

随着认知不断升级，托马斯开始理解了1918年和父亲出诊时的疑问：“小小的流感为何就导致人死亡了呢？”现在看来，感染者的死亡并非流感造成，而是他们的免疫系统进入了超强戒备状态，在歼灭病毒的过程中产生大量炎症和细胞因子，造成肺组织严重受损。“这是一场细胞因子风暴”，托马斯认识到，“人们死于暴发性的免疫反应。”

老子曰：“过刚者易折，善柔者不败。”“善柔”的免疫系统在与“入侵者”的战争中才能立于不败之地。所谓好的免疫力是指免疫功能保持正常和平衡。如果免疫反应过度刚猛，那么就会发生自身免疫疾病。

人之所以生病，是因为人类的进化并非是完美的。在人类对抗病原体的漫长进化过程中，人类免疫系统也在不断进化，以抵御疾病。一方面人类获得了抵抗病原体的能力，另一方面却让人类对一些新疾病更为敏感。一个潜在的原因是：人类免疫系统在充满病菌的环境演化了数十万年，而这些病菌在近几十年突然消失，活跃的免疫系统可能还没有反应过来。最典型的例子就是炎症。炎症是免疫系统抵抗疾病的最佳防御手段，但炎症性疾病（关节炎、肠炎、肺炎、肝炎等）也让人类饱受痛苦。

由此可见，人类免疫是把双刃剑。

四、免疫监视理论

托马斯对于炎症的深刻理解，让他走上了一条意外之路。

1970 年，在一次炎症研讨会上，科学家们都在讲深奥和沉闷的科学进展。轮到托马斯讲话了，他决定活跃一下气氛，以通俗有趣的话去谈谈自己对炎症的理解。他的思维十分发散，想到什么就说到什么："炎症不仅仅是一种防御，也会对自身造成疾病。在炎症中，所有的互不相容和战斗的机制突然脱轨了，造成的结果常是对宿主的损伤大于入侵者的损伤。这是一场生物学上的事故，恰如一座桥上，救护车、救火车、警车、拖车等一串车辆撞到了一起……"

托马斯的演讲实在太精彩了，有人录音整理成文字，并传播起来。不久后，《新英格兰医学杂志》的主编英格尔芬格打来了电话："我看了你的演讲小文，很喜欢它。你可以为《新英格兰医学杂志》写点同样风格的短文吗？"英格尔芬格是托马斯在波士顿市医院实习时期的师兄，他提出了让人无法拒绝的条件：每月一篇，题目自选，不超过 1000 字，不对文章做任何修改。

过去 30 年，托马斯写了 200 多篇科学论文都是没有情感的"八股文"。这次能够摆脱单调文风的机会，他既感到兴致勃勃，又有些焦虑，毕竟工作繁忙也不知道写什么好。眼看限期已过，在一个周末的深夜，托马斯决定克服写作拖延症，尽快写完。第一篇散文《细胞生命的礼赞》一经发表，就深受读者的喜爱。自此，托马斯开始了写作生涯。

1973 年的一个早晨，维京出版社的编辑西夫顿打来电话："我愿意以原样出版你的那些短散文，不做任何修改，也不用补充新文章。"托马斯还在办公室忙着，便随口一说："好吧。"第二年，《细胞生命的礼赞》一书正式出版。托马斯也没想到，这本书一经出售，便大卖，并获得了国家图书奖。这给托马斯带来了很大的惊喜。

写作会让人上瘾，托马斯一发不可收拾，随后出版了《最年轻的科学》《水母与蜗牛》《脆弱的物种》等书籍。托马斯认为，**科研经费来自大众纳税，所以科学家有责任向社会传播科学。大众其实是充满渴望的，也想掌握科学知识，但你得说大家听得懂的、有趣的话。**

于是，托马斯努力将自己对科学、自然及人体的深刻见解，转化为清晰优美以及大众能读懂的文字。他在科学与文学两种不同文化之间，架起了一座桥梁。他讴歌生命，捍卫生命固有的协调，捍卫不容侵犯的人性，干预社会机体和公众心理上的疾患，引发了社会各界的巨大反响。

一个人涉猎更广泛，想得更明白，就能更加敏锐地捕捉有价值的信息。

1959 年，就在欧德发表肿瘤免疫学开山之作的那一年，托马斯敏锐捕捉到免疫系统对抗癌症还缺乏理论根基。他提出了癌症免疫学的第一个重要理论——免疫监视理论：**免疫系统通过识别癌细胞表面的肿瘤抗原，监视和消除癌细胞；肿瘤抗原表达低下或机体细胞免疫功能受损，是发生肿瘤的重要因素。**

英雄所见略同，伯内特（Burnet）从“自我与非我”的概念延伸出免疫监视理论：机体的免疫系统可以发挥监视作用，识别并消灭任何表达新抗原的“异己”成分或突变细胞，以保持机体内环境的稳定。当机体免疫监视功能低下，无法有效清除“异己”成分或突变细胞时，就可能发生肿瘤。

其实，免疫和肿瘤的联系有很古老的历史。早在 1863 年，魏尔肖就发现肿瘤组织渗透免疫细胞。1909 年，保罗·埃利希（Paul Ehrlich）提出“宿主防御”假说：宿主的自我保护力量可以阻止肿瘤的形成。为了验证这个假说，埃利希试图用注射灭活肿瘤细胞的方式，来治疗肿瘤。但在漫长岁月的长河中，免疫与癌症相互作用的思想并没有得到人们的重视。

直到 50 年后，刘易斯和伯内特才提出“免疫监视”理论。自此，免疫监视理论成为癌症免疫学的理论根基。但当时由于缺乏直接证据，托马斯受到了很多批评。

因为科学讲究的是谁主张谁举证。

五、大道至简

1973 年，托马斯成为 MSK 癌症中心的主席，逐渐在国际癌症研究、治疗和教育领域声名鹊起。从 1973 年至 1983 年，托马斯、欧德和古德成为了 MSK 癌症中心管理层的“三驾马车”，他们发动了一场癌症免疫学的研究热潮。

欧德对托马斯的评价是：“他有一个伟大的天赋：善于发现感兴趣的事物，并能把科学转变为文学。”这个天赋也让托马斯观察和思考半个多世纪以来的医学巨变。他是一位乐观主义者，他坚信医学里面充满奇迹般的美景，其中一个就是治愈癌症。当这个奇迹来临时，他希望奇迹发生在MSK癌症中心。盛世如愿，在2006年至2012年，MSK癌症中心的詹姆斯·艾利森（James Allison）和杰德·沃夏克（Jedd Wolchok）一起联手，推动免疫药物走向了癌症治愈之路（见第十三节）。遗憾的是，托马斯看不到这盛世了。

因为在1988年，托马斯得了一种罕见的淋巴瘤。小时候，他一直跟随父亲从医，当时癌症还是一种罕见疾病。为什么现在得癌症的人越来越多呢？

这个问题一直在托马斯脑海里回旋。回首过去几十年，他一直追求疾病机制，却不得不面对越来越复杂的机制网络。如今老了，他突然希望有一个简单的机制来解释疾病。

目前，很多人都认为癌症是数百种不同的、复杂的疾病。每一种癌症都得有自己的研究计划，以及个体化甚至联合的治疗方案。可是，复杂与多样不一定带来完美，反而是隐患。如无必要，勿增实体。托马斯多次在公开场合强烈反对癌症治疗复杂化：“同一种致癌化学物质或者病毒，可以在肝、肾、肺等部位形成孤立的肿瘤。因此，不同癌症可能属于同一种疾病，都是由于某个中心控制机制出了问题。”这真是一个简单的假设，可是大家认为托马斯想得太简单了。

万物之始，大道至简，衍化至繁。

托马斯认为，这个中心控制机制就是人体对癌症的抵抗力。人体免疫系统能够监视癌症，而免疫力低下的人体容易患有癌症。打个比方，免疫系统就像人体国防力量，弱国不但要面临外敌入侵，而且体内任何一个器官都有可能发生叛变（癌变）。

从这个角度去进一步思考，托马斯找到了现在癌症越来越多的原因。有人说，年龄是引起癌症最大的风险因素。可是，年龄大小只是在一定程度上反映衰老。衰老的本质是人体自我修复能力下降了。老人无法修复基因损伤，无法恢复免疫细胞的功能，这样就会面临双重癌症风险：一是人体细胞分裂次数多了，基因的随机错误多了，却未能得到有效修复；二是随着年龄增长，人体免疫器官和免疫细胞的功能都会衰退，导致免疫细胞无法有效识别和攻击癌细胞。因此，40岁之后，人得癌症的风险快速增加。当人到达 85 岁时，累计癌症发生风险高达 36%。

免疫功能下降，真的是癌症高发的风险因素吗？

在抗生素和现代医疗技术诞生以前，免疫功能缺陷的人通常很早就死亡了。然而，在过去几十年里，免疫功能低下的人，能够长期存活。一旦免疫监管的能力下降，潜伏体内的癌变细胞没有得到“监控”，就会获得足够的时间发展为癌症。当癌症组织发展壮大时，反过来就会抑制免疫系统。于是免疫细胞打不过癌细胞，最终形成肿瘤。因此，现在癌症高发的重要原因是：免疫功能低下的人越来越多了。

确实，有许多证据都支持这一假设。免疫缺陷的艾滋病患者，容易患有肉瘤和淋巴瘤等癌症；器官移植的患者，因长期应用免疫抑制药物，患癌风险提高了 3~5 倍；肿瘤化疗导致免疫力下降，容易诱发并发癌症……这些人体证据都支持了免疫监视功能的存在。

1993 年，托马斯步入生命的最后一年。在曼哈顿公寓里，一只叫艾玛的小狗陪伴着托马斯。这位瘦削的老人一边抱着艾玛，一边接受人生最后的采访。他说道：“真正的衰老，是我们放弃了对生活的热情。我在年轻时提出了免疫监视这个理论，到现在它还没有完全得到证实。但我对它抱有很大的希望”

按照免疫监视理论，不同类型的癌症（如肺癌、淋巴癌、黑色素瘤等）都是由于免疫系统这个中心控制机制出了问题。这是否意味着，“治疗”免疫系统即可治疗不同类型的癌症？MSK 癌症中心的后继者最终证实了免疫疗法可以异病同治（见第十三节）。托马斯的理论是对的，但他在有限的生命里未能看到这种盛况。

在一个夜深人静的夜晚，托马斯在听马勒的第九交响曲。当轻柔纤细的旋律涌入心里时，他的脑海却浮现出各种死亡的画面。他拿起钢笔，在《聆乐夜思》一书中写道：“而今，我已经一把年纪，早就习惯了死亡之念，跟死神打过照面，思之也会自伤。”他将死亡时的自己想象为一种“沉入大地记忆中的思想”。确实，生命转瞬即逝，唯有思想永存。

托马斯的思想奠定了肿瘤免疫学的根基，长久流传，并激励下一代年轻人投身这个领域。

第二乐章
癌症免疫学的理论突破

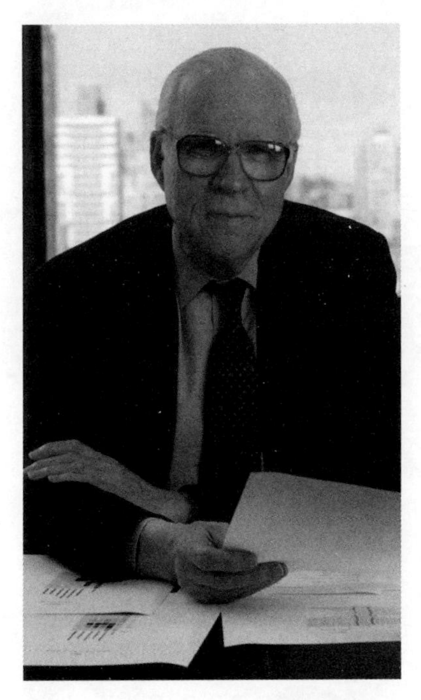

劳埃德·欧德——现代肿瘤免疫之父

（图片来源：PURÉ E. Lloyd J. Old — a scientific concertmaster [J]. J Clin Invest, 2012, 122(5): 1588-1588.）

第七节　无用之用

对抗癌症的免疫细胞是什么？

人皆知有用之用，而莫知无用之用也。

——庄子《庄子·人间世》

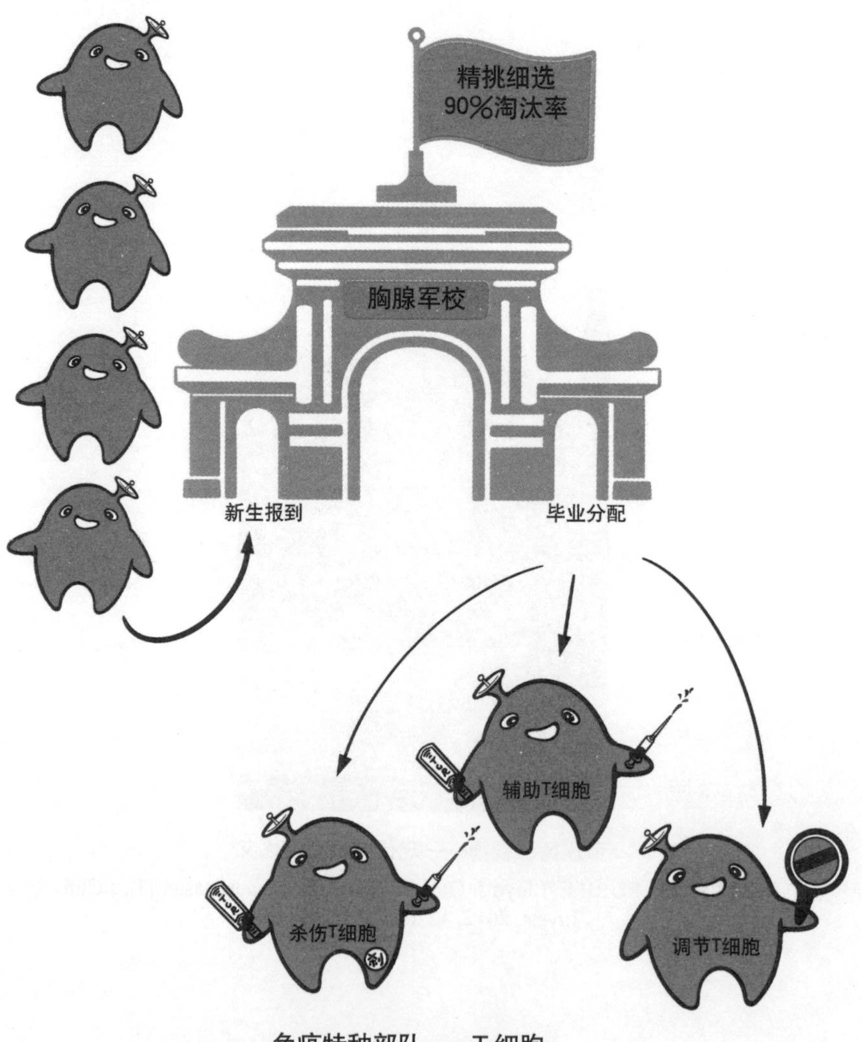

免疫特种部队——T 细胞

一、上海法租界

科学上总有一些有待填补的空白，年轻的雅克·米勒（Jacques Miller）就填补了重要的一个。

1940年圣诞前夕，在上海法租界一个宽敞的房子里，8岁的米勒和姐姐杰奎琳在沙发上玩耍。无意中，他听见妈妈和医生在说话。医生在努力地向妈妈解释："杰奎琳得的是肺结核，这种病是由结核杆菌引发的传染病，目前还没有办法治疗这种疾病……"米勒似懂非懂，他把玩具递给姐姐："没事的，姐姐，我们一起玩吧。"

19世纪以前，人类一直认为结核病的发病是因为营养不良、水和空气不洁所致。直到1882年3月24日，科赫在德国柏林生理学会上宣读其研究发现——结核病是由结核杆菌引起的。随后60年里，人类一直没有找到治疗肺结核的特效药。在杰奎琳离开人世3年以后的1943年，瓦克斯曼在土壤中寻宝，分离出链霉素。链霉素让肺结核患者的3年存活率高达80%，这简直是一个奇迹。这对结核病的防治产生了巨大影响，并促进一系列抗生素的涌现。瓦克斯曼也因此获得了1952年的诺贝尔生理学或医学奖。很遗憾，杰奎琳没能坚持到链霉素出现的那一刻。

"咳咳咳——"杰奎琳的咳嗽越来越严重，人瘦得越来越像一具骷髅。在圣诞节那天，这位17岁的漂亮女孩，永远离开了米勒。在杰奎琳空荡荡的房间里，米勒感到好难过，再也见不到姐姐了。从事医学研究的想法便在他心里播下了种子。

米勒的童年并不那么美好。父亲自1919年就来到中国，在中法银行工作。1937年，日本开始全面侵华，虽然他们一家在法租界，但动乱不安的环境随时会危及生命。1941年，中国对日本宣战，战争全面爆发。眼看战争的火焰要烧到家门了，米勒一家匆忙逃上一艘货船。在海上漂泊了1个多月，他们终于抵达了悉尼。

初到悉尼，米勒几乎不会说英语。在学校里，米勒过得并不容易，但他努力学习，最终考上了悉尼大学医学院。他忘不了姐姐的死，想从事医学研究。此外，米勒在战乱中长大，讨厌战争的杀戮："我不想当兵，不想杀人。如果我成为一名医生，他们不会给我枪，而是给我注射器。这样我就可以治病救人。"就这样，米勒走上了医学研究之路。

1957 年，米勒刚成为住院医生。一天上午，在悉尼的阿尔弗雷德医院，他随手拿起一本《澳大利亚医学杂志》，眼睛突然一亮：“昆士兰大学提供两年奖学金，资助医生到伦敦开展医学研究。”一直以来，米勒都希望对疾病机理有更深入的了解。这是一个好机会，他立即申请了该奖学金。

在伦敦，米勒迎来了改变命运的重大挑战和机遇。

二、无用的科学废品

1958 年，英俊高大的米勒怀着雄心壮志来到英国伦敦。他申请了许多大学和研究所的博士学位，但都石沉大海。后来，只有伦敦郊区的切斯特贝蒂研究所愿意录取他。这个研究所有很多研究员在研究癌症，和当时的时代背景有关系。“二战”原子弹爆炸导致白血病发病率飙升，这在全世界范围内催生了癌症研究。

当时，已知的癌症诱发因素包括物理因素（辐射）、化学因素（各种致癌化合物）和病毒因素。该研究所的大部分科学家都在研究化学致癌原理。米勒在澳大利亚就开始对病毒研究产生了浓厚兴趣，所以他对化学致癌课题没有一点兴趣。沮丧之余，他听说研究所的哈里斯教授在研究肉瘤病毒。米勒兴奋地找到哈里斯，但教授建议他研究另一种肿瘤病毒——格罗斯病毒。库德维克・格罗斯（Kudwik Cross）是一名美国科学家，他最近发现了一种病毒可以在小鼠中诱发淋巴细胞白血病。米勒也没有其他更好的选择了，那就以“格罗斯病毒诱发小鼠白血病”作为博士论文研究课题吧。然而，就在米勒才开展研究几个月后，哈里斯在英国医学研究所获得了更好的职位。

导师要远走高飞，孤军奋战可以闯出一条路吗？

幸好，哈里斯教授留下了动物房。由于奖学金只提供两年资助，米勒必须在没有导师支持的情况下尽快完成课题研究。为了加快速度，他主动写信给远在美国的格罗斯博士：“您可以将一些过滤后的病毒提取物寄给我吗？我只有两年时间完成我的博士论文，从头开始需要太长时间。如果您将过滤后的提取物寄给我，我可以在小鼠中尽快诱发白血病。”

幸运的是，科学家是一个乐于分享的群体。米勒收到格罗斯病毒后，立即将病毒注射到新生小白鼠中。三四个月后，小鼠胸腺长出肿瘤。胸腺是位于胸部心脏上方的一个小器官。当时，人们还不知道胸腺的功能，但是小牛胸腺是欧洲顶级美食，它微微的甜味让人欲罢不能，所以被称为“甜面包”。

米勒很好奇，如果在接种病毒一个月后，切除小鼠胸腺，小鼠还会得白血病吗？米勒通过实验证实了，胸腺是格罗斯病毒繁殖和致癌的地方。米勒还发现，接种病毒并切除胸腺的 6 个月后，再移植幼鼠的胸腺回去，小鼠依然还会得白血病。这个实验留下了一组无胸腺的幼鼠，本应该要安乐死的，但米勒把它们留了下来。意外的是，他发现留下的小鼠在断奶后四五周开始消瘦，一部分还出现了暴毙。米勒没有放弃这些死亡的小鼠，开始进行尸体检查。

这些无用的科学废品，竟然引导米勒得到了意外的发现。

米勒发现胸腺被切除的小鼠具有两个现象：一是小鼠肝脏病变，像是被肝炎病毒感染了；二是在小鼠淋巴结和脾脏中，淋巴细胞显著减少。当时，英国科学家彼得·梅达沃（Peter Medawar）发现，淋巴结和血液中的淋巴细胞是具有免疫功能的细胞。

米勒大为疑惑：既然胸腺被切除的小鼠缺乏这些有免疫功能的细胞，那么它们是否来自胸腺？

三、胸腺无用论

梅达沃是免疫学的权威专家。时间回到第二次世界大战期间，当米勒一家在逃离战争的时候，瘦高个梅达沃正在战场上奔忙。大量的战士和百姓在战火中被烧伤，皮肤烧焦散发出恶臭，惨不忍睹。梅达沃将志愿者皮肤移植给严重烧伤者，但移植的皮肤通常在两周左右就干缩和被排斥，甚至导致伤者死亡。在这项救死扶伤的工作中，梅达沃并没有感受到喜悦。

他时常眉头紧蹙：“为什么移植的皮肤会被排斥呢？”

梅达沃百思不得其解，人体对于异体移植物总是发出这样的声音：“嘿，你不是自己人，你滚开！”他在显微镜下发现一个现象，在排斥的皮肤细胞中产生了大量的炎症细胞及淋巴细胞。对此，他明确地指出：“异体皮肤移植物的排斥是由主动免疫机制引起的。”原来器官移植排斥之谜是免疫系统把移植物当成“非己”而加以排斥的结果。后来，他还证实了麦克法兰·伯内特(Macfarlane Burnet)的“获得性免疫耐受”理论。他们的贡献直接促成了移植免疫生物学的诞生，以及现代临床器官移植的发展。1960 年，梅达沃和伯内特获得了诺贝尔生理学或医学奖。

当时，皮肤移植是判断免疫功能的一个重要指标。米勒想要知道胸腺切除的新生小鼠是否免疫缺陷，他需要学习皮肤移植技术。1960 年，在皇家学会的百年纪念演讲活动中，博士生米勒鼓起勇气询问“大神”梅达沃：“我的博士课题需要判断免疫功能，您可以传授一些皮肤移植的技术吗？”令米勒没有想到的是，不久后，梅达沃就安排技术员向自己传授皮肤移植以及静脉注射等技术。

米勒学会皮肤移植技术后，就扎根动物房开展研究。结果是惊人的：正常小鼠的免疫系统能够排斥掉移植皮肤，但切除胸腺的新生小鼠可以友好地接受移植皮肤。这说明，新生小鼠经胸腺切除术后，免疫功能丧失，不能排斥“异己”了。即，胸腺是具有免疫功能的。1961 年，就在梅达沃获得诺贝尔生理学或医学奖的第二年，米勒在《柳叶刀》发表了一篇短文《胸腺的免疫功能》。由于导师很早就离开，他独自研究，独自发文章。这位年轻人大胆假设胸腺的小淋巴细胞具有免疫活性。

遗憾的是，这个大胆的假设，并没有引起任何轰动。其原因或许是思想过于超前，也或许是权威过于强大。

在 20 世纪 60 年代，人们认为胸腺只是一个无用的多余器官。它确实随着年龄而不断萎缩，最后就是一些纤维化的东西。而且，成年动物的胸腺切除不会影响免疫功能，人们想当然地认为：这种器官怎么可能在免疫系统中担当重任？米勒在新生小鼠中切除胸腺的结果，并不能改变人们根深蒂固的认识。更重要的是，梅达沃等科学权威通过实验证实，胸腺淋巴细胞并不能像脾脏、淋巴结和血液中的淋巴细胞那样，在适当的条件下诱导免疫反应。在米勒发表文章的两年后，梅达沃认为：“胸腺是一个没有太大意义的进化事故，它就像一个墓地，里面充斥着无用和濒死的淋巴细胞。”

有些看似无用的东西，会不会也有大用？

权威不一定都是对的，毕竟人类对大自然的认识一直在发展。米勒本来想研究小鼠白血病，但结果出乎意料，也改变了他的生活方向。他顺势转变，踏上了免疫学研究之路。很快，他遇到了一位惺惺相惜的对手。

四、T 细胞诞生了

1951 年，在美国明尼苏达大学医学院附属医院，罗伯特 · 古德遇到了一个奇特的病例。患者不断发生细菌感染，血清中几乎没有抗体。为什么患者会出现这么严重的免疫功能缺损呢？

古德对患者做了各种检查，X 射线检查结果显示：患者胸腺有一个巨大肿瘤。古德是一位善于观察和思考的免疫学家，他的脑海忽然闪过一个火花："胸腺是否是一个免疫器官呢？"

大目标就像要攀登的一座大山，你需要耐心寻找上山的路。历经 10 年摸索，古德终于找到了一条"上山之路"。他在兔子出生后 1 ~ 5 天即进行胸腺切除术，用牛血清白蛋白刺激免疫系统，但这些家兔都不能产生抗体。1961 年，就是米勒发表《胸腺的免疫功能》的那一年，古德在美国免疫学年会上宣布：胸腺是一个免疫器官。和米勒遇到的情况差不多，他们的研究就像一个小石子投进大海，仅有一点小小涟漪，就石沉大海。

1962 年 2 月，乍暖还寒。在美国纽约科学院学术会议上，米勒演讲了新生小鼠胸腺切除导致免疫缺陷的结果。有科学家发出质疑："众所周知，胸腺淋巴细胞不能诱导免疫反应，你的小鼠可能由于动物饲养环境而被感染了。"

社会也好，科学也好，一个现实就是：如果你的出身不好，并非名校或名门，就需要很努力才有机会得到应有的尊重。米勒在进入伦敦的小实验室不久导师便离开，他独自做实验，独自发文章，动物房还在马戏团的马厩里，结果还这么完美，种种因素都引起了专家的质疑。只有古德是支持米勒的，他们惺惺相惜。

人们观念根深蒂固，新发现得到广泛接受是需要时间的。此时，米勒也遇到了麻烦，荷兰和美国的研究团队不能重复米勒的实验结果。在科学上，如果自己的结果未被证实，就会遭受造假质疑。这在科学界是不能容忍的，搞不好前途尽毁。米勒不得不亲自去了解其中情况，帮助解决问题。最终证明，他们的胸腺切除手术做得不干净，毕竟新生小鼠不及手指头大小，真不好操作。只要完成完整的胸腺切除术，米勒的结果就会得到重复。

接下来的问题就是如何排除感染因素，米勒需要找一个无菌动物房来证明自己。1963 年，他申请到了罗斯福国际奖学金，这允许他在美国国家卫生研究院工作一年。在无菌条件下，米勒再次证明，小鼠切除胸腺后，免疫系统存在缺陷，一种小淋巴细胞显著减少。这种小淋巴细胞来自胸腺，故命名为“胸腺衍生细胞”(thymus derived cell)。

胸腺英文名称首字母为 T，于是鼎鼎大名的 T 细胞就此诞生。

T 细胞的发现是现代免疫学史上的里程碑。在 20 世纪 60 年代，人们还不知道 T 细胞是免疫细胞识别和清除癌细胞的核心。米勒凭着好奇心提出了一个科学问题：胸腺切除的免疫缺陷小鼠是否更容易得癌症?

他让胸腺切除的新生小鼠接受化学致癌物质，结果发现免疫缺陷的小鼠更容易得癌症。1963 年，他在《自然》杂志上报道了 T 细胞免疫在抑制肿瘤生长中的作用。除了 T 细胞以外，自然杀伤细胞（nature killer cell）等细胞也在机体抗肿瘤中发挥了免疫监视作用。米勒以及其他研究者的工作，为托马斯和伯内特的免疫监视理论提供了证据支持。

“免疫监视”学说的提出者伯内特，是米勒的澳大利亚老乡。1962 年，伯内特在伦敦第一次见到米勒，他鼓励米勒**保持科学精神：要独立思考，不畏权威，敢于质疑。**

第二年，米勒就用数据支持了免疫监视理论。伯内特惊叹：后生可畏也。

五、无用之用

有人的地方就有江湖，人就是江湖。随着肿瘤免疫学的发展，胸腺的免疫功能以及 T 细胞的发现开始变得意义非凡，是非就开始多了。曾几何时，古德和米勒英雄所见略同，惺惺相惜。由于这是一个诺贝尔奖级别的工作，谁是胸腺功能和 T 细胞发现的第一人，便变得十分重要。

古德说：“我在 1951 年最早发现了胸腺的免疫功能。”然而，米勒的工作更加准确地证明了胸腺和 T 细胞的真正功能。科学的争议，加上一些偶然因素凑在一起，科学因此变得更加精彩纷呈。糟糕的是，古德手下的萨莫林在皮肤移植实验中，用深色笔涂黑了白色移植的皮肤，造成移植成功的假象。这严重影响了古德的声誉。

科学不是追求真理的吗？为什么科学界也开始变得急功近利了？谁发了高影响因子的文章，谁就有机会拿到项目经费，谁就有机会评审教授甚至院士。这诱惑太大了，造假被查出来的概率又很小，即使被查出来所需付出的代价也不一定很高。天下熙熙皆为利来，天下攘攘皆为利往。可是，**科学是追求纯粹知识的自由研究活动。**

2003 年，古德因为食道癌遗憾去世。此后，米勒成为解释人体器官功能唯一在世的科学家。随着年纪的增加，人也变得容易生病。米勒知道，那是因为胸腺萎缩了，训练出来的 T 细胞战士那是一代不如一代啊。

1996 年，米勒光荣退休，回到故乡休养，安享晚年。退休后，米勒还在关注免疫学的发展，并积极参与学术会议。近年来的免疫疗法不断突破，他兴奋不已。他的好邻居患了黑色素瘤并伴有肝脏转移，生命垂危。米勒每周都去看望，并支持邻居尝试免疫疗法——激活 T 细胞抗击癌症。看着邻居一天天好起来，米勒十分高兴。因为他早年的发现竟然帮助了自己邻居以及无数癌症患者。

胸腺也曾被认为是无用的器官。谁能想到半个多世纪前的工作会如此有价值？如今，各类免疫疗法风起云涌，一切都源于 T 细胞的发现。

人皆知有用之用，而莫知无用之用也。

在一次采访中，米勒说："就我的经历而言，从实验室研究到临床研究需要很漫长的时间。如果你的工作无法转化为有用的东西，也不要灰心。科学研究需要好奇、热情和毅力，科学研究本身就是一种有价值的工作。"目前，科学界盛行实用主义，追求热点，追求高影响因子的论文；大到国家层面，也在计划"大而有用"的课题。然而，科学不同于技术，科学重大发现不是计划出来的。

人们常常追求有用，但世间许多"大用"都是从那些看似无用中衍生出来的。人生最重要的东西，其实大都没有什么用，如好奇、真理、正义、自由、尊严……但谁又能说这些真的没有用呢？

米勒已经老了，他时常想起早逝的姐姐，想起自己的医学研究之路。每每想到此，他便不由得打开文献，看看还有什么问题可以琢磨。肿瘤免疫的根基还有其他"缺失的拼图"有待发现，机会留给了另一位年轻人。

第八节　向死而生

对抗癌症的魔法子弹从何而来？

人固有一死，或重于泰山，或轻于鸿毛。

——司马迁《报任安书》

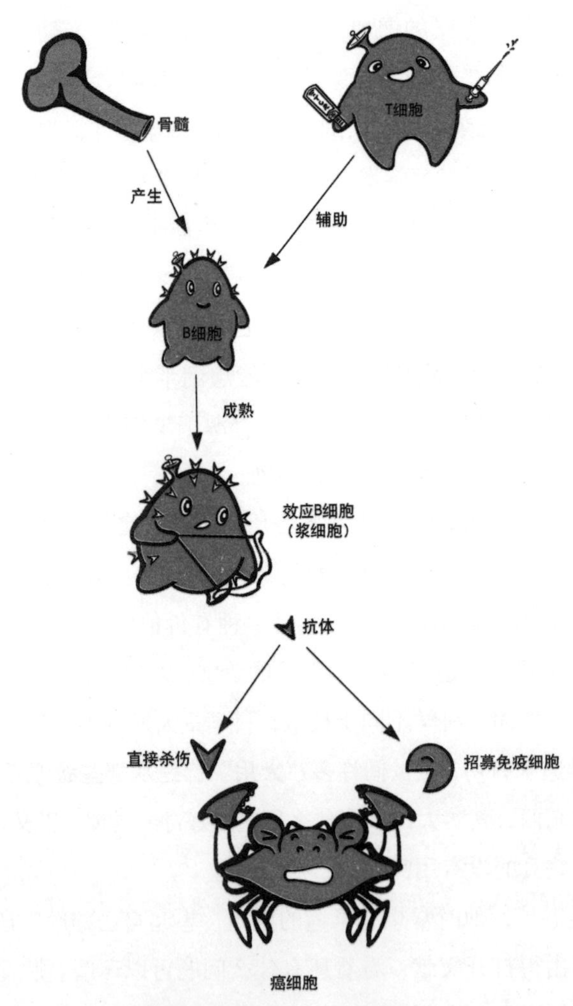

免疫导弹部队——B 细胞

一、死亡突然降临

一位追风少年，因一场意外而改变了人生，站在了现代免疫学的起点上。

在美国密西西比州一个小镇，有一位对运动、狩猎和女孩着迷的男孩，叫作马克斯·库珀（Max Cooper）。小库珀在农村长大，童年岁月里，他和哥哥形影不离，到处玩耍。田野、河流、树林，都承载着两兄弟的童年快乐。但美国于1941年参加第二次世界大战，库珀一家的平静生活就打破了。妈妈开始在地下弹药厂工作，哥哥加入了海军陆战队。

1949年夏，当库珀在足球场上追逐梦想时，哥哥不幸去世。库珀回到家里，父亲红着眼睛告诉他这个消息时，小库珀忍不住泪流满面。父亲把他拉到一边说："你哥哥很爱你，保险受益人写的是你。现在你要完成你哥哥希望你做的事情，成为一名医生，治病救人……"

生命是如此的脆弱，说走就走了。

当死亡突然降临时，人不得不直接体验生死离别，就像是不经意间的当头一棒。从此，库珀仿佛一夜长大，不再沉迷足球和玩乐。他开始走上医学研究之路，那也是哥哥的期望。逝者已去，活着的人要继续完成生命旅途。

1963年，库珀加入古德实验室时，免疫学是一个新兴研究领域。不久前，米勒和古德分别在小鼠和兔子中发现：胸腺对于淋巴发育和抗体生成的重要性（见第七节）。那时，人们只知道淋巴细胞能产生抗体。库珀很好奇：**抗体是怎么产生的？**

库珀作为刚加入新实验室的菜鸟，常常感到拘谨和不知所措。于是他跑去图书馆，寻求思路。他意外发现了1956年《家禽科学》发表的一篇文章，没想到这将启发他做出重大发现。

1952年，当库珀立志走上医学研究之路时，俄亥俄州立大学的格里克正在看着教授解剖一只鹅。他看着教授摘除腔上囊，便问道："这是什么？它的功能是什么？"教授笑着回答："好问题，这个问题的答案就交给你啦。"腔上囊是鸟类肠道末端的特有结构，因是解剖学家法布里奇乌斯发现的，故又称法氏囊。长期以来，法氏囊被认为是退化的器官，成年后就开始萎缩，它怎么可能有重要功能？

格里克好奇地摘除小鸡的法氏囊，想看看它究竟有什么功能。开始时一无所获，他把鸡借给华裔同学张・蒂莫西。张同学想向本科生展示鸡在沙门菌免疫后能够产生抗体。结果不如人意，有的鸡有抗体，有的鸡没有。张同学便向格里克抱怨："你的鸡弄砸了我的实验演示。"

格里克感觉很奇怪，查阅实验记录后发现：没有产生抗体的鸡，竟然都是他切除了法氏囊的鸡。他们随后扩大实验，证实了法氏囊能够产生抗体的结论。这个成果发表在很少人读的《家禽科学》上。由于人类没有法氏囊，没有免疫学家留意《家禽科学》这篇小文章，但库珀有一双敏锐的眼睛。

1964 年，在一个狭小的实验台上，上面贴着一个胶带写着"库珀"二字。库珀小心地对刚孵出来的幼鸡实施手术。他摘除法氏囊可以轻松重现格里克的结果，抗体产生受到了影响；但摘除胸腺却不能重复古德在兔子体内得到的结果，即抗体产生没有受到影响。古德对这个结果很失望，认为鸡不是一个合适的研究模型。

库珀不得不暂停这个研究，但他依然认为：**负面结果也是结果，其背后说不定隐藏着真理的秘密。**

二、B 细胞诞生了

库珀作为儿科医生和临床免疫学家，接触过不少免疫缺陷的患者。两种遗传疾病引起了他的思考。一种是维斯科特 - 奥尔德里奇综合征，由于免疫缺陷会发生严重的疱疹病毒感染，但患者血液中的抗体水平很高。相反，另外一种先天性丙种球蛋白缺乏症，患者缺乏抗体，但能有效控制病毒感染。库珀脑海里灵光一现：免疫系统会不会有两种淋巴细胞，一种产生抗体，一种对抗病毒和移植物？

库珀重新开展了暂停的实验，试图探索鸡的胸腺和法氏囊是否负责不同的免疫功能。通过巧妙的实验设计，他发现：摘除法氏囊的鸡，抗体显著减少，但总淋巴细胞数量丰富且细胞免疫完好，说明法氏囊负责抗体生成却不影响细胞免疫；摘除胸腺的鸡，淋巴细胞数量减少，并且伴随严重缺陷的细胞免疫。

库珀拿到这个结果后，整个星期都亢奋地睡不好。当时，古德在芝加哥参加学术会议，库珀在电话中兴奋地描述："这些结果揭示了两种不同功能的淋巴细胞，一种依赖于胸腺（thymus-derived），一种依赖于法氏囊（Bursa-derived）。这些新发现能够解释不同免疫缺陷患者的临床和病理结果……”

从 1965 年至 1966 年，库珀和古德连续发表多篇文章，阐述两个器官能分别产生两类不同功能的免疫细胞。B 细胞（Bursa 法氏囊的首字母）负责产生抗体，执行体液免疫；T 细胞（Thymus 胸腺的首字母）执行细胞免疫，对抗外来病原体以及异体移植等。

自此，B 细胞闪亮登场。

最初，科学家对库珀的发现抱有质疑态度。他们不相信从动物数据外推的解释和幻想理论。即使是伯内特，他也对在动物身上经过手术获得的结果表示怀疑。此外，哺乳动物没有法氏囊，所以有些科学家每年都笑着问库珀：“你有没有找到哺乳动物的腔上囊？”

不同的是，临床医生普遍接受这个新模型。因为这不但解释了免疫缺陷遗传疾病的观察结果，而且还可以解释淋巴瘤的发病机理。基于此，淋巴瘤可以分为 T 细胞淋巴瘤和 B 细胞淋巴瘤。针对不同类型的淋巴瘤，应该采取针对性的治疗方案。这种对于淋巴细胞“分地而治”的理解，开始改变淋巴瘤和白血病的治疗思路。

哺乳动物的 B 细胞来自哪里？从 1966 年至 1974 年，库珀研究了肠道淋巴结组织和阑尾等组织都未能像法氏囊一样产生 B 细胞。8 年的努力，他时常遭受取笑，有苦不能与外人说。直到 1975 年，库珀终于发现：胎儿长骨的骨髓细胞在体外能产生 B 细胞。同时期的其他研究人员也报道，成年小鼠骨髓也能培养出 B 细胞。

库珀终于找到了 B 细胞发育的场所——骨髓。巧合的是，和法氏囊一样，骨髓（bone marrow）的英文首字母也是 B，所以 B 细胞的名称沿用至今。

在 20 世纪 60 年代，B 细胞和 T 细胞的发现是遭受冷遇的。澳大利亚免疫学教授贝德·莫里斯嘲讽道：B 细胞和 T 细胞唯一的意义是，它们是“bullshit”（瞎扯）这个词的第一个和最后一个字母。

为什么 B 细胞和 T 细胞的发现，如此不受待见呢？

三、学派之争

时至今日，胸腺和骨髓的免疫功能已众所周知，T 细胞和 B 细胞已成为家喻户晓的词汇。T 细胞在胸腺中成熟，B 细胞在骨髓中成熟，两者功能不同。T 细胞属于“细胞免疫”，在细胞水平上识别、杀伤、清除病原体和癌细胞等。B 细胞属于“体液免疫”，通过分泌抗体，在血液等体液中抗击危及机体的“敌人”。这个重要发现最初并没有得到普遍接受，还可能因为它处于两个学派斗争之间，两头不讨好。因为在 20 世纪 60 年代，正是细胞免疫学派和体液免疫学派的激烈斗争时期。

体液免疫学派主要关注抗体化学方面的研究。体液免疫学派可以追溯至 1890 年，冯·贝林发现“抗毒素”后，和埃利希对抗毒素进行了定量研究。埃利希不但第一个提出“抗体”这个词，而且还提出抗体产生的侧链学说（淋巴细胞表面有很多侧链，抗原与相应侧链特异性结合，可诱导产生特异性抗体）。埃利希因此荣获 1908 年诺贝尔生理学或医学奖，他被誉为“体液免疫之父”。

细胞免疫学派主要侧重于从细胞和个体水平探索免疫学。细胞免疫学派可以追溯至 1883 年，俄国动物学家梅契尼科夫发现：海星幼虫中吞噬细胞会吞噬和消化外源入侵者，从而保护身体免受感染。1890 年，梅契尼科夫提出“细胞免疫理论”，为机体应对入侵者提出一个统一的解释。免疫系统从此被理解为全身的特征，而不再只是感染发生部位的局部特征。梅契尼科夫被誉为“细胞免疫之父”。

虽然梅契尼科夫和埃利希共同获得 1908 年的诺贝尔生理学或医学奖，但两人属于不同学派和不同国家。梅契尼科夫在法国巴斯德研究所工作，埃利希在德国，当时德国和法国并不友好，导致两个学派的人也在不断斗争。在很长一段时间里，体液免疫学派处于上风。

体液学说源远流长，甚至可以追溯到公元前 400 年的古希腊时期。医学之父希波克拉底把医学从神鬼巫术的桎梏中解救出来，并创立了“四体液学说”：人体主要是由四种体液构成（血液、黑胆汁、黄胆汁和黏液）。他认为，肿瘤是人体内部体液失调导致的异常。盖伦进一步阐述癌症的内因：黑胆汁油腻又黏稠，淤积在人体内无法排泄，就凝结成了肿块；黑胆汁的流动则造成癌症的转移。尽管解剖学和显微镜技术的发展没有找到所谓的四种体液，但是依然有些人坚信古老的体液学说，甚至衍生出现代版本的体液学说。到了 20 世纪中期，在抗体、神经递质和内分泌激素被发现之后，体液学说再度以新面貌，为科学界所接受。

一直以来，体液免疫学派比细胞免疫学派更加有声有色，很大的原因是抗体比细胞更容易研究。抗体可以批量生产，容易定量和分析。细胞免疫学派，一直默默耕耘。直到库珀发现 B 细胞源自骨髓并负责分泌抗体，人类对抗体的了解，也从化学层面扩展到了细胞和机体的水平，最终统一了免疫学的两大阵营。

库珀回想这一路走来，真的不容易。细胞免疫学长期遭受质疑，主要原因还是免疫学人才太缺乏了。以前他遇到难题，喜欢退回图书馆独自琢磨。现在，他特别喜欢培养年轻人。很多年轻人在库珀的指导下，在免疫学以及肿瘤免疫治疗中都做出了开创性的贡献。例如，董晨从武汉大学毕业后，师从库珀，步入免疫学的殿堂，并于 2005 年发现一种新型辅助性 T 细胞（Th17）。辅助性 T 细胞一方面可以辅助细胞毒性 T 细胞，发挥细胞免疫功能；另一方面可以辅助 B 细胞，分泌抗体，发挥体液免疫功能。

自此，再也没有什么体液免疫学派和细胞免疫学派了，因为我们终于认识到：细胞免疫和体液免疫是相互补充的。正如盲人摸象的故事，早期的免疫学家只是摸到了免疫系统的不同部位。

跳出狭窄视角看全局，把问题放在更大的系统去思考，这样才能找到全新的解决方式。

四、抗体药物时代兴起

在体液免疫学派领域，埃利希提出“魔法子弹”的概念：可以选择性地识别和消灭疾病的药物。后来，抗体药物真的实现了“魔法子弹”这个概念。

抗体是怎么产生的呢？

抗体是指由 B 细胞受到抗原刺激以后成熟为浆细胞，继而产生的免疫球蛋白。实际上，抗体并非新鲜事物，它的发现可以追溯到 130 年前。

1890 年，柏林大学医学研究所，冯 · 贝林（Emil von Behring）和北里柴三郎在研究破伤风。当他们把破伤风杆菌注射到豚鼠体内后，豚鼠全身肌肉痉挛，强直性收缩而死。北里柴三郎灵光一闪，对贝林说："在和医（日本流传的中医）中有以毒攻毒的理论，我们能否收集感染破伤风的豚鼠血清，然后用于治疗？"

神奇的是，当这些血清注射到发病的豚鼠体内后，竟然治愈了破伤风。贝林认为，所谓的"以毒攻毒"缺乏科学解释，所以他提出一个新概念——抗毒素。动物发生破伤风后，血清会产生对抗细菌毒素的"抗毒素"。抗毒素血清可以用于治疗吗？

1891 年，圣诞节，柏林大学附属诊疗所里，一名患白喉的女孩已气息奄奄。贝林为女孩注射了一针白喉抗毒素血清。第二天，女孩的病情明显好转，一周后竟然可以出院了。自此，血清疗法诞生了。在抗生素尚未问世前，血清疗法一度应用于治疗天花、炭疽热、脑膜炎等让人类束手无策的传染病。它被称为"历经百年考验，行之有效"的方法。100 多年后，新冠病毒肺炎疫情肆虐全球，"血清疗法"再次步入临床，治病救人。

血清疗法中的抗毒素，后来人们称为抗体。抗体是人类医学史上最伟大的发现之一。因此 1901 年，贝林成为第一位诺贝尔生理学或医学奖的得主。此后，随着化学和蛋白技术的发展，抗体的本质（γ 球蛋白）、结构（Y 形）和工作机制都得到了揭秘。

B 细胞的发现意义深远，最重要的一个就是促成了杂交瘤技术的发明。1975 年，在英国剑桥大学，克勒（Kohler）和米尔斯坦（Milstein）发明的杂交瘤技术，涉及两种细胞——B 细胞和骨髓瘤细胞。B 细胞分泌抗体，但不同 B 细胞分泌的抗体不同。要想获得单一的抗体，只有从一个 B 细胞制取。可是，B 细胞在体外分裂两三次就要死亡。如何使一个 B 细胞群分泌大量的抗体？骨髓瘤细胞隆重登上历史舞台，它具有无限繁衍的特性。B 细胞和骨髓瘤细胞融合，形成杂交瘤细胞。它既像 B 细胞一样能分泌抗体，又像骨髓瘤细胞一样能无限增殖，从而形成了分泌单克隆抗体的"永生细胞"。杂交瘤技术是整个生命科学发展的一个重要里程碑，克勒和米尔斯坦因此获得了 1984 年诺贝尔生理学或医学奖。

单克隆抗体（简称单抗）是由单一 B 细胞克隆产生的高度均一、仅针对某一特定抗原表位的抗体。如今，单克隆抗体已经广泛应用于科学研究、疾病诊断以及临床治疗。尤其是，杂交瘤技术直接推动抗体真正成为药物。

1997 年，美国药监局批准第一个治疗癌症的单克隆抗体——利妥昔单抗（美罗华）用于治疗非霍奇金淋巴瘤。1998 年，美国药监局批准第二个治疗癌症的单克隆抗体——曲妥珠单抗（赫赛汀）用于治疗转移性乳腺癌……抗体药物还可以迭代升级。2013 年，赫赛汀升级版（赫赛莱）——实体瘤首个抗体偶联药物（antibody-drug conjugate，ADC）获批上市。这种超级“魔法子弹”的原理是：抗体能特异识别癌细胞，而偶联在抗体上的化疗药物可以增强对癌细胞的杀伤（如同长眼睛的子弹，比抗体更强力，比化疗更精准）。2022 年，新一代抗体偶联药物 DS-8201 闪亮登场，对于 HER2① 低表达的乳腺癌展现了优越的疗效。这不但改写了乳腺癌的分类标准，而且给更多 HER2 阳性癌症（如肺癌、胃癌和肠癌等）患者带来了希望。如今，各类抗体疗法不断迭代升级，已在十多个癌种上大放光彩。

抗体药物为无数癌症和自身免疫疾病患者，带来了更好的治疗选择，也创造了一个数千亿美元的庞大市场。抗体药物的大时代，已经来临。

五、向死而生

抗体药物真的能够治愈癌症吗？

2013 年 9 月，李开复也在寻找这个问题的答案。这位创新工场创始人正值事业高峰期，却突然被确诊为淋巴瘤四期。在病床上，光环退去，他成了呼吸之间就会顿失所有的患者。历经否认、愤怒、讨价还价、沮丧和接受期，他决心奋力一搏，想方设法找出救命方法。他试过中医、食补，还有五花八门的另类疗法，但作用都不大。他研读了很多医学论文，开始研究淋巴瘤及其治疗方法。

人类对淋巴瘤的抗争可以追溯到 100 多年前。1832 年，英国医生托马斯·霍奇金描述了 7 名淋巴瘤病例，后来人们将霍奇金描述的相似案例称为“霍奇金淋

① HER2: human epidermal growth factor receptor 2, 人表皮生长因子受体 2。

巴瘤”。此外，医生还发现了其他类型的淋巴瘤，统称为非霍奇金淋巴瘤。

1949 年，美国药监局批准氮芥治疗霍奇金淋巴瘤，这是人类历史上首个获批的癌症化疗药物。此后，越来越多的化疗药物相继出现，联合治疗取得更优效果的理念诞生了。联合化疗带来更好治疗效果的同时，也带来了更强的不良反应。为了突破化疗的瓶颈，一些科学家把目光瞄向了人类的免疫系统。

如果抗体是一个“魔法子弹”，那么它应该瞄准什么靶标呢？

科学家在 B 细胞淋巴瘤上找到了一种特殊蛋白质——CD20。CD20 只存在于健康成熟的 B 细胞和癌变 B 细胞上，而不出现在未成熟或发育中的 B 细胞表面。这意味着当 CD20 抗体将健康成熟的 B 细胞和癌变的 B 细胞都杀死后，人体依然可以通过未成熟的 B 细胞来满足基本需求。基于这个作用机制，罗恩·利维开发了 CD20 抗体药物——利妥昔单抗。

临床研究发现，几乎一半之前对化疗没有响应的淋巴瘤患者，在接受利妥昔单抗治疗后的总体缓解率为 48%，而且与化疗相比的不良反应更少。1997 年，美国药监局批准利妥昔单抗上市。这是人类抗癌史上的一个里程碑，也是人类历史上首个获批的癌症单抗药物。

时间来到 2014 年，病情刻不容缓，李开复接受了利妥昔单抗的治疗。它会是精确打击淋巴瘤的利器吗？ 2015 年 6 月，李开复表示自己已没有病灶，并调侃自己是“李康复”。至今，李开复保持健康。面临死亡的考验，他开始理解生命的意义，开始了向死而生的生命旅程。

李开复的故事只是抗体疗法造福无数患者的一个缩影。这一切都要得益于库珀发现了 B 细胞。2003 年 8 月 31 日，库珀 70 岁大寿。在库珀家里，他的弟子们举杯祝贺：“人类所有 B 细胞的知识，都源自库珀。”

如今，库珀已经是一位耄耋老人。傍晚时分，他喜欢和妻子在校园里散步。每次路过足球场，他都停下来看看奔跑着、呐喊着的人们。每每想起自己也曾是追风少年时，他就有种流泪的冲动。因为他会想起哥哥，是哥哥的保险理赔让自己走上医学研究之路。生命是如此珍贵和脆弱，一场意外就能将生死颠倒。当你向死而生时，才能深切体会生命的意义。

死亡是生命中的一部分，就像身体内的细胞，无时无刻不在死去。正如 B 细胞在接受抗原刺激后成为活化B细胞，分泌抗体对抗“敌人”，完成使命后就开始凋亡。生命都是一个向死而生的旅程。死是每个人都会抵达的终点，关键是在此之前，你是否按照自己理想的样子而活？

人生路上难免有难题，痛苦时别忘了身上还有几十亿免疫细胞为你守护。B细胞和T细胞的发现，开创了现代免疫学的新纪元。我们终于知道免疫防御的部队在哪里，但具体向谁攻击，还得依赖“免疫情报员”的信息。

第九节 知彼知己

免疫系统是如何侦查到敌人的？

知彼知己，百战不殆；不知彼而知己，一胜一负；不知彼不知己，每战必殆。

——孙武《孙子·谋攻篇》

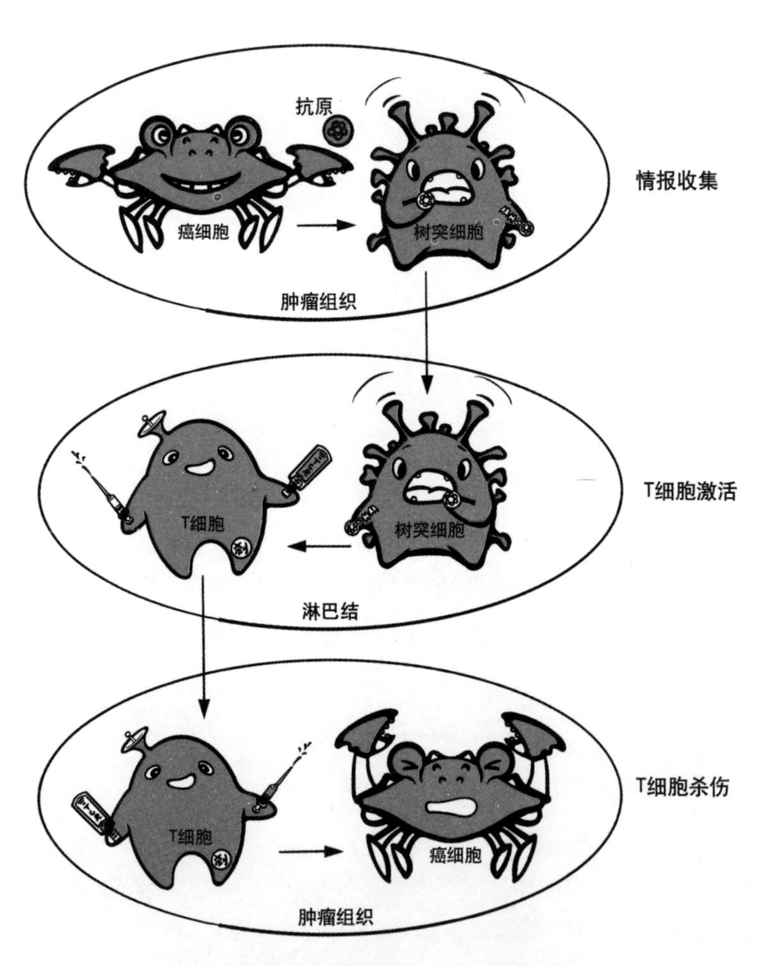

免疫情报员与指挥官——树突细胞

一、树突细胞诞生了

诺贝尔奖从不授予已故人士，但有一次例外，得奖人的名字叫作拉尔夫·斯坦曼（Ralph Steinman，1943—2011 年）。

在斯坦曼的办公室的墙上，挂着一幅字“机会只留给有准备的人”。这是法国科学家巴斯德的名言，也是斯坦曼的人生格言。发现“免疫情报员”的机会，留给了这位年轻人。

在加拿大麦吉尔大学时，斯坦曼开始接触免疫学，并沉迷于此。他对免疫细胞特别感兴趣，这最终把他带到了洛克菲勒大学赞维尔·科恩实验室。科恩是现代巨噬细胞生物学的奠基人。巨噬细胞是免疫系统第一个被确定的细胞成分，人们一度认为它们只是微不足道的清道夫：在体内巡逻，吞噬和消化入侵者。科恩有一个新发现，巨噬细胞还能引发免疫反应。

斯坦曼的课题就是：免疫反应是如何启动的？

1972 年，斯坦曼是一名刚进实验室的菜鸟。他小心地按照步骤，分离巨噬细胞。他将小鼠脾脏细胞在玻璃皿中培养，巨噬细胞会黏附在玻璃上。他反复冲洗玻璃皿，弃掉冲洗液，依然黏附在玻璃皿的细胞就是巨噬细胞。这个实验涉及显微镜观察，但没有人仔细观察过冲洗掉的细胞和黏附的细胞有何不同。斯坦曼对此很好奇，便仔细观察。

好家伙，他竟然发现了一种新的免疫细胞。

与巨噬细胞不同，该细胞的表面具有树枝状突起的独特形态。1973 年，斯坦曼 30 岁，他在《实验医学杂志》报道了这种新细胞，并将之命名为树突细胞（dendritic cell, DC）。对此，学术界的质疑声不断，他们认为树突细胞不过是巨噬细胞的一种。确实，斯坦曼是在研究巨噬细胞时发现的树突细胞，两者提取方法也一样，外形和功能也相仿。没有人相信他，所以他得找出更多的证据来证明自己。

人生第一次重大发现，有一种初恋的感觉，所以斯坦曼对树突细胞寄以深情。他最初设想是以“克劳迪娅细胞”命名。乍一听像是个人名，没错，此人便是斯坦曼的挚爱——克劳迪娅。斯坦曼看着伪足或触手修长的树突细胞，突然想起了身材苗条、四肢修长的克劳迪娅。在论文发表之前，斯坦曼便与妻子提议："我想将这个新细胞命名为克劳迪娅细胞。"

克劳迪娅看着眼前这个既认真又浪漫的男人，眼里闪着泪花，双手紧紧握住斯坦曼说："亲爱的，我很感动，但我希望你以科学的命名方法来让大家知道你这个伟大发现。"

面对科学，斯坦曼是如此的固执且专一，一个树突细胞就耗费了一生的研究；面对爱妻，他也是如此的深情专注，获得重大新发现后他首先想到的是妻子。在斯坦曼眼里，两者都是值得一生去奉献的。没想到的是，斯坦曼发现树突细胞用了 1 年，但为了让人们接受这种细胞却用了 20 多年。

树突细胞的发现，才是战斗刚刚开始的号角。在斯坦曼的奋战中，还有一个女孩扮演着重要角色。

二、识别敌人的情报员

"咩——"一声声羊叫声从洛克菲勒大学传来。1976 年暑假，高中生莎拉·施莱辛格正在采集新鲜的羊血。在科学界顶级殿堂里，养羊采血可真是少见。但斯坦曼对莎拉说："这是验证树突细胞功能不可或缺的一个步骤。"

两人的相遇起始于一场科学讲座。讲座结束之后，莎拉激动地拽着父母，请求暑假到洛克菲勒大学打工。当莎拉如愿加入斯坦曼实验室时，距离树突细胞的发现已有 4 年之久。莎拉是这么形容自己的导师："为了让人们相信树突细胞是一种独特的存在，斯坦曼一直在战斗——除了战斗，我实在找不出其他词语来形容他的努力。"

当时，即使是同一实验室的人，几乎都不相信树突细胞的存在。一是树突细胞在免疫细胞中的比例极低，极难培养；二是树突细胞分离过程繁琐且昂贵，没有人愿意去重复斯坦曼的工作。只有斯坦曼觉得，显微镜下的世界是如此的美妙。他每天最大的乐趣便是端详这些美妙的细胞，当时也只有他对树突细胞了如指掌。

斯坦曼也不管别人信不信，他一直在琢磨：树突细胞究竟在免疫系统扮演什么角色？

莎拉采集羊血，分离T细胞，就是用来研究树突细胞有什么功能的。历经20年，斯坦曼团队终于揭开了这个秘密。通俗来讲，免疫系统就是“识别敌人”，并且“排斥敌人”；而**树突状细胞所扮演的角色就是：识别敌人的“情报员”，以及排斥敌人的“指挥官”**。

免疫系统识别的“敌人”指的是抗原：所有能激活和诱导免疫应答的物质。树突细胞是一种具有摄取、处理及提呈抗原能力的细胞。打个比方，我们的身体就如一个和平的王国，井然有序地运作。可是，王国里总有一些“敌人”在伺机而动。免疫系统通过“三道防线”抵御敌人：①物理屏障（皮肤和黏膜）可防止病原体入侵机体；②如果病原体突破了物理障碍，先天免疫系统（先天存在的树突细胞、吞噬细胞等）会立即启动非特异性反应；③必要时，适应性免疫系统（经过训练的T细胞和B细胞）会启动特异性反应。

其中，树突细胞充当先天性和适应性免疫系统之间的纽带。树突细胞驻留在组织中，就像雷达一样主动监视，会用细长的触手抓住“敌人”，把它们吞噬和消化掉，并将敌人的抗原呈递给T细胞。T细胞收到“警报”，迅速扩增军团，发动针对抗原的特异性免疫反应。

虽然树突细胞没有直接的杀伤能力，但是在免疫系统中扮演指挥官的角色。从本质上说，是它教会和指挥其他免疫细胞如何对抗敌人。树突细胞对外参与对病毒、细菌的免疫防御，对内参与肿瘤突变的监视。因此，人们开始提出树突细胞治疗的大胆想法，尤其是应用于治疗癌症和传染病。斯坦曼对五花八门的树突细胞治疗方案，并不认同。一是因为树突细胞的作用机制还没有研究清楚，二是还不能大规模培养树突细胞。

知彼知己，才能百战不殆。可是，“知彼”的过程是十分漫长的。斯坦曼用了许多年的基础科学研究，才让其他科学家相信树突细胞。斯坦曼也明白：“只有降低研究门槛，让更多人进入这个领域，才能促进这个领域的快速发展。”

20世纪90年代，斯坦曼建立了一个从血液中分离和扩增树突细胞的方法，这极大地降低了树突细胞的研究门槛。1998年，斯坦曼在《自然》上公布了研究树突细胞的技术细节。在特定细胞因子的饲养下，树突细胞得以扩增，用抗原刺激和“训练”树突细胞，然后把这些细胞回输到体内，就能够让机体获得针对抗原的免疫力。这也成为未来树突细胞治疗产品的技术基础。

斯坦曼在文章中写道："曾经被忽略的树突细胞如今可以大量制造，人们随之认识到，树突细胞是操控免疫系统的强大工具。"一夜之间，树突细胞成为开放领域。自此，树突细胞领域开始快速发展。后来，斯坦曼被尊称为"树突细胞之父"。

斯坦曼毕生的战斗成就了一个新的领域，他本应感到欣慰，但命运总是难以捉摸。

三、树突细胞疫苗

随着人们开始接受树突细胞，五花八门的树突细胞治疗开始吸引热钱。很多树突细胞的临床试验，就像烟火一样，耀眼但短暂。树突细胞就像是斯坦曼的孩子，他看到这种乱象，实在揪心。但他有改变乱局的自信，于是决定开始应用型研究。

如何正确利用树突细胞来治疗人类疾病呢？

既然要做，就一定要做好。斯坦曼扩大了研究范围，开始研制树突细胞的疫苗，对付艾滋病、肺结核以及癌症。莎拉从斯坦曼实验室毕业后，去了华尔特里德陆军研究院研究艾滋病。2002 年，当斯坦曼开始考虑治疗患者时，莎拉又回到了斯坦曼实验室，担任临床主任。随后的 5 年时间，斯坦曼的临床研究像坐上了人生快车一般，进展非常顺利。

胜利的曙光就在眼前，但天有不测风云，人有旦夕祸福。

2007 年 3 月，在一次常规体检后，医生对斯坦曼说："很抱歉，你得了胰腺癌。"天呀，这怎么可能？但事实就是如此残酷，癌细胞已经扩散到淋巴结。这种晚期胰腺癌是癌中之王，斯坦曼可能只剩下 6 ～ 8 个月的时间。

上帝留给斯坦曼的时间不多了，斯坦曼必须在短时间内决定治疗方案。当莎拉听到这个消息的那一刻，她崩溃了，泪水夺眶而出。这样的疾病竟然发生在斯坦曼身上？一想到患有胰腺癌的患者存活率不到 4%，莎拉实在接受不了斯坦曼很快就要离开这一事实。

这一次，斯坦曼做了一个冒险的决定：利用自己的身体来做实验，靠自身树突细胞来产生一个抗击胰腺癌的免疫反应。

斯坦曼富有人格魅力，人缘很好，在这危难之时，世界各地的科学家和医生纷纷伸出援助之手。当务之急，就是把全球最新的资源整合起来，延长斯坦曼的生命。莎拉毫不犹豫地承担起协调角色，组织会议、集思广益、确定治疗方案。但还有一件事需要确定，就是由谁执行治疗方案？

“我希望你来”，斯坦曼坚定地跟莎拉说。一切准备就绪，时不待我，斯坦曼马上接受治疗。

2007 年 4 月初，斯坦曼接受了胰腺切除手术。莎拉按步骤制备树突细胞疫苗：①抽取外周血，分离出单核细胞，体外诱导分化为未成熟树突细胞；②把肿瘤抗原装载在这些未成熟的树突细胞上；③体外诱导成熟的树突细胞，并大量扩增；④将这些树突细胞注射到患者体内，它们会直接向 T 细胞呈递癌细胞的“追捕令”，从而起到抗击肿瘤的作用。

斯坦曼为什么相信树突细胞疗法呢？树突细胞堪称最强的抗原呈递细胞，它的工作原理是：一个树突细胞就能激活上千个 T 细胞，一部分 T 细胞迅速发挥抗癌作用；而另一部分会成为记忆性 T 细胞，在下一次接触到肿瘤抗原就可发生高强度的免疫应答。因此，基于树突细胞的免疫防护系统，可以发挥长效的抗癌作用。

面对自己的病情，斯坦曼积极应对，他必须在有限的时间内证明自己的想法。斯坦曼积极尝试了三种树突细胞的疫苗。2007 年秋天，莎拉每周都陪斯坦曼去一次波士顿的达纳 - 法伯癌症中心。在这里，他接受了伊丽莎白 · 杰菲（Elizabeth Jaffee）研制的新型树突细胞疫苗。该疫苗在肿瘤细胞中表达一种能够刺激树突细胞增殖和成熟的细胞因子（GM-CSF），从而增强抗肿瘤的免疫反应。当他们并肩走在波士顿大街上时，莎拉想到斯坦曼可能不久于世，不禁眼含热泪。

奇迹的是，秋天来了又去，去了又来，斯坦曼依然活着。但并非每个人都这么幸运。

四、知彼知己

2003 年秋天，和斯坦曼一样，苹果公司创始人史蒂夫 · 乔布斯也在体检中查出了胰腺癌。和大众想象的有所不同，乔布斯患的是可根治的“胰腺神经内分泌肿瘤”，并非斯坦曼所患的经典“胰腺癌”。前者的生存通常用年来衡量，而后者往往只能用月来衡量。乔布斯的这种“良性肿瘤”生长速度较慢，而且更容易治疗，患者存活多年甚至数十年并不少见。

可是，从确诊开始，乔布斯就做出了异乎寻常的选择。

乔布斯自年轻时就迷上东方神秘主义，曾长期在印度和中国西藏修行。在患病后，他自然而然地选择了替代疗法。乔布斯采用纯素饮食、针灸、草药，甚至服用牛粪，以及寻找灵媒来治疗癌症。我们无法想象乔布斯这样的发明家和企业家，在自己患上癌症那一刻开始做的选择竟是这样。但谁又能指责他所做的决定呢？毕竟，他所做的选择，也是基于自己的认知。

可是，乔布斯对癌症的认知太少了。不知彼，何谈战胜？

2004 年 7 月，距离确诊患癌已经过去 9 个月，癌细胞一直在吞噬着乔布斯的身体。他终于请了病假，接受了胰十二指肠切除术。手术后，乔布斯拒绝了化疗，每天只吃单一的果汁或者水果。2008 年 4 月，苹果全球开发者大会上，乔布斯骨瘦如柴——他已经较术前瘦了 36 斤。此时，乔布斯的肿瘤已经进一步扩散。他的生活质量很差，常需要麻醉剂镇痛。

乔布斯是古典音乐的发烧友，认为音乐有着治疗作用。当华裔音乐家马友友在乔布斯家中演奏巴赫的曲目时，乔布斯泪流满面，并称赞道：“你的演奏是我听过最棒的，有如上帝驾临，因为我不相信一个凡人能做到这样。”因此，乔布斯还请求马友友在他的葬礼上演奏。

2009 年 3 月，乔布斯做了肝移植手术。尽管移植手术很成功，但乔布斯长期服用免疫抑制剂，导致免疫力低下。免疫力低下，导致其肿瘤进展速度超乎寻常的快（见第六节）。2011 年 10 月 5 日，乔布斯在家中逝世。在乔布斯的秘密葬礼上，马友友演奏了乔布斯最爱的巴赫大提琴组曲。期望马友友有如上帝降临般的演奏，能将乔布斯带去无病痛的天堂。

乔布斯这个拥有顶尖医疗资源的超级富人，为什么会死于一种虽然罕见但却可以根治的癌症呢?

《孙子兵法》曰:“知彼知己，百战不殆”，但很多人都误以为是“知己知彼”。对比斯坦曼与乔布斯的抗癌经历，我们对这句话或许能有更深入的理解。就像树突细胞如哨兵一样对癌细胞保持警戒，要消除肿瘤，必须先知道敌人在哪里，敌人是怎样的。

治疗癌症，需要先知彼，后知己。

知彼即是深入了解敌方力量，分析敌人的优势和劣势，获得准确的信息，以做到因敌谋略，采取正确的应战方案。斯坦曼发现患有胰腺癌后，面对临床治疗手段匮乏的窘境，他对敌人做了充分的研究。他利用其发现的树突细胞，激发自身的免疫系统去对抗癌症。在治疗过程中，认真收集数据，严格分析，并不断调整治疗策略。相反的是，乔布斯对癌症与自身免疫系统没有清晰的了解。他选择了与自身免疫需求相违背的“自我治疗”，没有及时做手术和化疗，也没有为免疫系统提供充足的营养和保护。这个过程十分痛苦，尽管拥有最顶尖的医疗团队，有无尽的财富与资源，他依旧没能摆脱癌症的魔掌。

既然要“知彼”，那么癌症有哪些特征呢?

癌细胞不受控制，不听指挥，到处乱跑，就像“疯狂的跑车”。2000 年，麻省理工学院的罗伯特·温伯格（Robert Weinberg）阐述了癌症的六大特征：基因组不稳定和突变（癌变驱动器）、无限复制（批量生产）、增殖信号持续活化（失控的“油门”）、生长抑制失效（失灵的“刹车”）、诱导血管生成（移动“加油站”）、抗细胞凋亡（自检失灵）。随着科学突飞猛进，癌症认知不断升级。2011 年，温伯格对癌症特征做了更新，新增了四个特征：细胞内能量异常（异常能量供给）、侵袭迁移（错乱“导航”）、促进肿瘤炎症（加速肿瘤发展）、逃避免疫摧残（逃避“监管”）。一直以来，认识癌症和治疗癌症一直是相互交织的两条脉络。这些癌症的特征，给治疗癌症提供了很多着力点。

值得一提的是，避免免疫摧残是所有癌症的共同特征。接下来的目标就是以此为切入点，开发出针对性的癌症疗法。

五、英雄落幕

在人体免疫系统中，树突细胞是免疫情报员兼指挥官，侦察到癌细胞后，就指挥免疫系统发起攻击。基于这个原理，斯坦曼不懈钻研，开发了基于树突细胞的疫苗。科学家们重新训练树突细胞，让免疫细胞“擦亮眼睛”，获得了识别癌细胞的能力。这正好诠释了“知彼知己，百战不殆”的战略思想。得到准确的信息才能做出正确及时的决策。

斯坦曼坚信：“一定是树突细胞疫苗将自己原本只剩数月的生命，延长到了4年多。”

在癌症面前，谁都有可能成为病急乱投医的那一个。很少有人能够像斯坦曼这样的科学家一样可以保持理性。不理性会让人过度关注疾病最坏的结局，变得激进和冒险，而忽视了疾病的发展规律。尽管斯坦曼的试验只有他自己一个受试者，在科学上不具统计学意义。但是，这种先驱性的工作至少表明，树突细胞疫苗在治疗癌症上的潜力。

如今，基于树突细胞的免疫疗法，正在密集地开展研究。2010年，第一个以树突细胞为基础的癌症疫苗普列威（Provenge）获得美国药监局的批准，用于治疗晚期前列腺癌。这是首个人类癌症治疗性疫苗，能够延长患者的生存期。此后，以树突细胞为基础的免疫治疗，成为国内外的研究热点。在肾癌、脑癌、肺癌、卵巢癌、乳腺癌等癌症的临床试验中，已经展现出良好的数据，未来有望造福更多患者。

当第一款树突细胞肿瘤疫苗上市时，斯坦曼感到十分开心。毕竟，自己就是树突细胞疫苗的受益者。活着就是万幸。斯坦曼越发珍惜生活，并花时间陪伴家人。2011年4月，他和妻子克劳迪娅一起度过了癌症治疗四周年纪念日，这早已超过了同类患者的平均生存时间。2011年6月，斯坦曼和克劳迪娅前往意大利旅行，庆祝结婚40周年。对患者来说，家人的关爱不光是一种陪伴，更是一种心灵慰藉。

但幸福的时光总是短暂的。2011年9月下旬，斯坦曼不幸得了肺炎。当他入院治疗时，他有预感地说：“我可能再也出不来了。”过去4年半的时间里，斯坦曼一直活得好好的。一想到以后再也见不到斯坦曼了，克劳迪娅流下了眼泪。斯坦曼开玩笑道:“为了获得诺贝尔奖我会坚持挺下来，因为他们从不把奖授予逝世者，我会为此挺住。”

2011 年 9 月 30 日，星期五，斯坦曼虚弱不堪，死于肺炎引起的呼吸衰竭。这一年，斯坦曼 68 岁。

斯坦曼突然离世，留下了克劳迪娅和女儿亚历克西斯。这一次斯坦曼真的离开了，她们一时也不知道如何向世界宣布这件事。周末两天，她们想先处理斯坦曼去世事宜，然后周一再前往洛克菲勒大学，向所有人宣布斯坦曼离世的噩耗。

周一凌晨，克劳迪娅她们还没醒来。“铃铃铃……”，一阵急促的铃声响了起来。诺贝尔奖颁奖委员会来电:“恭喜斯坦曼获得 2011 年诺贝尔生理学或医学奖。”然而，斯坦曼没办法听到这个消息了。命运，总是在捉弄人。

此时，诺贝尔奖委员会也遇到了一个难题，因为诺贝尔基金会早在 1974 年就规定，不颁奖给已故人士。在经过紧急咨询和讨论以后，诺贝尔奖委员会决定破例，并发表了声明:“将诺贝尔奖授予拉尔夫 · 斯坦曼的决定，是基于候选人在世的情况做出的，并非故意违规。”

2011 年 12 月 10 日，在瑞典首都斯德哥尔摩，诺贝尔奖颁奖仪式隆重举行。斯坦曼挚爱的夫人克劳迪娅站在领奖台上，笑中带泪。此时，她代斯坦曼领取科学最高荣誉——诺贝尔奖。

斯坦曼总是很爱讲自己最初构想以夫人名字命名树突细胞的故事，而这一次妻子也替他站在诺贝尔奖颁奖台。虽然斯坦曼永远地离开了，但他的身后，还有许多人追随他的脚步，攀登科学的高峰。2012 年 1 月，贝勒大学建立了斯坦曼癌症疫苗研究中心，相关研究者正在积极推动肿瘤疫苗的研发。癌症疫苗能“教会”免疫系统识别肿瘤抗原，但肿瘤抗原真的存在吗？这个问题留给了另一位年轻人。

在抗击癌症的道路上，斯坦曼的故事结束了，但科学的探索永远不会结束。**生命的消亡是离去的一种方式，若你记得他，那他就以另一种方式活着。**

第十节　灵活机变

人类能否开发疫苗去治疗癌症？

故兵无常势，水无常形，能因敌变化而取胜者，谓之神。

——孙武《孙子兵法·虚实篇》

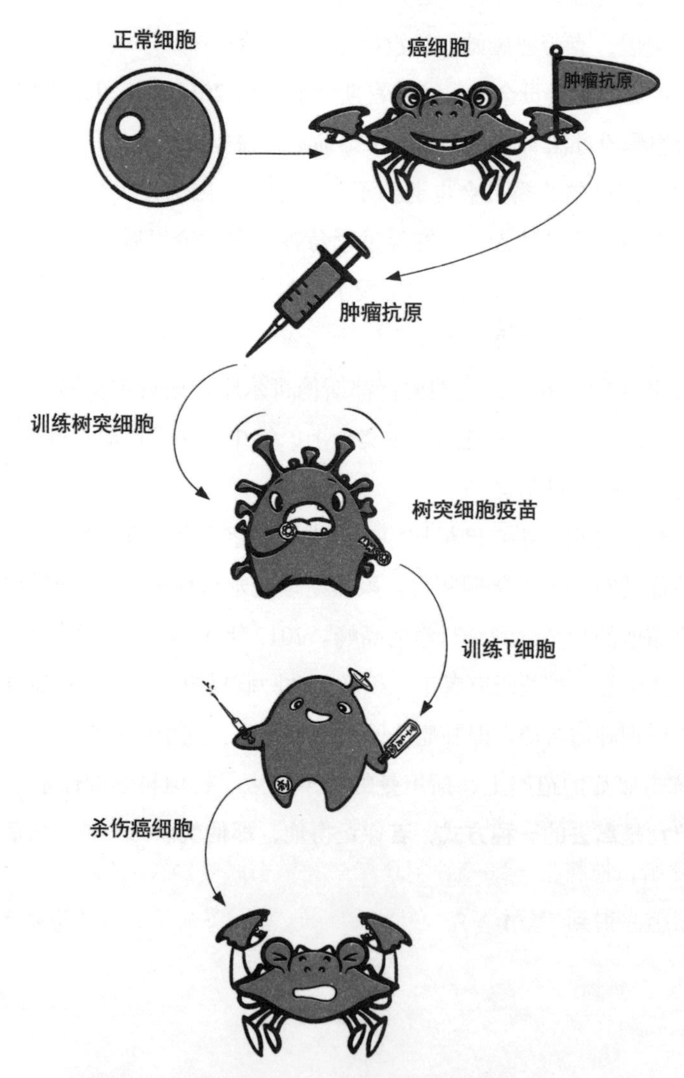

那些杀不死你的，让你的免疫系统更强大

一、叛逆之心

1982 年 12 月的一个下午，在比利时布鲁塞尔的一间实验室里，一个叫蒂埃里·布恩（Thierry Boon）的年轻人，正在等待一位从法兰克福火速赶来的年轻医生。

布恩长得又高又瘦，灰褐色的短胡须、黑眉毛、鼻子略长且呈钩状，让人隐约感到一种自信又傲慢的气质。布恩曾说："我是分子生物学家，这个群体很聪明。我不熟悉肿瘤免疫学的文献，只是偶然卷入了这个领域。"

1944 年，布恩出生于布鲁塞尔东边的鲁汶。鲁汶是比利时的啤酒之城，父亲经营一家啤酒厂。父亲很强势，希望布恩从商，可以挣钱，但布恩不想走父亲的路。叛逆之心，隐隐埋下，在此后的重要选择中都发挥了重要作用。在天主教鲁汶大学，布恩选择了生物学专业。但父亲要求他学医，因为父亲从朋友那里得到一个精明的建议——学医待遇会更高。布恩学了 3 年医学，对漫长的临床实践感到厌烦。

做自己不喜欢的事情，内心备受煎熬，他想要改变。

1965 年，20 岁的布恩从医学院退学，到纽约洛克菲勒大学攻读研究生。他加入了诺顿·津德实验室，从事分子生物学研究，并掌握了基因转导技术。据津德回忆："布恩加入实验室之前，他去看了我所有的文章，告诉我哪些是错的。"津德喜欢这位聪明又傲慢的学生。布恩也坦承："我不是一位很好的同事，不是很友好，也不爱乐于助人，因为我想专注于自己的工作。"

博士毕业后，布恩加入法国巴斯德研究所的弗朗索瓦·雅各布实验室。雅各布发现一个控制细胞基因表达的模型并称为"操纵子"，因此获得诺贝尔生理学或医学奖。雅各布希望布恩研究受精卵发育的基因调控机制，但布恩却对生殖细胞肿瘤更有兴趣。

布恩将生殖细胞肿瘤移植到老鼠体内，作为研究胚胎发育的一种模型。从 1972 年开始，他将生殖细胞肿瘤暴露在一种引起基因突变的化学物质中，将突变的肿瘤细胞注射到老鼠体内。布恩很好奇：基因突变后，肿瘤的形成会受到哪些影响呢？

第一次实验就产生了惊人的结果。正常癌细胞总是导致癌症，但突变的癌细胞在30%的小鼠中没有形成癌症。这个现象引起了布恩的好奇心："基因突变可能改变了癌细胞的特性，使其不再是癌细胞。"布恩的下一个目标就是研究为什么突变的癌细胞不再形成癌症。

布恩通过研究发现，基因突变并没有改变肿瘤的恶性特征，也就是说癌细胞还是癌细胞。但是，**突变后的癌细胞具有了免疫原性，所以能被小鼠免疫系统识别和清除。**

这有点像异体或异种器官移植，T细胞能够以惊人的力量破坏几千克重的移植器官——肾脏、肝脏、心脏或皮肤（第七节）。这种现象一直激励免疫学家研究：免疫系统能否对肿瘤释放出同样的神奇力量。

二、不知者不畏

20世纪70年代，肿瘤免疫学的根基还没有建立，内忧外患，质疑之声绵绵不绝。最沉重的打击，来自英国伦敦的哈罗德·休伊特（Harold Hewitt）。他于1976年发表了一篇论文，总结了近20年来的系列实验。2万多只小鼠的移植以及27种自发肿瘤的研究显示：由化学致癌物或病毒诱发的癌症可以诱发免疫系统的反应，但这是"人工制品"，真正自发的肿瘤没有一种会因为免疫系统的攻击而变小。这仿佛是一锤定音的判决：免疫系统不会识别和消灭癌症。

就在休伊特的研究沉重打击了肿瘤免疫学时，布恩进行着他职业生涯的关键实验。不知者不畏，布恩不熟悉肿瘤免疫学，不知道争议有多大，他只是在探索好奇心。他给老鼠注射了突变的癌细胞，和以前一样，许多老鼠没有患上癌症；接着，他给这些没有得癌症的小鼠注射未突变的癌细胞（这些细胞在正常小鼠体内总是会产生肿瘤）。它还会形成肿瘤吗？

在一个星期六的下午，午后的时光孕育着无限的思绪，布恩迫不及待地跑到了巴斯德研究所的动物房。布恩回忆道："当时，我差点惊呆了。竟然超过3/4的实验动物对肿瘤有排斥反应，根本就没有肿瘤！"这个实验说明，**一旦小鼠免疫系统识别并排斥了突变的癌细胞，它就获得了对抗癌症的能力。**

作为分子生物学家，他试图用分子生物学来解释这一令人费解的结果。布恩猜测，癌细胞的突变会产生异己信号——抗原。癌细胞就像黑社会分子，在它们不断变异和壮大过程中，产生了一些黑社会的特征（抗原），便引起了免疫警察的注意和监管。

那么问题来了，癌细胞上的什么抗原，引起了免疫系统的识别呢？

此时，布恩也到了独立门户的时候，他回到了家乡布鲁塞尔建立实验室。他走上了一条艰难之路，却不自知。10 年过去了，他的研究依然没有突破。多年后，回想从前，布恩也有些后怕：“如果在当今急功近利的科学环境之下，必须每 3 年展示研究成果才能获得资金支持后续研究，自己还会获得成功吗？”寻找肿瘤抗原，就像大海捞针，太难了。幸好，布恩在其他方面有进展。

1983 年，布恩在自发性肿瘤模型中，反驳了休伊特的结论。老鼠在接种突变的癌细胞后，也获得了对抗“自发性癌症”的能力。自此，布恩意识到，**突变的癌细胞有可能成为一种治疗性的肿瘤疫苗，激活免疫系统去对抗癌症。**

于是，布恩开始好奇：在人体中注射这种肿瘤疫苗（突变的癌细胞），能治疗癌症吗？从这时起，这位分子生物学家与免疫学家开始交汇。

三、合作创造奇迹

1982 年 12 月，一位名叫亚历山大·高德纳（Alexander Knuth）的德国医生开着车，从法兰克福奔向布鲁塞尔。高德纳小心翼翼地把一个扁平塑料瓶塞进衬衫口袋里，他要用体温来保持培养瓶的温度。这个细胞培养瓶里面，装着一位患者身上分离出来的癌细胞。这位患者叫作 H 夫人，正遭受着恶性皮肤癌的折磨，预计活不了多久。因此，高德纳希望尽快见到布恩。

1981 年，高德纳在 MSK 癌症中心完成博士后训练，回到了德国美因茨大学。在显微镜下，高德纳凝视着实验器皿，发现 H 夫人的 T 细胞非常活跃，能够高效识别癌细胞。

高德纳请教导师欧德（见第五节），在电话中兴奋地说道：“我在欧洲找到了一位患者，她的 T 细胞似乎能特异性识别癌细胞。但我还不清楚 T 细胞识别的是什么？”

欧德想了一下，告诉高德纳："虽然我也不知道免疫细胞能识别什么，但我知道欧洲有一位研究员一直努力开发新技术来寻找这一点。"在欧德的建议下，高德纳和布恩建立了联系。

两位欧洲人都在纽约深造过，一见如故，很快就展开了合作。布恩收到H夫人的癌细胞后，将它们暴露于化学诱变剂中以产生基因突变。他们的预期是，突变的癌细胞注射入机体后起到疫苗的作用，激活免疫系统，进而能识别和攻击体内的癌细胞。布恩之前曾证明过这一点，但仅在小鼠中证明过，而在人类中却是未知数。

37岁的H夫人是一位黑发丰满的女人，还是两个孩子的母亲。她经过多次手术干预后再做化疗，最终仍然复发。此时,H夫人的癌细胞已经扩散到肾、卵巢、淋巴结和脾脏。她脸色苍白，眉毛紧凑，神情痛苦。病情已到危急关头，高德纳选择这么危险的患者，失败风险岂不是很大?

1983年7月，外科医生切除了H夫人肾脏和脾脏的肿瘤，但对其他残留的转移性癌细胞无能为力。高德纳和布恩都以为，遭受如此广泛的转移性肿瘤，想要救治H夫人，除非奇迹发生了。但人生就是一场冒险，总需要拿出点冒险的勇气。

1984年2月，高德纳开始把突变的癌细胞注射入H夫人体内。大概1亿个源自H夫人的癌细胞，按照布恩的方法进行化学诱变，经过辐射致死后，每隔4~6周注射一次。这种"肿瘤疫苗"能够治好H夫人吗?

不久后，一个意外发生了。外科医生通过超声和CT扫描，发现H夫人的肾脏和脾脏区域产生了新肿瘤块。这个像李子那么大的肿瘤，让高德纳十分担忧。外科医生按计划休假了，H夫人未能在其休假前做手术。高德纳有些忐忑，但神奇的是，当外科医生休假回来发现，那个像李子般的肿瘤竟然缩小了。到1984年9月,那个肿瘤是H夫人身上看到的最后一个肿瘤。此后几十年的漫长岁月里，肿瘤再也没有复发。

H夫人仿佛穿过一扇命运之门，从医学奇迹回到正常生活，走出医院，又回到邮局分拣邮件。知命者不怨天，她不再抱怨上天不公与工作枯燥了。**她感恩无病无痛活着的每一分、每一秒。**

布恩和高德纳都相信，一定是“肿瘤疫苗”治好了H夫人。出于人道主义考虑，他们未能收集到关键证据。1984年秋天，当最后一个肿瘤开始缩小时，高德纳陷入两难境地。如果他们对缩小的肿瘤进行活组织检查，那么他们就可以令人信服地证明疫苗有效。但他也知道手术存在风险：切掉哪怕是一小块恶性组织，都可能会意外地传播癌细胞，促进癌症扩散，从而危及H夫人的生命。最终，布恩和高德选择不做手术取样。

因此，这个医学奇迹变成了一件令人愉快的轶事，没有直接的证据证明他们的“肿瘤疫苗”起到了作用。虽然奇迹总是很少，但我们总在期待着奇迹。

四、人类第一个肿瘤抗原

布恩目睹了H夫人死里逃生，开始对免疫系统的魔力感到震撼。一直以来，布恩以分子生物学家为傲，这次偶然的经历改变了他的研究走向，也让他对生命抱有敬畏和谦卑。布恩开始变得乐于跨界合作，而他心里的疑问也越来越大：**免疫系统是如何识别癌细胞的，T细胞识别了什么？**

这是肿瘤免疫学中争论时间最长的谜团之一，像休伊特那样认为癌细胞无法激活免疫反应的人特别多。布恩相信，如果这个问题能够解决，他们就可以闭嘴了。

自1953年沃森和克里克发现了DNA双螺旋结构以来，生命科学研究进入分子生物学时代。但30多年过去了，肿瘤免疫学还没有进入分子生物学时代，更未能得到认可。布恩勇敢地担当起了这个历史重任。

H夫人的T细胞异常活跃，它识别的是什么呢？布恩将H夫人癌细胞的遗传物质切成数百万个片段，将它们插入细菌的“克隆载体”中，以产生蛋白质。布恩接着系统地筛选这些蛋白质，如果哪个蛋白能激活H夫人的T细胞，那么它就是一个候选的肿瘤抗原。这项工作的规模是十分庞大的，犹如大海捞针。直到1991年年初，在高德纳和布恩碰面的8年后，他们才在大海里捞到了“一根针”。他们终于鉴定了第一个人类T细胞识别的肿瘤抗原——黑色素瘤抗原（melanoma-associated antigens，MAGE）。1991年年底，《科学》杂志发表了这一研究成果。可谓是，十年寒窗无人问，一举成名天下知。

这 8 年来的大规模工作，需要大量的人力物力。幸运的是，欧德所领导的癌症研究所知人善任，持续地支持布恩和高德纳的研究。对这个研究，欧德大为赞赏：**“人类 T 细胞特异性肿瘤抗原的发现，开启了癌症免疫学的新纪元。肿瘤抗原发出异己的信号，而且信号之大足以引起免疫反应。”**

随后，布恩利用 H 夫人的细胞又发现了两种肿瘤抗原（BAGE、GAGE）。布恩就像一个弄潮儿，激起了一波鉴定肿瘤抗原的热潮。不久后，史蒂夫·罗森博格（Steven Rosenberg）也发现了两种肿瘤抗原（MART-1，GP100）。1997 年，欧德的学生陈晓桢发现了一个最具有免疫原性的人类肿瘤抗原（NY-ESO-1）。随着一系列的肿瘤抗原被鉴定，曾经那些不相信肿瘤免疫学的人们也开始达成共识：癌细胞发生基因突变，在细胞表面产生的异常蛋白肿瘤抗原（危险的异己信号），能够被 T 细胞所识别，从而激起抗肿瘤的免疫反应。

过去几十年，癌症免疫学代表着一种经验性的、观察性的、非分子生物学的学科，长期没有得到认可。布恩把分子生物学引入了癌症免疫学，使得这个学科终于有理论依据，得到尊重。

肿瘤特异性抗原，顾名思义，只在肿瘤细胞表达，在正常细胞不表达。这意味着布恩发现了一种“可利用的差异”，可以借此来杀死癌细胞而不损害正常细胞。第一个人类肿瘤抗原如星星之火，点燃了免疫学最古老的梦想——癌症疫苗。

五、癌症疫苗的困境

100 多年前，科利开发了细菌毒素作为治疗性疫苗，但存在疗效不稳定和毒性问题，主要原因就是缺乏科学性和精准性（见第三节）。如今，布恩找到了肿瘤上的特定分子可以成为免疫系统细胞攻击的目标，这为癌症疫苗提供了理论基础。

癌症疫苗背后的原理很简单：**将肿瘤抗原制备成特异性疫苗，向患者接种疫苗，刺激免疫系统对表达该抗原的细胞产生免疫反应。**这种方法将利用免疫系统最擅长的东西：瞄准特定的敌人，并保留攻击者的记忆力，长时间为接种者提供保护。当接种者再次遇到相同的抗原时，免疫系统可以很快做出针对性的反应。从这个角度来看，免疫系统也是有智慧的。

那些杀不死你的，会让你的免疫系统更强大。

1995 年 12 月，布恩和高德纳发表了 MAGE 疫苗的报告。由于患者的癌症发展迅速，16 例患者中只有 6 例接受了完整的疫苗治疗。尽管如此，6 例晚期患者中有 3 例经历了“非常显著”的肿瘤消退。一名比利时妇女的左腿上有大约 100 个黑色素瘤小结节，在 3 次注射后，她的病情开始缓解，4 个月后，所有的肿瘤都消失了。一名荷兰妇女的黑素瘤已经扩散到她的肺部，经疫苗治疗后，她的肺部肿瘤也得到了完全缓解。

这些初步的临床试验结果，让布恩对癌症疫苗寄予了极大的希望。然而，随着接种人群的扩大，布恩发现希望越大，失望越大。虽然疫苗能够诱导抗肿瘤免疫反应，但是这种程度还是太微弱、太短暂，以至于大多数患者都出现了肿瘤复发。2016 年，MAGE 疫苗研发在大规模的临床三期试验中宣布失败，让肿瘤疫苗沉入了低谷。

布恩没有放弃，一直在思考：“既然肿瘤抗原或肿瘤疫苗能够激发免疫反应，那肿瘤是怎么逃脱 T 细胞的追杀呢？”

布恩想了很多种可能，甚至想到了达尔文的进化论。生物都有繁殖过盛的倾向，而生存空间和食物是有限的，生物必须“为生存而斗争”。在同一种群中的个体存在着变异，那些能适应环境的有利变异的个体将存活下来，并繁殖后代。癌细胞的两个显著特征是无限增殖和基因变异，这就造就了癌细胞具有超强的进化能力。

布恩认为，在肿瘤疫苗接种后，免疫细胞能识别出肿瘤抗原并对其做出反应。可是，为了生存，肿瘤细胞会发生突变，并发展出“肿瘤免疫逃避机制”。其主要策略包括：①癌细胞想方设法“隐身”，使得免疫系统“认不出”；②癌细胞能先发制人，对免疫细胞发动攻击（如分泌免疫抑制分子 TGF-β 和 IL-10 等），使得免疫系统“打不过”；③癌症能“策反”免疫细胞（如调节性 T 细胞和骨髓来源的抑制性细胞等），“叛徒”错把坏人当好人，竟然帮助癌症发展壮大。

人为什么会得癌症？一直以来，人们认为根本的原因是基因突变。实际上这个问题还有另一个答案——免疫逃逸。

于是，面对如此复杂多变的敌人，即使免疫系统动用各种手段，也常常无力阻止肿瘤进展。虽然医疗技术不断进步，但是癌症也在不断进化，怎么办才好？

六、灵活机变

兵无常势，水无常形，我们要因敌变化而取胜。如果把抗癌之路当作生命里的长征，那么我们也要意识到长征的路线不是计划出来的，而是根据形势的变化调整出来的，这叫机变。就像人体免疫系统一样，能根据遇到的不同情况或病原体，使用不同的防御策略。免疫的智慧给我们启示：**既然癌细胞复杂多变，我们也要灵活机变。**

好消息是，癌细胞不断在突变，容易产生很多种类型的肿瘤抗原，更加容易被免疫系统所“看见”。虽然癌症很狡猾，但是我们有办法科学应变，准确识变。布恩相信：“如果我们能够通过两种、三种甚至多种抗原，而不是用一种抗原来攻击肿瘤，免疫系统识别和攻击肿瘤的概率将大为增加。”

正如布恩所相信的，抗原组合的肿瘤疫苗确实在临床上取得可喜的进展，为患者带来了希望。2020 年 4 月，新型抗癌疫苗 Tedopi（CEA、p53、HER-2、MAGE-A2 和 MAGE-A3 抗原组合）在非小细胞肺癌的三期临床试验中，取得了积极的阳性结果；晚期肺癌患者的中位总生存期达到 17.3 个月，一年生存率提高了 10%。除了抗原组合，灵活使用合适的免疫增强剂（佐剂），也能帮助疫苗产生足够强的免疫反应。2020 年 11 月，新型 GP2 的肿瘤疫苗（GP2+GM-CSF）在 IIb 期临床试验中，46 例接受疫苗治疗的乳腺癌患者，其 5 年无病生存率为 100%。该疫苗让乳腺癌患者 5 年复发率为零，堪称“临床治愈”。随着核酸药物（如 mRNA 疫苗）和基因编辑等黑科技的灵活应用，肿瘤疫苗将有机会造福更多患者。

在肿瘤疫苗领域，布恩目睹了太多的失败。如今，他对于“治愈”一词非常谨慎，他用“完全持久缓解”一词来指代那些超过 5 年无癌状态的患者。H 夫人在 1984 年得到布恩和高德纳的治疗后，一直保持无癌状态，他称之为“完全持久缓解”。

在一次采访中，布恩说道：“为什么我能成功？实际上有两点——首先，我对肿瘤免疫学不大了解，不知者不畏；其次，我把分子生物学引入了肿瘤免疫学。”确实，布恩发现癌细胞表面有能被免疫系统识别的肿瘤抗原，成为了癌症免疫学的基础。从此，肿瘤抗原不再只是抽象的假设，而是人类可以掌握、生产、研究和操作的实物，它甚至还能作为疫苗去激发免疫系统对抗癌症。

在采访中，记者问布恩："是否打算整理H夫人的案例，发表论文，以激励更多的人？"

"不，"布恩谦虚地说，"我们还不能复制H夫人的成功案例，肿瘤免疫领域还有很多问题有待发现和解决。"真正的发现之旅，不是发表新论文，而是发现新思想。

不久后，癌症免疫学就迎来了思想上的巨变。

第十一节　上兵伐谋

癌症是怎么形成的？

上兵伐谋，其次伐交，其次伐兵，其下攻城；攻城之法，为不得已。

——孙武《孙子兵法·谋攻篇》

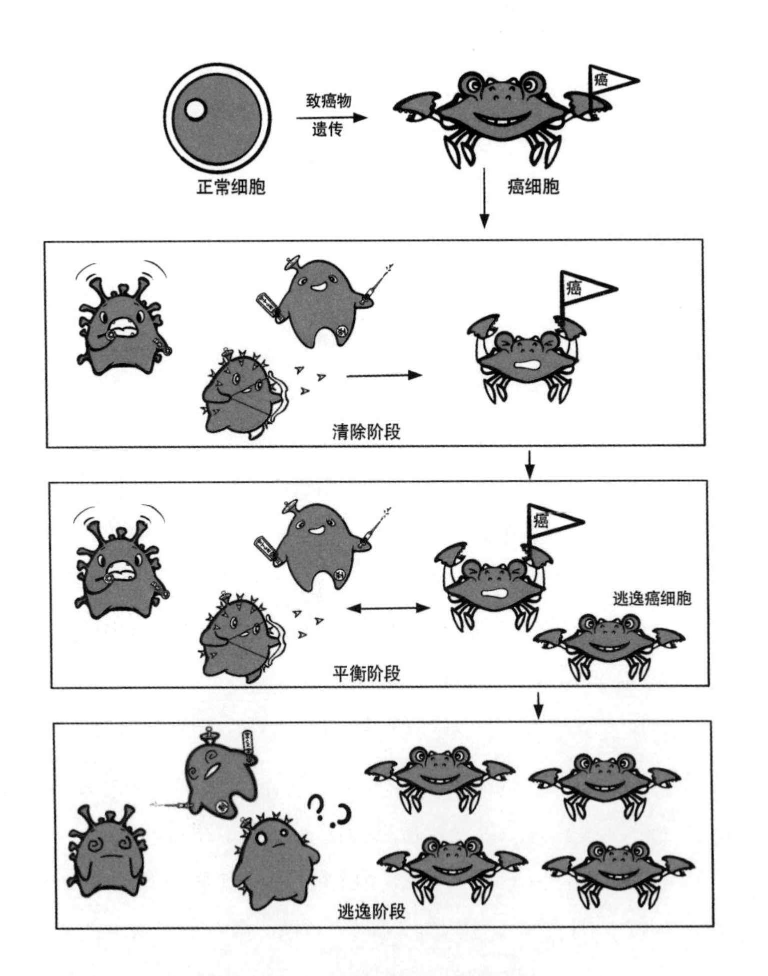

癌细胞的一生，是和免疫系统博弈的一生

一、伯乐与千里马

在肿瘤免疫学的黑暗 20 年，罗伯特·施雷伯（Robert Schreiber）建立了全新思想框架，在黑暗中点燃了希望之光。

1974 年夏，加州拉荷亚海湾的太阳已经爬上了高空，空气弥漫着海风微腥的味道。施雷伯迎着海风，开着轿车，寻找停车位。这一天，他来晚了，他不得不将车停在斯克利普斯研究所北边很远的地方，然后沿着海岸走回实验室。

施雷伯一边走着，一边望向远方，天和海连在了一起。施雷伯目光如炬，远处沙滩上似乎有一只海豚搁浅了。他跑步过去，仔细观察，幸好，这只海豚还活着。最后，他拯救了这只海豚。施雷伯有着敏锐的观察力和拯救生命的热情，这激励他在攀登科学高峰的道路上坚定前行。

施雷伯对科学的兴趣来源于他的父亲，一名柯达胶卷工程师。由于父亲是从事化学专业的，施雷伯对化学一直感兴趣。研究生期间，他师从生物化学家吉姆·沃森教授。天有不测之风云，沃森教授在一场摩托车事故中丧生。顿时，施雷伯觉得天都要崩塌了，未来何去何从呢?

此时，沃森教授的挚友雷西林博士刚刚组建实验室，他对施雷伯说:“如果你对免疫学感兴趣，我很欢迎你来我的实验室，完成博士毕业论文。”施雷伯心想:免疫学既包含医学又包含化学，是一个不错的选择。就这样，施雷伯意外地走上了免疫学之路。

在博士生涯，施雷伯分离出一种新的补体蛋白。补体仿佛一个补丁，附着入侵体内的微生物和细胞碎片，然后向免疫系统发出信号——快来清除入侵者。以补体蛋白为基础，施雷伯逐渐在免疫学领域初露锋芒。在华盛顿大学（圣路易斯），施雷伯研究免疫系统中具有广泛生物学活性的小分子蛋白质——细胞因子。他的实验室从仓鼠中培育出多种细胞因子的抗体，每种抗体能够特异性地阻断一种细胞因子的信号通路。这些关闭免疫反应的方法，吸引了欧德的注意。

1975 年，就在施雷伯研究补体时，欧德发现了肿瘤坏死因子（见第五节）。20 世纪七八十年代，细胞因子被当成人类与疾病战争中富有潜力的神奇弹药。最典型的例子便是干扰素。正如其名，干扰素能干扰疾病进程，具有抗病毒、调节免疫和抗肿瘤作用。1986 年，美国药监局批准首个肿瘤免疫药物——干扰素 α 用于治疗毛细胞白血病，随后被多国批准用于多种恶性肿瘤的治疗。可是，干扰素治疗癌症的效果，远没有达到预期。希望越大，失望越大，人们再一次对免疫疗法丧失了信心。

在这样的时代背景下，欧德默默研究肿瘤坏死因子，举步维艰。究竟肿瘤坏死因子在抗肿瘤的免疫反应中扮演什么角色呢？要回答这个问题，需要阻断这个细胞因子通路，然后观察免疫反应有哪些改变。世界上最擅长这项工作的人，正是施雷伯。

“铃铃铃——”1988 年春天的一个周二，施雷伯的电话响起了。一阵寒暄后，欧德向施雷伯说：“我需要一些肿瘤坏死因子的抗体，你能分享吗？”科学是一种开放共享、合作创新的社会性活动。施雷伯当然没有问题：“如果你感兴趣，我可以把所有细胞因子抗体都分享给你们测试。”

当天，施雷伯就把抗体装进管子里，放在液氮中，低温运输至欧德实验室。之后，施雷伯就忙自己的基础科学研究，没想过应用免疫系统去对抗癌症的事情。不久后，一个电话改变了他的人生方向。

欧德兴奋地说：“你们送来的抗体，效果特别好。”在小鼠模型中，肿瘤坏死因子抗体能够减弱抗肿瘤的免疫反应。有意思的是，阻断干扰素 γ 的抗体效果最好，它几乎完全关闭了抗肿瘤的免疫反应。对此，欧德问施雷伯：“你认为这背后的机制是什么？”

施雷伯觉得这也太神奇了，便设计了很多实验来探索这个“谜题”。在伯乐欧德的循循善诱之下，这位聪明的年轻科学家踏入了肿瘤免疫的领域。

施雷伯向欧德要来了肿瘤细胞，然后接种到干扰素 γ 受体突变的小鼠体内。由于突变小鼠的免疫系统有缺陷，很快都得了肿瘤。施雷伯很好奇，这意味着什么呢。在电话中，欧德循循善诱：“这些免疫缺陷小鼠会更容易发生真正的癌症——自发的肿瘤，而非移植的肿瘤吗？”

施雷伯继续设计实验回答这个问题，却不知道自己踏入了一场科学争论——癌症免疫监视是否存在？

二、至暗时刻

1959 年，伯内特和刘易斯提出了免疫监视理论（见第六节）。30 多年后，直到施雷伯踏入肿瘤免疫的江湖时，科学界依然不相信免疫监视理论。科学理论具有可验证性，并能解释自然现象。**如果免疫系统能识别和清除癌细胞，那癌症是怎么产生的呢？**

这真是一个充满挑战的问题，欧德为此奋战了 30 多年，依然无法让人信服。就连同在 MSK 癌症中心的同事奥夏斯·司徒曼（Osias Stutman）也对欧德发起了猛烈的攻击。谁能想到，MSK 癌症中心是免疫疗法的起源地，但也是这里的研究成果阻碍了免疫疗法的发展。

司徒曼做了一个大规模的裸鼠实验。这是一种先天性免疫缺陷的突变小鼠，粉红色的皮肤上没有毛发，所以人们称之为裸鼠。司徒曼给免疫缺陷的裸鼠和免疫健全的小鼠注射了致癌物质。结果发现，两组小鼠都能发生肿瘤，速度和数量相当。这个实验说明，免疫系统是否存在对患癌并无影响，即癌症免疫监视并不存在。

1974 年，司徒曼在顶级期刊《科学》发表了研究成果。这就像一个炸弹，把肿瘤免疫的根基炸得摇摇欲坠。《英国癌症期刊》写到，这个研究让肿瘤免疫的发展推迟了 20 年，直接坠入了黑暗深渊。这段黑暗时期，很多人离开了肿瘤免疫领域，并进入蓬勃发展的肿瘤基因学领域。欧德也涉足癌症分子生物学，并于 1979 年发现了一个明星抑癌基因 *p53*。**抑癌基因就好像控制细胞增殖的“刹车”，而癌细胞因为缺乏“刹车基因”，所以会失去自我控制，野蛮增殖。**

当时，人们很乐观：“癌症是一种基因突变引起的疾病，只要我们找到癌变基因，就能治疗癌症。”当癌症基因学光芒四射时，肿瘤免疫学却黯淡无光。但有些人会在至暗时刻，默默凝聚崛起的力量。

施雷伯心无杂念，潜心研究。他向欧德分享最新进展：“干扰素 γ 在抗肿瘤免疫中非常重要。”欧德循循善诱：“嗯，您认为这是怎么回事？”施雷伯猜测：“干扰素 γ 可能直接对肿瘤细胞产生了作用。”于是他开始验证这种可能性。

工欲善其事，必先利其器。一方面，施雷伯开发了很多细胞因子抗体，用于阻断细胞因子通路；另一方面，他开发了很多细胞因子及其受体缺陷的小鼠模型。这些新的研究手段可以用于阻断免疫反应，使长期遭受怀疑的免疫监视理论焕发新生。

施雷伯发现，干扰素 γ 信号缺陷的小鼠会更频繁地得癌症，并自发产生不同类型的肿瘤。在机制上，干扰素 γ 不但可以直接抑制肿瘤细胞的增殖，而且可以让免疫细胞更容易清除癌细胞。施雷伯心想："这个新发现太有趣了，我要在学院的周会上与同事们分享。"

当他在台上激动地演讲完时，同事们反应很"热烈"。有的说："肿瘤并没有危险的信号。"有的说："癌细胞和正常细胞太相似，无法被识别为非自身细胞，所以不会被免疫细胞注意到。"最让施雷伯震惊的是，就连系主任埃米尔·乌纳努也质疑他的结论。乌纳努是一名免疫泰斗，他把华盛顿大学建成了世界级免疫学中心。正是乌纳努把施雷伯从斯克利普斯研究所招聘过来，但他却和施雷伯说："我根本不相信肿瘤免疫是一个好方向。"

施雷伯不禁有些沮丧："就连自己身边的人都已经是这种反应了，外面的世界会是怎样呢？"

三、偏见与无知

施雷伯把结果整理成论文，邮寄给一些顶尖学术期刊。他意料到人们对癌症免疫监视存在偏见，所以他在措辞方面十分谨慎。施雷伯称其为——**干扰素 γ 依赖性的监视机制**。

一位审稿人回复："我不在乎你所说的是什么，你似乎想表达的是，有癌症免疫监视这回事。难道你不知道到癌症免疫监视根本不存在吗？"

虽然施雷伯是一个温和儒雅的人，但文章一直遭受无理的拒绝，他火气都大了。他理解，科学家也是人，人有自己的信念，有自己相信的东西。但是，如果掌握文章生死大权的人过于偏执，看到与自己理念不符的东西，不去接受甚至去反对，这算不算学术偏见，这算不算学术门阀？

年轻科学家想要在科学领域生存，要发表文章才能拿到经费开展研究。施雷伯意识到：想要克服偏见的唯一办法，就是更多的小鼠、更多的实验、更多的数据。

只有足够的知识海啸才能冲垮偏见和无知的堤坎。

为了实现这个目标，施雷伯需要大量的资金。由于学术权威们对癌症免疫学存在偏见，他很难获得拨款。欧德把施雷伯引荐给吉尔·奥唐纳博士——癌症研究所的首席执行官。不久后，癌症研究所为施雷伯提供了资金支持。施雷伯很感激："当时，如果你告诉人们，我想申请一项基金来研究肿瘤免疫学，他们会告诉你，你疯了。要不是癌症研究所，我们将永远无法完成这项工作。"癌症研究所对年轻人的支持，以一己之力让癌症免疫学焕发了新的生机（见第四节）。

施雷伯曾与欧德讨论一个问题："司徒曼的裸鼠实验有什么问题吗？"他的实验设计十分严谨，实验结果也很完美。根据实验证据，司徒曼的解读也没有问题。多年以后，他们才发现，裸鼠并非完全的免疫缺陷，还残余少量的 T 细胞，而且先天性免疫系统（NK 细胞和巨噬细胞）也是完整的。原来如此，研究模型不够完美，让人误入歧途了。

此时，施雷伯面临两个战略选择：一是重复之前的实验来平息质疑，比较免疫正常和免疫缺陷小鼠之间的致癌差异；二是认定癌症免疫监视真实存在，将研究继续推进，让数据成为捍卫科学的盔甲。施雷伯没有继续重复实验，也没有与人争议免疫细胞能否"看见"癌细胞。他选择继续前进，解决问题。

决定一件事的成败或许不是技术本身，而是技术使用者的战略眼光。

为了正确评估免疫系统在监视癌症中的作用，施雷伯采用了一种新的研究模型。重组激活基因（recombination activating genes，RAG）突变后，小鼠不能产生成熟的 T 细胞和 B 细胞。在这种严重免疫缺陷小鼠中，施雷伯发现了免疫系统与癌症的奇妙关系。

这种免疫缺陷小鼠比正常小鼠更容易患上癌症——无论是自发的癌症，还是致癌物质诱发的癌症。更重要的是，施雷伯还从免疫正常和免疫缺陷小鼠体内分离出肿瘤，然后分析两者的差异。免疫缺陷小鼠长出来的肿瘤细胞十分衰弱，移植到免疫正常的小鼠体内，很快就被免疫系统清除。有趣的是，免疫正常小鼠长出来的肿瘤非常强悍，移植到免疫缺陷的小鼠体内，它们疯狂生长，最终导致小鼠死亡。

施雷伯心想：“这太神奇了，可是，免疫系统是如何让癌症更加彪悍的呢？”

四、演化论的启示

施雷伯和欧德展开了头脑风暴，演化论思想给他们带来了全新视角。就像在自然界，没有掠食者的物种可以自由繁殖，集结成群；而在被掠食的情况下，羸弱者都被吃掉了，剩下的都是生存能力极强的。类似地，免疫系统可以清除大部分的癌细胞，这就像自然选择学说中的“选择压力”，少数癌细胞顽强存活下来，并拥有了一种新本领——逃脱免疫系统的清除。

果然，“凡杀不死我的，必使我更强大”。

可是，怎么解释这些现象？施雷伯陷入了思维困境。施雷伯和欧德通了一连串的电话，他们取得了共识：“免疫监视显然是错误的用语，因为它只是强调免疫系统的保护作用。如今，我们的数据显示，免疫细胞和癌症有着更为复杂的关系。”

如何解释两者的相互关系呢？就在施雷伯愁眉不展时，华盛顿大学的同事肯尼思·墨菲提出了一个好建议：“一个名称就把你们困住了，为什么不给它起个别的名字呢？”

是的，我们要推翻思维的墙。施雷伯如醍醐灌顶：“这真是太好了，我们必须更改名称。”

施雷看着论文，眼珠转来转去，突然豁然开朗：“这篇论文编辑了好久，清除了很多东西，也保留了一些东西，是不是有点像免疫系统对癌细胞做的事情？”于是，施雷伯提出一个新的概念——肿瘤免疫编辑，描述了肿瘤在免疫系统调控下最终发生免疫逃逸的过程。

《自然》杂志编辑表示：“这个名词不妥，能否更改？”要知道，《自然》是顶级期刊，编辑拥有文章生死的大权。在此之前，施雷伯遭受多次拒绝。但这一次，施雷伯立场坚定，拒绝了编辑的建议。

最终，施雷伯的坚定打动了编辑。施雷伯高兴地向欧德说：“我们做到了，免疫编辑一定会流行起来。”2001 年，施雷伯和欧德的里程碑文章在《自然》杂志发表。也是在这一年，施雷伯获得了威廉·科利奖。这个以“癌症免疫疗法之父”命名的奖项，是免疫学的最高科学荣誉。不久后，施雷伯被邀请到纽约参加一个学术会议。

施雷伯坐在会议室准备演讲资料时，一位气场强大的老先生走了进来，坐在前排。施雷伯很好奇，轻声问坐在旁边的罗恩·列维（首个癌症抗体药物美罗华的发明人）：“他是谁？”列维回答：“那是司徒曼。”天呀，他就是曾经让肿瘤免疫学进入黑暗时期的男人。

施雷伯刚刚结束演讲时，司徒曼第一个举手提问。施雷伯紧张地抓住讲台，心想：“天呀，怎么办？”

没想到，司徒曼微笑着说：“你们现在能够做到的这些事情，是我们在 1971 年无法做到的。这非常了不起。”对此，施雷伯感觉很惊讶。过去 20 年，司徒曼作为反对免疫监视理论的代表人物。他能说出这样的话，着实让人敬佩。

即使得到了司徒曼的认可，施雷伯依然无法解释一个关键问题：**如果免疫系统能识别和清除癌细胞，那癌症是怎么形成的呢？**

五、上兵伐谋

以当时的条件，要验证这个假说并不容易。如果说司徒曼曾经被错误的模型所束缚，施雷伯也被错误的假设所束缚。自肿瘤免疫学诞生以来，免疫监视理论相当于一种统治根基。虽然有些证据支持免疫系统清除癌症，但施雷伯却发现免疫系统能让癌症变得更加强悍。

当假说与结果不符时，是不是应该革新假说？

施雷伯保持开放性思维，当证据表明最初的假设不对时，他及时校正，并提出了肿瘤免疫编辑的概念。不久后，施雷伯在斯克利普斯研究所认识的好朋友艾利森，提出了免疫检查点（immune checkpoint）的概念，立刻风靡了学术界（见第十三节）。艾利森获得了诺贝尔奖，施雷伯成为美国科学院院士。可见，**把认知事物的新信息，抽象成新概念，是多么重要的一种能力。**

人生是一场无止境的探索。为了全面阐释免疫编辑理论，施雷伯提出了 3E

理论——清除、平衡和逃逸（elimination，equilibrium，escape）。免疫系统与癌细胞的博弈，可以分为三个阶段：

（1）清除阶段：这时候的免疫细胞很强大，占据绝对优势，见到癌细胞就消除。这个过程就处于免疫监视理论所解释的阶段。

（2）平衡阶段：免疫系统不断杀掉那些普通的癌细胞，但也起到了“负向筛选”的作用——留下有能力逃脱免疫监管的癌细胞。在此期间，免疫系统和癌细胞势均力敌，相互“塑造”，保持平衡，机体并不表现出严重的临床症状。

（3）逃逸阶段：癌细胞进一步演化和恶化，在免疫系统的重重包围中成功突围，并逐渐生长扩散，最终形成了具有临床症状的癌症。

癌细胞的一生，是和免疫系统博弈的一生。

很多人以为，进化是几万年甚至百万年的结果。但实际上，进化也可以发生在人类寿命的尺度之内。在免疫系统的追杀之下，癌细胞获得了进化的能力。癌细胞从发生、发展，到逃逸阶段，往往需要数年到数十年的时间。比如，肺癌可以在体内潜伏 20 年才转变为侵袭性癌症。有时候，平衡期甚至可以涵盖机体的整个生命周期。在不知情的情况下，很多人与癌细胞和谐共处一辈子。

显然，许多早期癌症或良性肿瘤在人类平均寿命内，不会进展为高度恶性肿瘤。在治疗层面，战胜癌症不需要杀死每一个癌细胞，只要把它控制在平衡期，与癌共存也是一种策略。可是，在人类历史上，人类对癌症深恶痛绝。人类与癌症的交手，20 世纪以前是一味逃避，20 世纪到如今却是狂妄“征服”。人类发动了放疗、化疗和靶向药物等战争，恨不得杀死每一个癌细胞。殊不知，在身体内发动战争，自己也会伤亡惨重，元气大伤。如今，人类对抗癌症出现了两个不好的迹象：过度诊断和过度治疗。长期过度治疗导致的毒副作用，可能比肿瘤本身更致命。

如何区分哪些是不需要积极治疗的肿瘤，哪些是真正需要积极治疗的肿瘤呢？

孙子曰：“上兵伐谋，其次伐交，其次伐兵，其下攻城。”“伐谋”是以战略伐敌，此乃上策。肿瘤免疫编辑理论揭示了癌症和免疫系统博弈的游戏规则。人类与癌症的抗争，不再是无奈的逃避或者狂妄的征服。有了“蓝图规划”的战略，人类和癌症的博弈更加有希望取胜。**癌细胞源自身体内的正常细胞，癌症其实是人民**

内部矛盾。协调内部矛盾，或许我们可以与癌和平共存。

由于施雷伯的开创性工作，人们不再怀疑免疫系统在肿瘤发生中的重要作用。免疫系统既可以清除肿瘤细胞，也会“重塑”肿瘤，最终留下的癌细胞变得越来越难以治疗。施雷伯坚信，解决这一悖论是治疗癌症的核心。

为了解决这一悖论，施雷伯投身肿瘤新抗原疫苗的研究。他相信，疫苗是激发免疫系统预防和治疗癌症的希望。确实，就在太平洋的彼岸，肿瘤预防性疫苗迎来了突破。

经历20多年的黑暗后，肿瘤免疫学再次点燃希望之光。虽然只是像萤火一样，在黑暗里发出一点光，但总会有人看到这点亮光，而心生欢喜。

第十二节　防患未然

人类能否开发疫苗去预防癌症?

上医治未病，中医治欲病，下医治已病。

——《黄帝内经》

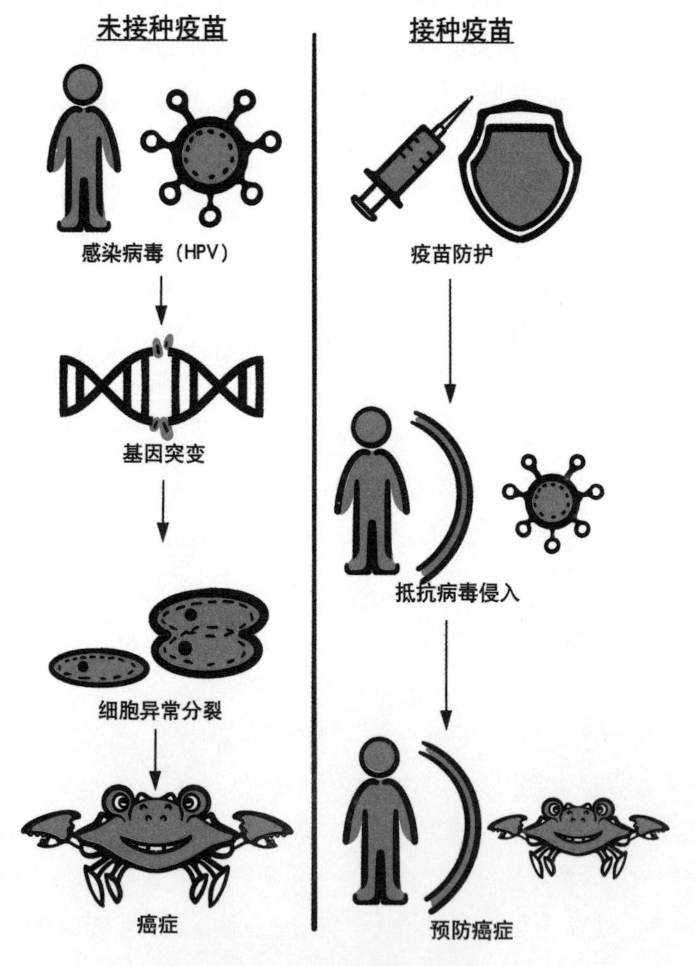

预防是最经济有效的健康策略

一、破冰 1977

一位中国人用生命换来了世界上第一个癌症疫苗，拯救了全世界数千万生命，但他还没等来欢呼却已永眠。世界医学史上应该写上他的名字——周健。

“儿子，高考恢复了，高考恢复了……”母亲兴奋地告诉周健。这个消息犹如一声春雷，周健的忧愁烦恼全被震跑。母亲在杭州教育系统工作，从小对周健悉心指导，希望他可以接受良好教育，做一个对社会和国家有用的人。可是，周健不得不到临安下乡劳动。在那个动荡不安的年代，个人命运不得不融入时代的洪流之中。

1977 年，中断 10 年的高考重新恢复。这是高考破冰之年，也是一个新时代的开始。许多人的命运从此改变，如福建陈列平（见第十五节）、广东吴一龙（见第十八节）、杭州周健等青年学子得以进入大学，改变了命运。他们被赋予具有时代特色的符号“七七级”。

周健考上的是温州医学院，这一年他 20 岁。学校很小，旁边是稻田，学校前后门都有粪坑。虽然条件简陋，但学习氛围很好。老师认真教学，学生刻苦学习。周健下定决心：我一定要争分夺秒，要把失去的学习时间都补回来。

周健身高 1.85 米，阳光帅气，学习勤奋，成绩优秀。他特别重视英语学习，口袋一直装着英语手抄卡片。为了方便练习听力，他买来无线电元器件自己改装收音机，接收英文广播。由于周健对电器很在行，孙小依同学叫上他一起去买收音机。在那个阳光明媚的日子，在那条很小的船上，孙小依滑了一下差点落水。周健眼尖手快，一把抓住了小依，一种触电的感觉从手心传到内心……几天之后，周健把一张小纸条放到小依手上，上面写着：“我们交往吧，我们不会影响学习的，我们比比谁学习好。”

小依没有拒绝，周健笑了，一对人生伴侣自此开始携手。

周建通过英语学习，了解世界之大，也有了更远大的目标。毕业前夕，同学们的志向都是当医生，周健却说：“我想当科学家。”大家就笑他：“你吹牛吹太大了。”周健笑着回答：“做医生很好，以前我也想做医生。但是做研究有发明，能造福更多的人。”为了实现梦想，周健开始了深造之路。

1982 年，周健考入浙江医科大学攻读硕士学位。两年后，他考入河南医科大学攻读博士，师从沈琼研究食道癌。入学不久，周健有个新想法：“我们能否从分子生物学的角度去研究癌症？”孙小依担心沈老师会反对周健的想法，没想到沈老师却说：“你打破我的理念很好，分子生物学我一点都不懂，我可以送你到北京病毒所去学习。”

在北京病毒所，周健师从谷淑燕老师，开始研究人类乳头瘤病毒（human papilloma virus，HPV）。1986 年，孙小依借调来到北医三院，而周健双喜临门，获得博士学位，还当了爹。博士毕业后，周健进入北京医科大学，跟随病毒学家张乃蘅继续研究 HPV。

命运的巨轮已经破冰启航，周健很快就遇到了人生最重要的合作伙伴。

二、病毒致癌学说

1982 年，当周建开始攻读硕士时，伊恩・弗雷泽（Ian Frazer）从苏格兰来到了沃尔特 - 伊丽莎・霍尔医学研究所。这里是世界上最先进的免疫学研究所之一。这个研究所很小，小到你可以认识所有人，弗雷泽在这里也遇见了伯内特和米勒（见第七节）。弗雷泽的博士研究课题是肝炎，奇怪的是，部分男性肝炎患者竟然出现严重的免疫缺陷。他调查发现，这些患者来自“中间公园”，他们是一群男性同性恋者。

20 世纪 80 年代，艾滋病全球大流行，引起大恐慌。艾滋病是由人类免疫缺陷病毒（human immunodeficiency virus，HIV）引起的传染病。由于 HIV 能攻击人体免疫系统（T 细胞），导致人体免疫缺陷，所以艾滋病又叫获得性免疫缺陷综合征。有意思的是，弗雷泽在治疗艾滋病患者时，发现他们经常伴随 HPV 引起的尖锐湿疣。经过查阅文献，弗雷泽开始对 HPV 产生了强烈兴趣。

HPV 是一种 DNA 病毒，约有 200 多个亚型。该类病毒感染人体的表皮与黏膜组织，大多时候没有任何临床症状，但有些时候会引起生殖器疣，甚至癌症（如宫颈癌、阴茎癌、肛门癌、口腔癌）。99.7% 的宫颈癌都是因感染 HPV 引起，现在是常识了。然而，寻找宫颈癌病因的过程是漫长的。

在癌症基因理论发展之前，病毒致癌理论曾一度流行。1911 年，佩顿 · 劳斯（Peyton Rous）发现了第一种可以导致癌症的病毒——劳斯肉瘤病毒，证明一些癌症是由传染性病原体引起的。自此，他提出了“病毒致癌”学说。直到 1964 年，人类首次将一种病毒（EB 病毒）与人类疾病（伯基特淋巴瘤）联系了起来。随后，科学家建立了多种病毒与癌症之间的强烈联系。例如，肝炎病毒与肝癌，卡波西肉瘤疱疹病毒与肉瘤，EB 病毒与鼻咽癌以及胃癌等。

由于病毒可以在人与人之间传播，所以这些病毒引起的癌症是可以传染的。于是，这些癌症常常有很深的道德评判和惩罚隐喻，也给寻找癌症病因的研究制造了困难。参考人类对抗传染病的历史，不知道病因的疾病几乎是无法治疗的。**在癌症无法治愈的情况下，我们能做的只是更好地了解癌症，并提前做好预防（见附录九）。**

在 20 世纪五六十年代，协和医院大夫林巧稚（被誉为“万婴之母”）积极贯彻“预防为主，治疗为辅”的方针，负责组织了中国第一次大规模宫颈癌的普查和防治。普查报告引起全世界妇产科学界的关注，而且这种对妇女健康的关注，促进了社会文明的进步。但是，在那个时代，对妇女的生活卫生习惯及疾病的调查，遭到了很多人的不理解与不支持。林巧稚之所以迎难而上，是因为她忘不了母亲因宫颈癌去世。林巧稚说：“医院只是治病的第二、三道防线，真正的第一道防线是在预防上。”她探索了宫颈癌等多种妇科肿瘤的防治，显著降低了妇科肿瘤的病死率。林巧稚终身未嫁，为中国医学事业奋斗终生。即使生命最后的 3 年，缠绵病榻，她也坚持编写《妇科肿瘤》，这本书记载了她为医学事业所尽的最后一份力。

1974 年，就在林巧稚在北京开展宫颈癌的预防和筛查工作时，哈拉尔德 · 豪森（Harald Hausen）在德国癌症研究中心提出了 HPV 是宫颈癌的病因。但是在后来 10 年时间里，这一新观点受到了同行的冷嘲热讽。因为当时主流观点认为，宫颈癌的病因是单纯疱疹病毒或淋巴梅毒之类的病原体。1984 年，豪森终于从宫颈癌患者上克隆到 HPV。随后，豪森在世界各地 70% 的宫颈癌切片中都发现了 HPV16 和 HPV18 型病毒，它们是导致宫颈癌的高危类型。

三、合作伙伴

1985 年，当豪森刚确认宫颈癌高危 HPV 时，弗雷泽拿到博士学位。在昆士兰大学，他决定从事 HPV 的免疫学研究，尤其是 HPV 和宫颈癌的研究。但几年过去了，进展缓慢。他想学习分子生物学，试图在细胞中表达 HPV 蛋白，所以于 1989 年学术休假期间来到剑桥大学。而此时，周健已经来到剑桥大学，成为 HPV 研究先驱莱昂内尔·克劳福德（Lionel Crawford）接受的第一位中国研究员。

这一年，周健 32 岁，弗雷泽 36 岁，他们在剑桥大学相遇，他们的命运轨迹从此有了交集。

弗雷泽是个工作狂，晚上他也去实验室做实验。弗雷泽的实验室，正好与周健所在的实验室紧挨着。由于周健主要研究 HPV，弗雷泽有事没事就过来偷师学艺。他遇到基因克隆的问题就过去请教周健，周健总能帮忙解决问题。两人常常利用喝咖啡的时间，交流各自的想法，惊叹彼此有着共同的话题和兴趣。对于未来，他们甚至谈到可以通过合作来验证一些新想法。

弗雷泽说：“**如果宫颈癌是由 HPV 感染致癌的，那么我们是否可以开发疫苗来预防这种癌症呢？**”

全球宫颈癌每年新发病例约 60 万人，死亡病例约 34 万例。全球每分钟新增 1 例宫颈癌，每 2 分钟有 1 例宫颈癌死亡病例。如果疫苗能够预防宫颈癌，那么人类就有机会消除这种癌症。

周健也逐渐认识到开发癌症疫苗的重要性，他对弗雷泽身上的领导力也颇为赏识。学术年假结束前夕，弗雷泽对周健说：“我邀请你和孙小依到澳大利亚昆士兰大学一起工作。我有一个实验室，已经申请到很多经费，有条件深入研究 HPV。”不可否认，一位才华出众的病毒学家，一位经验老到的免疫学家，他们的结合是一种完美的搭档。

可是，改变现状谈何容易。

1988 年，剑桥大学是分子生物学的重镇，周健在克劳福德实验室日夜忙碌。实验室资金多，设备好，导师也很喜欢周健。他只要有想法就能做，而且工作很有意义。周健希望孙小依能过来帮忙，所以克劳福德给了孙小依一个访问学者的职位。就这样，孙小依从中国来到周健身边，成为他的助手。

周健主意多、很有创造力；孙小依心细手巧，做实验很有条理。在异国他乡的奋斗岁月里，他们不但在生活上相互扶持，而且在实验室里配合默契。周健只要往哪里看一眼，孙小依就知道他需要什么。这种默契不但让周健感到幸福，而且也让同事们羡慕不已。在剑桥大学，同事们称周健夫妇为“神奇手指”——什么难事到了他们手上都能解决。

弗雷泽也是看中了周健夫妇的能力，多次盛情邀请。哪怕周健的儿子和父母在中国，哪怕当时给中国人办理签证很艰难……弗雷泽克服种种困难，花了一年时间终于说服昆士兰大学为周健夫妇提供职位，并安排好他们的儿子和母亲。到了 1990 年，周健已无后顾之忧，便携全家来到昆士兰开启新的征程。

他们要解决的问题就是：如何制备出 HPV 疫苗？

四、HPV 疫苗的原型

制备疫苗的常规思路是：将病原微生物的毒力灭活或减弱，让其不会产生临床症状，但能激发免疫系统产生抗体和记忆性免疫细胞。当人体再次遇到这种病原体时，免疫系统会快速对抗这种病原体。减毒或灭活疫苗已经应用于很多疾病的预防，如天花、乙肝、麻疹和脊髓灰质炎等。

最初，周健按照常规思路制备 HPV 疫苗，第一步需要在体外培养这种病毒。这是一个硬骨头，世界上很多科学家早就想拿下这个肿瘤疫苗的圣杯，但毫无进展。难点就在于 HPV 是一种很小的 DNA 病毒，一旦感染上皮细胞，就会将自己的基因整合到宿主细胞的基因组中。周健尝试过很多种办法，都失败了。半年过去了，没有任何办法在体外培养病毒。拿不到病毒，疫苗无从说起？如何制备疫苗这个问题，在周健的脑海中从未想过放弃，他时刻都在琢磨突破口。

1990 年，在一个燥热的夜晚，周健将孩子哄睡后，和孙小依一起散步。周健突然停下脚步，因为他的脑海忽然闪过一个念头。病毒实际上就是蛋白质外壳包裹着遗传物质的结构，蛋白外壳理论上就能够诱发免疫反应。他理了一下思路，和孙小依说：“我们现有 HPV 外壳的两个蛋白（L1 和 L2 蛋白）表达得很好，纯化得也不错，为何不把这两个蛋白放到试管里加上一定条件，看看会不会合成病毒样颗粒？”

孙小依笑道：“哪有这种可能，将两个东西放在一起就行了？如果这么简单，别人早就合成病毒颗粒了，还能轮到我们吗？”

周健认为两个蛋白放在一起会组装，实际上是有成功先例的。1958年，周健刚出生的第二年，中国人工合成胰岛素课题正式启动。这个课题代号为“601”，意为20世纪60年代赶超世界先进水平的第一项科学研究。在极其简陋的条件下，中国科学家真的做到了。他们分别合成胰岛素A链和B链蛋白，然后组合得到胰岛素。1965年9月17日，人类第一个人工合成的蛋白质在中国诞生。这标志着人工合成蛋白质的时代已经开始。

现在虽然已经是20世纪90年代了，但周健相信：**中国老一辈科学家敢啃硬骨头、敢于攻坚克难，我们为何不可？**

周健大胆假设，小心求证，谁知道收获了一道“幸福的闪电”。半个月后，在一个狭小黑暗的屋子里，周健和孙小依在电子显微镜下观察两个蛋白的混合物。他们反复确认，不大敢相信结果——两个蛋白真的组装成一个病毒样颗粒结构。周健也狂喜：“这真是巧妙的思路，我们真的合成了病毒样颗粒。”

他们共同在场见证幸福闪电的降临，这成为了他们人生中最幸福的时刻。

周健把这个结果告诉弗雷泽时，后者的眼睛就像通了电的灯泡，突然亮了。不经意间，他们取得了突破性进展，这是人类第一次合成HPV颗粒。他们知道这意味着什么，病毒样颗粒里面没有病毒基因，没有感染性，不会让人生病；但病毒样颗粒表面有很多抗原，进入体内可以激活免疫系统，产生免疫记忆和免疫保护。

这不就是HPV疫苗吗？

正如他们所期待的一样，病毒样颗粒给实验动物接种，诱发了免疫反应。1991年，周健和弗雷泽把这一成果发表在《病毒学》期刊上。当年6月，他们申请了发明专利。这是HPV疫苗的原型，他们能进一步开发出真正的HPV疫苗吗？

五、赤子之心

1991 年 7 月，美国西雅图，骄阳似火，HPV 国际会议在这里举行。周健宣读了合成 HPV 颗粒的论文后，听众出现两种截然不同的反应。一部分人激动地认为：如果这样能合成病毒颗粒的话，那么 HPV 疫苗指日可待了。另一部分人则对周健提出质疑：结果是真的吗？怎么可能这么简单就合成病毒了呢？病毒样颗粒和真实病毒不同，不一定能成为疫苗。

周健感受到不尊重，他据理力争。面对争议，大会主席豪森发表总结性发言："今天我们多么高兴，看见年轻的科学家站在这个讲台上，讲述他们自己的新发明。尽管有争议，但我认为，这种新发明是我们 HPV 研究中的一个重大突破，我相信这一定会有一个灿烂的明天。"豪森是 HPV 研究的先驱，是 2008 年诺贝尔奖的获得者。

回到家后，周健向孙小依说道："豪森的话给我很大的鼓励，心里的不快很快消失了，还是有真正的科学家懂得我。"他们完成动物实验之后，HPV 疫苗开始转入了漫长的人体临床试验阶段。

1994 年，周健来到美国芝加哥洛约拉大学，继续 HPV 研究。他说："人要不断流动，学习新知识，武装自己。"在周健的鼓励之下，孙小依参加芝加哥眼科资格考试，从此回到眼科临床。过去 8 年，孙小依作为周健的助手，他们的爱情足迹遍布中国、英国、澳大利亚和美国。

虽然周健一直漂泊他乡，但他从来没有忘记他来自哪里，他的根在哪里。从温州医学院读大学开始，他保持争分夺秒的勤奋，要把失去的时间补回来。到后来，他立志要成为科学家。当他成为科学家以后，他怀着一颗报效祖国的赤子之心，想办法帮助中国医学发展。

1994 年，周健刚来美国不久，听说温州医学院的瞿佳在美国波士顿学习。虽然科研压力很大，但是周健主动联系瞿佳，并寄来往返飞机票。在见面的几天里，他们一直在讨论如何帮助母校开展科研，每天晚上他们都聊到两三点钟。此后的几年里，周健促成了温州医学院和昆士兰大学的科研合作和人才培养。

20 世纪 90 年代，温州医学院的科研条件比较差。为帮助母校开展前沿的研究，周健从美国寄来了研究试剂和研究文献。实际上，周健并不富裕。对于周健的赤子之心，满头银发的母亲回忆道："在国外，他什么好的都不舍得吃，把省下来的钱买试剂寄回母校。他就是这么爱他的母校。"

1996 年，昆士兰大学多次邀请周健回来，并提供更高的职位。周健带着家人回到澳大利亚，建立了自己的实验室。自此，周健开启独立学术生涯，他准备大干一场。他踌躇满志地对老同学瞿佳说："虽然我在本专业领域占有一席之地，但我决不满足，我还要在《科学》《自然》这样的顶尖刊物上也发表论文。"如果一切按照周健的目标发展，他一定会成为世界最受人尊重的科学家，再也不用受人质疑。周健一周工作 7 天，每天很晚才睡觉。孙小依心疼周健，经常跟他说，身体是革命的本钱。可是，周健根本停不下来。

看到周健日夜操劳，孙小依时常想起 1987 年的冬天，她去河南医科大学听周健的博士论文答辩。当她抱着着两个月大的孩子来到郑州，在郑州火车站中，她简直认不出眼前的丈夫。周健脸色青黄，身体瘦得像一根芦苇，在刺骨的寒风中颤抖。原来周健为了准备答辩，连续 3 周没有出实验室，每顿都是方便面加大白菜。孙小依从同学那里了解到实情，心疼地流下了眼泪。此后，她用心用力照顾好周健、孩子以及周健的母亲，让周健没有后顾之忧，专注于科学研究。

周健怀着一颗赤子之心，超负荷地工作，却不知身体已经悄悄埋下了隐患。

六、防患于未然

1999 年 3 月，周健按计划回到温州医学院，指导疫苗临床试验。临走前，孙小依劝说周健："最近你日夜操劳，太累了，还要两地奔波，我舍不得你这么辛苦。"周健牵挂着中国的研究，毅然踏上了归途。

1999 年 3 月 8 日，周健刚到达杭州机场，就给孙小依报了平安。儿子周子晞在电话中撒娇："爸爸，这次回来你给我带什么礼物？给我买一个最新的乐高玩具吧？"周健笑道："没问题，我肯定给你买回来。"

可谁也没有想到，第二天，周健因长期超负荷工作，过度疲劳，突发疾病，抢救无效，不幸去世。

3月10日，当孙小依带着周健的母亲和儿子从澳大利亚赶到杭州时，周健已经永远地闭上了眼睛。孙小依悲痛难抑，太突然了，无法相信周健真的离开了自己。周健的老母亲白发人送黑发人也很悲痛。孩子才13岁，她们必须要坚强起来。而且，孙小依知道，周健生前努力推动温州医学院和昆士兰大学的合作，就是希望宫颈癌疫苗有朝一日能造福中国人。因此，孙小依和儿子成立了“周健基金会”，希望实现周健未竟的事业。

2005年年底，纽约的街头，凛冽的寒风一阵一阵地吹过。弗雷泽接到默沙东公司的消息：宫颈癌疫苗临床试验成功了，疫苗将于不久后上市。弗雷泽立即打电话给孙小依，告诉她这个好消息。世界上第一个真正意义的癌症疫苗正是周健和孙小依发明的，但孙小依却很悲伤：“如果周健能看到这一天，该有多好。”

2006年6月8日，世界上第一个癌症预防疫苗——佳达修（Gardasil）获得美国药监局批准上市。它用于9~26岁的女性，预防因HPV感染引起的宫颈癌、生殖器癌前病变及尖锐湿疣。2006年8月28日下午，在澳大利亚昆士兰州的亚历山大医院，弗雷泽为一对少年姐妹接种了世界第一支癌症疫苗。孙小依和儿子周子晞在场见证了这一历史性的时刻。癌症疫苗是人类与癌症斗争史中最大的里程碑之一，开启了对抗癌症的新思路——预防。实际上，HPV疫苗不仅能预防宫颈癌，还能治疗宫颈癌（相关临床试验正在开展）。弗雷泽的梦想是：“期待有一天，人类可以实现没有宫颈癌的世界。”

癌症真的可以消除吗？

根据世卫组织2020年年底发布的《加速消除宫颈癌全球战略》，如果成功实施疫苗接种、筛查和治疗，那么到2050年可以减少40%以上的新病例和500万相关死亡。预防永远大于治疗。如果有足够多的人群接种HPV疫苗，那么人类将有机会消除宫颈癌，就像当年消除天花一样。

在癌症获得治愈疗法之前，预防就是最好的方法。

2017年5月18日，四价HPV疫苗佳达修获得中国药监局的批准，在中国被批准用于20岁至45岁的女性接种，同时将采用三剂免疫接种程序，适用于预防由HPV16和HPV18导致的宫颈癌、宫颈上皮内瘤样病变和原位腺癌。这一天，距离人类接种第一支宫颈癌疫苗已有11年；这一天，距离周健第一次合成病毒样颗粒过去了27年；中国人终于可以用上预防癌症的疫苗。

由于种种原因，中国HPV疫苗接种率很低，青少年人群接种率不到3%。如今，事情开始出现了转机。2020年8月，内蒙古鄂尔多斯市开创了给适龄女孩免费接种HPV疫苗的先河。自此，星星之火呈现燎原之势，一年多时间免费接种已扩大到福建、广东、济南、无锡、石家庄、海南成都等省市。HPV疫苗就像是生命的守卫者，将会保护无数女性免遭宫颈癌的折磨。

一直以来，人们过度重视癌症治疗，甚至不顾一切杀死全部癌细胞，而常常忽视了癌症预防。**真正的智慧是把问题解决在未发生时。**虽说“善战者，无智名，无勇功”，但避免危机的人比拯救危机的人，更加值得记住。因此，我们要记住一位对科学和人类健康事业作出杰出贡献的科学家，他的名字是——周健。

为了铭记周健，温州医学院和昆士兰大学都为他竖立了雕像。2014年5月25日，温州医学院校园，周健的家人第一次看到这座雕像，对事业充满执着、对家人充满关爱、对祖国充满深情的周健的雕像。

周健92岁的母亲在孙子的搀扶下，抱着周健的雕像，将头埋进“周健”的胸口，然后举起手，颤抖地轻抚着“周健”的脸庞。这位白发老人呢喃着，泪水从眼眶溢出。

“儿子，我来看你了。”

第三乐章
抗体疗法的风起云涌

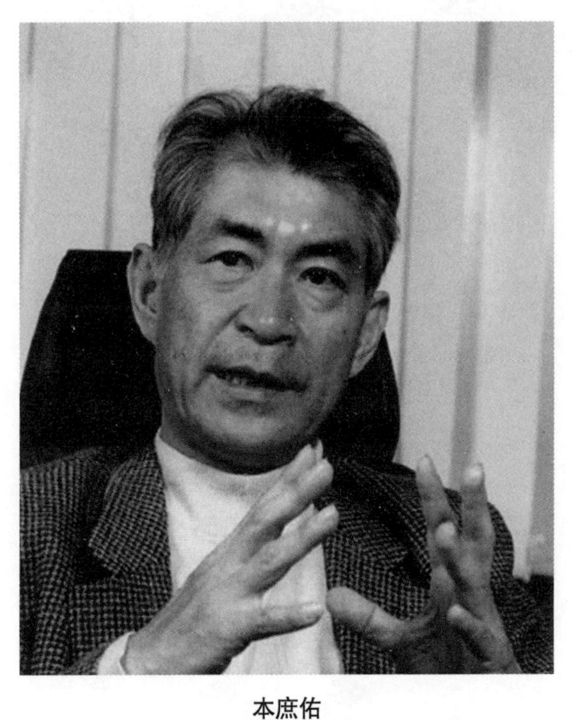

本庶佑

（图片来源：WELLS W A. The youth revolution: cell biology in Japan [J]. J Cell Biol, 2002, 158(4): 609-614.）

第十三节　同心协力

癌症为何这么难治？

讨逆贼于咸阳，诛叛子于云梦，同心协力，克定邦家。

——姚察、姚思廉《梁书·王僧辩传》

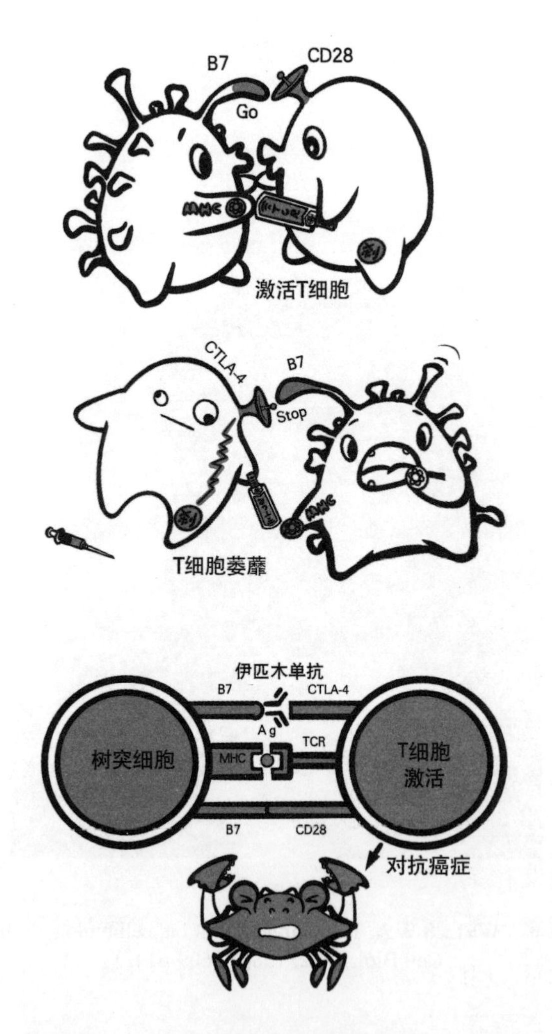

免疫警察：不是我们不努力，而是敌人太狡猾

一、口琴大师

亲情永远触动人心。艾利森 11 岁那年，母亲突然去世，于是他立志学医。他成为了癌症免疫疗法的开拓者，但他还有另一重身份是口琴大师。

2016 年的一个周五，美国得克萨斯州的一家乡村音乐俱乐部，温暖的橘红色灯光下，一群头发苍白的老爷子在演奏着欢快的乡村音乐。其中，一位蓄着浓密的胡子，留着长发，卖力吹着口琴的人便是艾利森。演奏后，艾利森激动地说："毫无疑问，这是我一生中最重要的五个时刻之一。"

毕竟，与他同台表演的是自己最喜爱的音乐家威利·纳尔逊——格莱美终身成就奖获得者。"二战"以后，乡村音乐进入了黄金时代。纳尔逊成为以得克萨斯、奥斯汀为中心发展起来的"乡村摇滚运动"的传奇人物。艾利森出生于得克萨斯的小镇爱丽丝，从小听着乡村音乐长大。在随后的青葱岁月里，他忙完工作就会去酒吧演奏口琴，或者看现场音乐表演。艾利森用啤酒和音乐来舒缓不安，并从中找到快乐。

艾利森与纳尔逊的第一次相遇，要追溯到 40 年前。1975 年，艾利森在加州斯克利普斯研究所从事博士后研究。晚上，艾利森去酒吧看音乐演出，竟然遇到了纳尔逊。艾利森走过去说："我也是得克萨斯州人，从小听你的音乐长大，我擅长口琴。"令人意外的是，纳尔逊对这位老乡很友善，并邀请他上台一起演奏。那天晚上过后，艾利森高兴了一个星期。如果说和音乐偶像同台表演是艾利森一生中最重要的五个时刻之一，那么其他重要时刻属于科学。

艾利森对科学的热情来源于他的父亲，一名乡村医生。在父亲的医治下，很多患者从病痛中恢复了健康。然而，11 岁那年，艾利森的母亲因为淋巴瘤去世。每每想起母亲的病容和痛苦，少年艾利森下定决心："我也要像父亲一样，当一名医生。"

父亲也想让艾利森成为医生，所以他最初以医学预科上了大学。可是，在读医期间，艾利森意识到：医生是救人的，每天的决定都直接影响患者的生命，必须正确，不能犯错，但结果常常并不如意。科学却不同，你可以天马行空，你可以不停地犯错，直到某天突然正确，就会带来令人兴奋的发现。艾利森不得不和父亲袒露内心："我想追随内心，从事科学研究。"

科学之路，就算错了 99 次也没有关系。只要对一次，就离梦想更近了一步。而对了的那一次，就为艾利森赢得了 2018 年的诺贝尔奖。

二、免疫的开关和刹车

1973 年夏，得州大学奥斯汀分校的校园里，绿树成荫。这一年，艾利森 25 岁。他看着一群毕业生拖着行李箱走出校园，过去 10 年的点点滴滴又浮现在眼前。在这里，艾利森获得了学士和博士学位。为了实现科学梦想，他得找个"一流"的机构从事博士后研究。这个想法，把他带到了远离家乡的斯克利普斯研究所。

在斯克利普斯研究所，导师的方向是研究免疫系统重要分子的结构。艾利森的主要工作就是提纯蛋白质、测序和分析。诸如此类的重复试验，实在枯燥无味。这根本无法满足他的好奇心，他感兴趣的是免疫系统究竟是如何运作的。但导师并不赞同他的想法："不要胡思乱想，干正事。"人在屋檐下不得不低头，这真是令人沮丧。苦闷之余，他常去酒吧喝啤酒，看音乐演出。

不如意的岁月持续了 4 年，终于迎来了转机。

1977 年，大学同学告知一个好消息：得益于得州经济刺激政策，MD 安德森癌症中心要在分校区增加一个实验室。艾利森抓住机会，回到家乡，建立了一个独立实验室。在这里，经费充足，没有导师反对，没有教学和行政事务，他终于专心研究自己感兴趣的科学问题：免疫系统是如何运作的？对于这个大问题，他找到了一个切入点——T 细胞。

念念不忘，必有回响。1978 年，斯坦福大学的欧文·魏斯曼（Irving Weissman）教授在休斯敦做了一场演讲。艾利森将演讲内容联系到自己的实验，恍然大悟，便将目标转向鉴定"T 细胞受体"。T 细胞受体就像是 T 细胞识别敌人的"探测器"。只要找到 T 细胞受体，就能揭开 T 细胞识别病变细胞之谜，甚至有可能操控 T 细胞。

历经几年的努力，艾利森分离出 T 细胞受体蛋白，并描述了其双链的分子结构。接下来的目标就是，鉴定 T 细胞受体的编码基因。20 世纪 80 年代，分子生物学开始渗透到免疫学领域，全世界很多实验室都在竞夺这个免疫学圣杯（见第二十节）。艾利森克隆了许多基因，但是没有一个是正确的。学术界如同竞技比赛，只认第一名。

在这场学术竞赛中，艾利森输了。

1985 年，就在艾利森决定从头再来时，他接到一个电话：“我们诚挚邀请你来伯克利做报告。”两周后，艾利森收到了伯克利大学的工作邀请。艾利森很惊喜：那可是伯克利啊，是世界顶尖的研究型大学。自己并非出身名校或者知名实验室，不管他们看中我什么，伯克利的工作机会必须牢牢把握。

在伯克利大学，艾利森有一间自己的实验室和充足的经费。他可以自由选择研究方向，只要定期做几次研究报告即可。他打算在 T 细胞受体领域继续开展研究，但结果却不尽如人意。他原以为 T 细胞受体就是免疫反应的“点火开关”，但 T 细胞受体识别抗原还不足以启动免疫反应。面对越发复杂的情况，艾利森反而感到兴奋，说明还有谜题有待解开。

遇到敌人之前，T 细胞处于待命状态。那到底是什么激活了 T 细胞，并启动免疫反应去对抗敌人的呢？

当艾利森看到喜欢的跑车时，他突然恍然大悟：T 细胞可能需要两个信号才能启动。就像启动一辆汽车一样，不仅需要插上钥匙打开开关，还要踩一脚油门。如果 T 细胞受体是“点火开关”，那么 T 细胞的“油门”是什么呢？

艾利森花了 3 年时间，终于找到了 T 细胞上的“油门”——CD28 分子。这个发现至关重要：一是揭开了 T 细胞激活之谜，如果缺乏共刺激信号，T 细胞便不能激活，处于“无能状态”，甚至发生凋亡；二是促进了 T 细胞的临床应用，如可以给 CAR-T 细胞装备上 CD28 的“激活按钮”，这为将来改造 T 细胞抗击肿瘤埋下了伏笔（见第二十二节）。

可是，免疫信号比想象中的复杂得多。艾利森没有高兴多久，很快就遇到了新难题。

三、屡败屡战

艾利森在体外的实验中发现，T 细胞在接受第一信号（T 细胞受体结合抗原）和第二信号（CD28 结合 B7）的共同刺激下，确实能够激活。但在小鼠体内这么做时，T 细胞却常常“熄火”了。艾利森心里琢磨着：“是不是还需要第三个信号才能完全激活 T 细胞？”

为了寻找第三信号，艾利森让博士生马修比对 CD28 分子，在基因文库中寻找类似物。在自然界有一个法则叫作结构决定功能。艾利森说：“如果你能找到一个结构类似的分子，那么你可能找到一个功能类似的分子。”幸运的是，马修真的找到一个与 CD28 很像的分子。该分子是科学家在杀伤性 T 细胞（cytotoxic T lymphocyte，CTL）培养板的 A-4 孔中提取出来，所以命名为 CTLA-4。艾利森很兴奋：“这一定是我们苦苦寻找的第三信号。”

在艾利森的指导下，马修花了 3 年时间来研究抗体，本想将此作为博士论文项目。可是，百时美施贵宝公司的彼得·林斯利抢先做出了一个阻断 CTLA-4 的抗体。林斯利发表了论文并指出：“CTLA-4 是第三个信号，是激活 T 细胞产生免疫反应的另一个‘油门’。”

在这场学术竞赛中，艾利森又输了。

他喜欢当第一个“我发现了”的人，所以他感到有些灰心。艾利森对马修说：“既然不是第一个发现的人，那么我们就成为第一个弄懂的人。我们重整旗鼓，继续向前。”经过扎实的研究，他们有了意想不到的发现：“CTLA-4 不是 T 细胞活化的第三信号，而是一种免疫‘刹车’。”

屡战屡败，重整旗鼓，一路向前，艾利森做到了。

当时，主流观点认为 CTLA-4 的功能是激活 T 细胞的，几乎没有人相信 T 细胞上还有“免疫刹车”。1995 年，艾利森只能把研究成果发表在《实验医学杂志》。同一年，华裔科学家麦德华（见第二十节）在《科学》期刊上报道了，小鼠缺失 CTLA-4 基因会患有严重的自身免疫疾病，三四周后就会开始死亡。自身免疫性疾病是免疫系统过度激活的体现。这最终在体内证实了，CTLA-4 是 T 细胞的负调控因子。

这些发现不但改变了我们对免疫系统运作机理的理解，而且也为我们操控免疫系统对抗疾病提供了新思路。T 细胞受体与抗原的结合就像是转动钥匙给汽车点火，CD28 和 CTLA-4 分别就像是汽车上的“油门”和“刹车”。树突细胞上的 B7 蛋白仿佛一个开关，如果它与 CD28 结合，那么就能吹起冲锋号，激活 T 细胞开始战斗；随着战争越发激烈，它和 CTLA-4 结合，吹起撤退号，让 T 细胞停止战斗。有趣的是，CTLA-4 结合能力比 CD28 强 20 倍，即刹车作用大于油门。只要刹车强于油门，免疫反应还是无法前行。

生命真的很神奇，生物体在亿万年的进化中，竟然形成了这么精妙的安全机制。这可以防止免疫系统进入过载状态，并攻击健康细胞。然而，如果疾病也利用了这个机制怎么办?

艾利森对于 CTLA-4 的发现深感自豪，他把 CTLA-4 印在了敞篷保时捷的车牌上，高调显摆。当他开车来到“检查点”时，所有的思考突然串联在一起。就像这检查点，经过安检没有问题即可放行。免疫系统会不会也存在检查点？ T 细胞一个个检查路过的细胞，发现“坏人”就立即消灭。如果癌细胞带上“通关令”，欺骗免疫系统，避免攻击了怎么办?

对此，艾利森率先提出了免疫检查点的概念。更重要的是，他提出了一个前所未有的想法:“能否开发免疫检查点抑制剂，激活免疫系统去对抗癌症？”

四、唤醒免疫系统抗击癌症

1995 年夏末，艾利森写好实验计划，交给了新来的博士后研究员戴娜。“我想让你建立一些小鼠肿瘤模型，注射 CTLA-4 的阻断抗体，然后看看会发生什么。”到了 11 月，戴娜汇报:“注射 CTLA-4 抗体的小鼠肿瘤完全消失了，而没给药的小鼠肿瘤还在生长。”艾利森的眼神里闪现出不可置信。实验数据不该这么漂亮啊，这可是 100% 的治愈对比 100% 的死亡。

艾利森心里有些怀疑，也有些期待。他决定立即重复实验，因为这个实验需要花费几个月时间。圣诞节期前夕，戴娜要去欧洲旅行。艾利森催促道:“你马上给小鼠注射，之后你爱干嘛就干嘛去。”为了确保实验的客观性，他告诉戴娜:“你把笼子标上 A、B、C、D，我来亲自检测这些小鼠肿瘤的生长。”

每一天，艾利森都心怀希望地来到实验室，并用心测量肿瘤的生长情况。但每次测量结果都是如此：A 笼、B 笼、C 笼、D 笼老鼠的肿瘤都在增大。艾利森开始急躁了，会是希望越大，失望越大吗？不得不说，这个过程对于心急之人甚是磨人。尤其是在圣诞节前夜，艾利森来到实验室，盯着四笼老鼠，它们的肿瘤都在持续增长。他忍不住爆了一句粗口，然后安慰自己：“我再也不要测这些破东西了，我需要休息一下。”

4 天后，艾利森回到实验室，却发现笼子里的情况发生了戏剧性的变化。两笼老鼠的肿瘤正在缩小，另外两笼老鼠的肿瘤持续增长。当戴娜告诉他实验分组情况时，他高兴得手舞足蹈。原来，免疫系统需要时间来做出反应。快乐的时间一天天过去，艾利森最终拿到了完整的结果：CTLA-4 阻断抗体可以唤醒免疫系统，从而抑制肿瘤生长。

1996 年，艾利森在《科学》期刊发表了他人生中最重要的文章。这篇文章让他站上了诺贝尔奖的领奖台。他从来没有忘记家人们是怎么遭受癌症的折磨，妈妈、舅舅和哥哥都不治去世。如今，他找到了癌症免疫的一个关键拼图，便开始思考：CTLA-4 抗体可以唤醒人体免疫系统，它能治疗人类癌症吗？

接下来的几年里，他一边继续基础科学研究，一边接触一些制药公司，试图实现临床转化。但每一次，他都失望而归。当时，肿瘤免疫学真是不受待见。有的人说：“得了吧，在实验鼠身上治癌症谁不会啊。”有的人说：“仅仅是解除 T 细胞的抑制信号，就可以治疗癌症，你真是这么想的吗？”确实，干扰素、白介素-2、癌症疫苗这些增强免疫系统的疗法，雷声大雨点小，仅有部分患者有效，已伤透了制药界的信心。现在只是松开一个免疫刹车，怎么可能治疗人体癌症呢？

此外，CTLA-4 基因敲除小鼠会患有自身免疫疾病而死亡，CTLA-4 抗体有引起自身免疫疾病的风险。因此，医生还敢将 CTLA-4 抗体注入患者体内吗？当时，大药企百时美施贵宝已提交了一份认定 CTLA-4 可激发 T 细胞生长的专利申请。艾利森知道这是一个错误，但也意识到：“如果该专利获批，你就再也别想将 CTLA-4 抗体注入患者体内了。”

于是，艾利森抓紧时间去寻找愿意冒险的合作伙伴。最终，他说服了一家名为美达瑞（Medarex）的小公司，合作开发伊匹木单抗（Ipilimumab）。自2000年启动人体试验起，研究进展不尽如人意。首批17名患者只有3人对伊匹木单抗产生了明显的应答。

在21世纪初，肿瘤免疫的未来仍然是莫测的。它充满了挑战、分歧和种种问题，这就需要科学家、医生和工业界去共同面对。

与此同时，辉瑞制药也在人体中测试了另一种CTLA-4抗体，根据预先设定的期中分析标准，治疗组与对照组没有区别，便停止了该项目。艾利森他们也面对“无效”的结果：注射CTLA-4抗体3个月后，很多患者的肿瘤变得更大了。

故事就这么结束了吗？

此时，艾利森搬到了MSK癌症中心。他和杰德·夏沃克（Jedd Wolchok）等人不甘放弃，坚持对失败复盘（见第十七节）。他们通过仔细的分析，竟然有一个意外的发现：“肿瘤体积变大的原因竟然是T细胞大量浸润到肿瘤里，它们在对抗癌症，只是需要一些时间才能体现药效。如果按照化疗药物判断标准，这个试验是失败的。”

由于免疫治疗的对象是免疫细胞，而不是直接作用于癌细胞。它和传统杀死癌细胞的药物在发挥疗效时有很大区别。因此，免疫治疗需要特有的疗效评价标准（见附录五）。

如何说服药企延长观察时间呢？药企开展一个新药临床试验，付出的成本是巨大的。当时的药企很少去投入癌症药物，而更愿意生产利润高的药物（比如高血压、心脏病这些需要长期服用的药物）。如果延长观察时间，这意味着成本将成倍地增加。艾利森他们通过顽强的努力，终于说服了药企重新改变临床试验方案，将临床试验终点从无进展生存期改为总生存期。总生存期是从随机化开始至因任何原因引起死亡的时间。

这真是一个冒险的决定。

五、同心协力

无论富有还是贫穷，高贵还是卑微，肿瘤都可能与你不期而遇。艾利森深切知道癌症对于每一个家庭和每一个人的伤害。他的母亲死于淋巴瘤，两个舅舅相继死于肺癌和黑色素瘤，他的哥哥死于前列腺癌。艾利森也三度遭受癌症的侵袭，所以对抗癌症已迫在眉睫。艾利森时常焦虑不安：还有更好的治疗方法吗？

20 世纪 70 年代，尼克松“向癌症宣战”，狂妄的人类要 5 年内攻克癌症。2003 年，人类基因组计划完成。只要人类知道癌细胞的“生命密码”，就能精准攻克癌症了吗？可是，数十年过去了，癌症依然是人类的噩梦。

为什么癌症这么难治？

癌症的起因是基因突变，而突变的方向是随机的。这就导致了癌症具有**异质性**，即使同一个肿瘤里，基因和细胞特征都不相同；其次，癌症具有**变化性**，即使靶向治疗起初有效，但癌细胞不停地发生突变，最终能逃避靶向药物的杀伤。于是，大多数靶向药物在使用一年后，肿瘤就会复发。癌症患者在支付昂贵的药物费用之后，不得不面对癌症卷土重来。从基因组学角度来看，每一位患者的癌症都是独一无二的，甚至一个患者体内可能同时存在着好几种不同的癌症。如果一味地细分癌症的基因类型，可能是没有止境的。海量的测序数据并没有转化为治疗癌症的灵丹妙药。

艾利森则有不同的主张：“我们不需要描述每种癌细胞的基因特征，不需要知道癌症的成因。癌症不停地突变，变得越来越不像正常细胞，免疫系统就越容易察觉癌症的存在。”针对驱动基因的靶向治疗是“弱敌”，对某一基因突变的癌症有很强的针对性。而免疫疗法是“强己”，它为癌症治疗提供了一个新的思路：“不论哪一种癌症，只要治疗好患者的免疫系统，让免疫系统发挥正常功能，就可以治疗癌症。”这意味着免疫疗法能像“广谱抗生素”一样，适用于不同癌种。这个思路为日后免疫疗法的披荆斩棘埋下了伏笔（第十四至第十八节）。

2010 年 8 月，《新英格兰医学》公布了 CTLA-4 抗体（伊匹木单抗）的临床试验结果。伊匹木单抗能为患者提供持久的、持续的生存获益，有近 1/4 的患者多活了 2 年时间，而这些患者之前被认为只能活 7 个月。这是在恶性黑素瘤晚期患者的随机试验中，首例显现出生存益处的药物。CTLA-4 抗体药物让科学家、医生和患者改变了对免疫疗法的看法。这是一种不同于任何我们熟知的药，它不是直接攻击癌症，而是调动免疫系统去对抗癌症。

2011 年 3 月，美国药监局批准伊匹木单抗用于治疗不可手术或转移性的黑素瘤。伊匹木单抗通过解除免疫系统的“刹车”，唤醒免疫系统去攻击癌细胞。CTLA-4 抗体成为获批的第一个免疫检查点抑制剂，它打开了免疫疗法的大门。自此，人类有了一个全新的癌症治疗思路——激发自身免疫系统抗击癌症。

免疫系统是一个多元化协作的团队，有多种多样的免疫器官、免疫细胞和免疫因子（见附录四）。当免疫系统面对危险信号时，它能发出“招募”，建立一支丰富多样的团队，同心协力地清除感染或癌症。这是免疫智慧给人类的启示：多样性与合作是克服重大挑战的关键所在。尤其是现代社会，分工精细，相互依存度高，只有加强合作，才能推动人类文明不断进步。

新药上市后，艾利森回想一路走来，真的不容易。为了战胜复杂多变的癌症，这几十年来，哪怕不被理解，他都努力不懈。他也从桀骜不驯，到懂得寻求合作，合力推动免疫系统对抗癌症。

2012 年，就在第一款免疫药物上市的第二年，艾利森从 MSK 癌症中心回到了家乡得州（MD 安德森癌症中心）。“少小离家老大回，乡音无改鬓毛衰”，当年从得州离家的小男孩，勇闯科学世界，在两鬓斑白时，又回到了梦开始的地方。当他再次沐浴在家乡的阳光下，他的身体和心灵都感觉到了温暖。那阳光温和柔软，仿佛激活了身体的每一个细胞。在这里，他希望与更多的科学家开展合作，激活免疫细胞，提高免疫疗法效率，让更多人获得治愈。

癌症治愈的谜题，就像一块拼图。如果我们同心协力把缺失的拼图连接在一起，那么医学领域将会迎来一次新变革。令人兴奋的是，另一块缺失的拼图即将补上。

第十四节　道法自然

癌细胞是如何逃脱免疫系统的攻击?

人法地，地法天，天法道，道法自然。

——老子《道德经》

“我是谁？我要干嘛？”

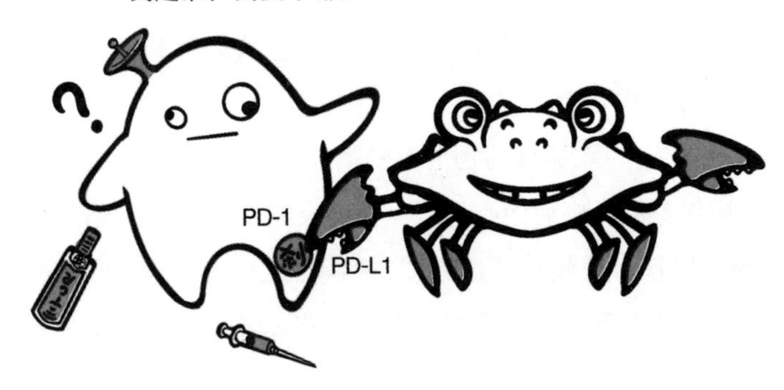

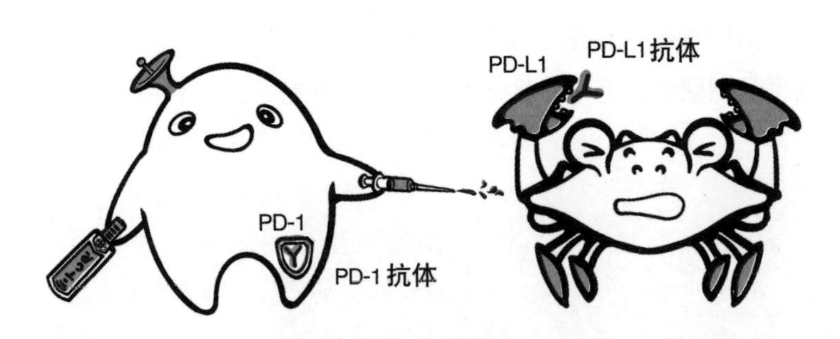

“不忘初心，牢记使命”

一、仰望星空

科学会出错，但科学也能自我改正。本庶佑（Tasuku Honjo）曾以为找到了细胞死亡的开关，却意外发现了免疫治疗的关键拼图。

1955年夏夜，星星点缀着夜空，不停闪烁着光芒。那时，本庶佑在日本山口县上小学五年级。自然老师摆好天文望远镜，让小学生们观察星空。当本庶佑透过望远镜看到土星外环时，心灵充满震撼。宇宙浩瀚，星空美妙，为何如此神奇？他开始对自然科学产生了好奇心，并在小学毕业纪念册上写上未来的梦想——天文学家。

当孩子把眼睛投向广阔天空时，眼界宽了，格局也就大了。

本庶佑兴趣广泛，能说会道，觉得未来有无限可能。在报考大学时，他的内心十分纠结："选择什么专业好呢？"擅长英文，外交官是一个候选；口才流利，律师也不错；出身医学世家，医生也可以……在孩提时代，每个人都有着许多种可能性。但年龄渐长时，我们就会追问自己真正想做什么。

本庶佑想选择一个能造福更多人的专业。这个模糊的想法，指引他考入了京都大学医学部。可是，当他踏入京都大学起，一个问题反复出现在脑海里："我真的想当执业医生吗？"这位喜欢读书的年轻人，并不安分。"如果我成为一名执业医生，每天都忙于看患者，我可能会觉得很无聊。而且大部分患者都是感冒和头痛之类的，我的工作就会变成例行公事。"

到底做什么才会充满挑战，并造福更多人呢？

正当无限思考充斥脑海，无法抉择时，父亲的同事柴谷笃弘来访。他写的书《生物学的革命》，为本庶佑打开了一扇窗。在这本书中，柴谷写道："癌症是由基因变异而产生的。未来，人类就能像用外科手术一样，治疗异常的基因。"本庶佑就像打开了新世界："这太振奋人心了，我要从医学转向分子生物学。"

那可是20世纪60年代，克里克和沃森发现DNA双螺旋结构才短短几年，这位大一学生已经把分子生物学当作前行的一个灯塔。大二时，本庶佑进入了著名生物化学家早石修的实验室，开始接受科学训练。大学毕业后，他进入了西冢泰美（早石修的得意门生）实验室，攻读博士学位。年纪轻轻就能接受大师的熏陶与指导，这是何其幸运。曾经这位年轻人兴趣广泛，当把他那旺盛的精力集中在科研后，也形成了潜心专研，勇于挑战的人生观。

然而，1970 年，日本左翼学生运动迅速发展，声势浩大。造反派学生占据了京都大学校园，教学和研究都被迫中止。本庶佑果断做出一个决定：前往更高的平台深造。这一次，本庶佑背起行囊，踏出国门。在华盛顿卡耐基研究所，唐•布朗带领本庶佑进入了分子免疫学的领域。从布朗那里，本庶佑学到了两点：**第一点是“绝不放弃”；第二点是“盯住大问题”。**本庶佑回忆道：“通常在我们提出大问题后，会引出许多小问题。有些人会迷失在这些小路上，就把原来的大问题给忘记了。布朗教授常提醒我，要盯住大问题。”

很快，他就遇到了大问题。

二、盯住大问题

1974 年，本庶佑萌发了回国的念头。他和家人在美国生活，黄种人难免会受到一些种族歧视。对此，本庶佑充满好胜心：“即使回国，我也可以做出世界一流的成果。”在早石修教授的推荐下，本庶佑来到东京大学担任助理教授。

本来，他想在日本开创基因研究，却没有想到会深陷困境。在没有经费、设备和实验材料的情况下，他也只能感叹“巧妇难为无米之炊”。但他牢记布朗教授的教诲，决不放弃。没有资金就四处寻求资助，没有实验器材就自己制造，没有实验小鼠就到处寻求……总之，不要迷失，聚焦关键问题，并保持耐心。虽然条件着实艰苦，但本庶佑把时间、精力和资源都聚焦于重要问题。那段时间他沉迷科研，一脸大胡子的造型，让人印象深刻。

当时，本庶佑想解决抗体多样性的分子机制。抗体是机体对抗病毒感染最重要的“魔弹”（见第八节）。神奇的是，人体只有两万个基因，却能产生数千万种不同的抗体，以应对无数病原体的侵害。**多样性正是免疫系统的智慧之一，其实多样性对任何系统甚至社会都是必要的。**

那时，寻找抗体多样性机制是免疫学界最基本的科学问题。全世界有很多强大的团队正开展激烈的竞争，包括本庶佑的老乡兼校友利根川进（见第二十节）。

东京大学资深师长担心本庶佑的职业生涯："研究抗体多样性，我们真的竞争不过美国同行。你是否考虑其他方面的研究？"哪怕失败风险很大，本庶佑很坚定："既然决定做，就要做自己最想做的事情。万一失败了，大不了就回到乡下做医生。"

还有一次，一个学生与本庶佑讨论工作，说这个实验太贵了，我们没钱了。本庶佑非常生气："笨蛋，不要担心钱。没钱做实验我可以把我的房子卖了，快去做实验。"本庶佑的执着，会帮助他在激烈的竞争中脱颖而出吗？

虽然初期的条件着实艰苦，但梦想让人哪怕深陷泥泞也依然可以仰望星空。每天晚上，他都要搭一个半小时的电车回家。即使在电车上，他也分析数据，思考科学问题。1978 年，他提出了"抗体类别转换模型"。这种机制能实现抗体 5 种类型（IgM、IgG、IgA、IgD、IgE）的转变，从而发挥不同免疫细胞的激活作用。自此，本庶佑奠定了他在免疫学的江湖地位。

1984 年，启蒙恩师早石修从京都大学退休。本庶佑回到梦开始的地方，接替老师的位置。京都这座古城，到处都是古街古寺。那古寺里的钟声，像是穿越千年时光涤荡而来。在这样的环境下，人可以安静思考自己追求的是什么。本庶佑最想解决的问题，还是抗体多样性的机制。12 年后，即 1996 年，本庶佑发现了一种新型酶——激活诱导性胞苷脱氨酶（activation induced cytidine deamainse, AID）。

20 多年的坚持，本庶佑做了两个诺贝尔奖级的发现：抗体类别转换模型与激活诱导性胞苷脱氨酶。这两个发现都被写进了教科书，促进了人类对抗体多样性的理解。

1987 年，由于"抗体多样性产生遗传机理的发现"，利根川进获得了诺贝尔奖。这一年，本庶佑失去了一次获得诺贝尔奖的机会。但利根川进的获奖给本庶佑带来了很大冲击，他开始意识到，自己也是可以挑战诺贝尔奖的。

5 年后，本庶佑又做出了一个新发现，终于使他登上了诺贝尔奖领奖台。

三、发现 PD-1

1988 年，华裔教授丹尼斯·罗（Dennis Loh）在《自然》杂志发表了两篇文章，首次报道了 T 细胞的阳性与阴性选择，这掀起了一股研究 T 细胞凋亡的热潮。

胸腺就像一所军校，T 细胞在这里接受“教育”和“选择”。阳性选择，指的是淘汰看见“坏蛋”却不战斗的 T 细胞；阴性选择指的是淘汰看见好细胞却误杀的 T 细胞。经过双重选择，能够辨明敌我的 T 细胞才能活下来。现实很残酷，90% 的 T 细胞死亡，活下来的 10% 在胸腺学校分成不同专业的类型，通过血液循环进入人体组织，同心协力对抗“异己”。

多细胞之间的合作构成了生命的基石，其协调合作程度可能超过人类社会，细胞甚至会为了整个生物体的利益而选择自杀。

既然 T 细胞会死亡，那么引起 T 细胞凋亡的信号蛋白是什么呢？

1989 年，研究生石田靖雅向导师本庶佑提出自己想法：“我想寻找与 T 细胞凋亡相关的基因。”一直以来，本庶佑都是研究 B 细胞和抗体多样性。而且，他曾在 1984 年想克隆 T 细胞受体的基因，但输了这一场竞争。因此，他对 T 细胞的研究不感兴趣。由于石田提交的研究方案具有很高的科学性和可行性，本庶佑便说：“我们试试看。”

学术自由是京都大学的办校方针。在这样一个自由的科研环境中，本庶佑团队可以选择自己感兴趣，但不会马上产生经济效益的课题，然后安心研究。这样宽松自由的学术环境，也难怪京都大学都诞生了 10 多位诺贝尔奖得主。

1992 年，本庶佑团队在《欧洲分子生物学学会杂志》率先报道了小鼠免疫细胞凋亡的基因。他将这个基因命名为程序性死亡受体 1，简称 PD-1（programmed cell death-1）。2 年后，本庶佑分离出了人类编码 PD-1 的基因序列。但他也遇到了一件尴尬的事情：PD-1 被证实并不参与细胞程序性死亡。这就尴尬了，名字都已经这么起了。对于这个美丽的错误，本庶佑看得开：**“科学具有证伪性，只是阶段性正确。因此，我们不要迷信论文，要懂得纠错。”**

PD-1 蛋白位于细胞膜，如同天线一般，接受和传递信号。到底 PD-1 传递的是什么信号呢？

本来，结果不符合预期，这课题就可以结束了。但本庶佑的好奇心促使他继续探索 PD-1 究竟有什么功能。本庶佑也没有想到，这个决定让他花费了很多年时间。为了理解一个新基因的功能，他采用最经典的方法——基因敲除技术。他在小鼠生殖细胞敲除 PD-1 基因序列，繁殖并筛选出 PD-1 基因敲除的小鼠。花了几年时间，纯合的基因突变小鼠终于诞生。但前 3 个月，PD-1 基因突变小鼠没有任何异常。

几年来，这个课题毫无进展，学生毕业无望啊。“这位学生很心急，好失望，直掉眼泪。”本庶佑回忆道，“终于有一天，他笑着找我，他等到了那一刻，PD-1 敲除小鼠生病了。”

本庶佑和湊长博（Nagahiro Minato）开展合作，利用了多种动物模型开展实验，得到了类似的结果：小鼠缺乏 PD-1 会发生自体免疫疾病。PD-1 缺失导致免疫反应过强，会把机体正常细胞识别为“敌人”而加以攻击。1999 年 8 月，本庶佑团队在《免疫学》杂志上报道了这一成果。历经 10 年的探索，本庶佑终于找到了真相：PD-1 是免疫系统的“刹车”。

一直以来，本庶佑致力于研究抗体多样性和自身免疫疾病，他没有意识到 PD-1 对癌症治疗多么重要。至于松开这个免疫刹车，来治疗癌症这个想法，则是其他科学家发现的拼图。

四、PD-1 与癌症

1999 年 12 月，当本庶佑发现 PD-1 负调控免疫反应后 4 个月，陈列平在《自然医学》上报道了一个叫作 B7-H1 的蛋白也负责调控免疫反应。2002 年，陈列平发现 B7-H1 在多种癌细胞上表达（见十五节）。故事发展到这里，就变得复杂，并充满江湖味了。B7-H1 就是 PD-1 的配体 PD-L1（programmed death-ligand 1，程序性死亡配体 1）。那么是谁把 PD-1 和 PD-L1 串联在一起的？

1998 年 7 月 27 日，在哈佛大学医学院的一个实验室里，戈登·弗里曼（Gordon Freeman）坐在电脑前，嘴角闪过一丝微笑。10 多年以前，当他加入李·纳德勒实验室做博士后研究时，他就开始研究 T 细胞活化与增殖的开关（B7 分子）。

此时，弗里曼之所以微微一笑，是因为他以 B7 分子为诱饵，在基因库中“钓鱼”，搜索到了一个新型“生命密码”。当时已知的 B7 分子都只在免疫细胞上表达。有趣的是，这个新型序列竟然来自人类卵巢癌。

事出反常必有妖。于是，弗里曼做了一个人生最重要的决定：解码这个新型序列。他将这个新序列称为“292”。1999 年 7 月，弗里曼委托哈佛大学附近的遗传学研究所（Genetics Institute，GI 公司）寻找“292”的受体。

配体与受体相互作用，就像一把钥匙开一把锁，能够特异性引起生物效应。

当弗里曼决定研究“292”的两个月后，即 1998 年 9 月，本庶佑在一次会后的晚餐中与克里夫·伍德（Clive Wood）提及寻找 PD-1 配体的情况。“我实验室中的多名学生试图找到 PD-1 的配体，但均以失败告终。”伍德时任 GI 公司免疫学研究室主任，擅长寻找配体。两人相谈甚欢，很快确定合作关系。不久后，本庶佑将 PD-1 蛋白等实验材料寄送给伍德，用于鉴定配体。然而，伍德最初的实验未能鉴定出 PD-1 的配体。一年后，伍德参与了 GI 公司与弗里曼的合作研究。

伍德突然产生一个预感，弗里曼要寻找“292”的受体，本庶佑要寻找 PD-1 的配体，两者会不会是一对呢？

伍德的实验结果证实了假设：PD-1 和“292”真的结合在一起了！伍德便提议本庶佑、弗里曼和自己见面。三个人都很高兴，便将“292”更名为 PD-L1。此后，三人开展了密切友好的合作。他们证实，PD-1 抗体可以阻断 PD-1/PD-L1 的结合。于是，他们共同在《实验医学杂志》和《自然医学》杂志上发表了合作成果。

1999 年 11 月 10 日，弗里曼和伍德提交了临时专利申请。该专利要求保护通过激活或阻断 PD-1/PD-L1 信号通路来调节免疫应答的方法。有意思的是，该申请仅列出了他们两人作为共同发明人，并没有告知本庶佑。2000 年 6 月，本庶佑得知临时专利申请的存在，便开始交涉要求加入共同发明人名单。历经两年的艰难沟通，GI 公司律师依然表示拒绝。

对于不公正的对待和不坦诚的态度，本庶佑愤怒了。2002 年 7 月 3 日，本庶佑联合小野制药提交了自己的专利申请，保护了通过阻断 PD-1/PD-L1 通路治疗癌症的方法。当然，发明人排除了弗里曼和伍德。后来，陈列平也卷入了这场专利斗争。接下来十几年，是无休止的专利诉讼。

虽然这些科学家的关系最终恶化了，但他们都为 PD-1/PD-L1 通路做出了重大贡献。他们的贡献给癌症治疗带来了革新，给患者带来了希望，这才是最激动人心的。

五、成功之道

对大众来说，基础科学枯燥乏味。但本庶佑抱着好奇心，去做自己感兴趣的基础科学研究。一直以来，他只是想弄明白 PD-1 到底是怎么回事。随着陈列平和弗里曼揭开了 PD-1 和癌症的奥秘，本庶佑也接受了同事凑长博的建议，开始考虑 PD-1 机制在癌症治疗上的应用。

2002 年起，本庶佑和凑长博一起发表了多篇 PD-1/PD-L1 癌症免疫疗法的文章，并预测了这种疗法比 CTLA-4 药物更安全有效。随后，本庶佑请求小野制药支持开发 PD-1 药物。可是，药物开发投入高、周期长、风险大。小野制药想引入合作伙伴，但没有一家大公司愿意冒险。

后来事情有了转折，一家小公司美达瑞发现了本庶佑于 2002 年申请的专利。当时，美达瑞已经和艾利森合作，并成功开发了 CTLA-4 单抗（见第十三节）。他们主动找到小野制药，于是双方开始合作开发 PD-1 药物。2009 年，百时美施贵宝收购美达瑞，继续推进 PD-1 药物的大规模临床试验。

2014 年，百时美施贵宝的 O 药（Opdivo）和默沙东的 K 药（Keytruda）相继上市，标志着肿瘤免疫治疗时代的到来。如今，多种 PD-1/PD-L1 抗体药物获批上市，遍布黑色素瘤、肺癌、肾癌、膀胱癌、头颈部肿瘤、淋巴瘤、胃癌、肠癌、食管癌和肝癌等 10 多种癌症（见附录一）。一时间，免疫治疗成了癌症治疗领域最引人注目的疗法。

对于 PD-1 药物的成功，弗里曼表示遗憾："我母亲得肺癌 9 个月后便去世了，她接受的是标准治疗和放疗，病情发展太快了。要是这一切来得更早该有多好。"人生不如意之事十有八九。不久后，他很失意："诺贝尔奖委员会没有认可我的贡献，我也很失望。"

2018 年 10 月 1 日，诺贝尔生理学或医学奖揭晓，本庶佑和艾利森获奖，以表彰他们“通过抑制负免疫调节在癌症治疗方面的发现”。第二天，本庶佑就宣布：“将所有奖金捐献给京都大学，用以支持基础科学研究。”当人们涌向本庶佑，祝贺他荣获诺贝尔奖时，他平静地说：“PD-1 在癌症免疫疗法上的应用，是我多年从事抗体多样性科研之路上的意外之喜。幸运的是，正是因为这一不期而遇，我获得了诺贝尔奖。”

“在探索过程中，你总会与意外不期而遇。请为这种相遇做好准备，这可能会指引你为这个世界带来重大发现。我们通往真理的道路，常常是出乎意料的。因此，你的好奇心（curiosity）很重要，它通常会与这个世界上的重大问题息息相关；然后，你需要有勇气（courage）去挑战（challenge）重大问题。当你遇到很多困难时，你需要坚持（continuation）和专注（concentrate）。在这过程中，你就会产生自信（confidence）。”这 6 个“C”就是本庶佑独创的成功之道。

这“6C”之道，隐约透露了本庶佑那充满哲学思维的一面。2005 年，本庶佑退休时，京都大学为他制作了一本纪念册。他拿出毛笔，在封面写上“混沌”二字作为书名，颇有深意。在一次采访中，本庶佑透露了其哲学思维的起源：“我在读高中时就接触到中国哲学。我喜欢道家老子和庄子的哲学，但我不喜欢孔子的学说。孔子强调秩序、组织、制度，每个人在社会里都要对应到一个对的位置上。可是，道家混沌的概念不一样，它有无限的可能性。我认为这是思考宇宙天地很好的方法，你可以在其中找到无限的可能与未来。”

当他思考天地混沌时，有时候会想起在山口县的年少锦时。1945 年 8 月 6 日，毗邻山口县的广岛市，突然腾起一朵硕大的蘑菇云。原子弹爆炸后，广岛一片废墟，14 万人死亡。在山口县时，少年本庶佑看到父亲医治过很多核辐射致残、致癌的患者。这颗稚嫩的心灵早早就体会到，核辐射太可怕了。当时的科学家预计，核爆炸以及核辐射的影响将持续上百年，核污染地区会寸草不生，人类无法居住。可以想象，那是一个黑色、混沌、失控的世界。

可是，在这毁灭与混沌之中，天地万物悄悄生长、修复和变化。20 世纪 70 年代，当本庶佑从美国回到日本时，他惊奇地发现：广岛一片生机勃勃，竟被联合国评为宜居城市。原来，我们低估了大自然和生命的修复能力。这也引发了本庶佑的思考：“我们从大自然发现了什么，又学到了什么？”

道法自然与混沌的道家思想，实在博大精深。从抬头仰望宇宙的点点星光，到低头探索生命宇宙的奥秘，本庶佑的一生都在思考生命的本质与可能。本庶佑终于发现，免疫系统具有强大的修复能力，竟然是癌症的一种解决方案。为什么免疫疗法是这个时代最有前景的癌症治疗方案?

因为生命的自我修复能力，超乎我们的想象。

第十五节　激浊扬清

对抗癌症应该是免疫增强化还是免疫正常化？

圣意勤勤，欲流清荡浊，扶正黜邪。

——蔡邕《对诏问灾异》

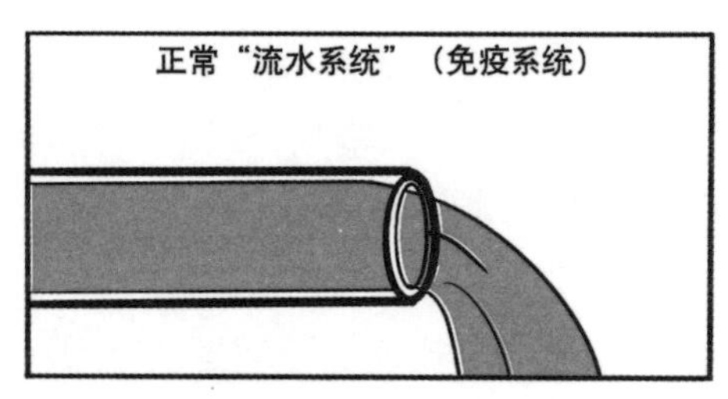

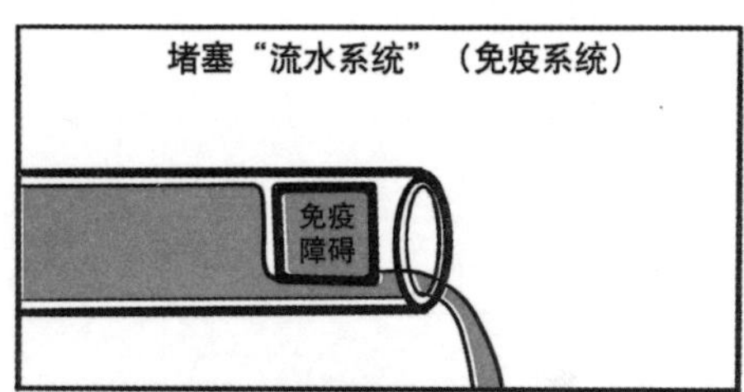

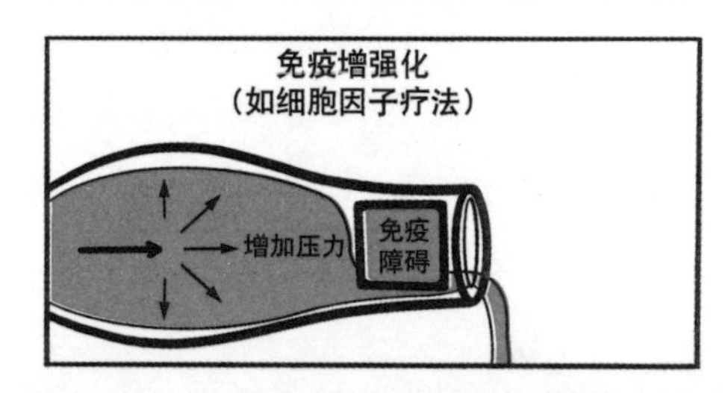

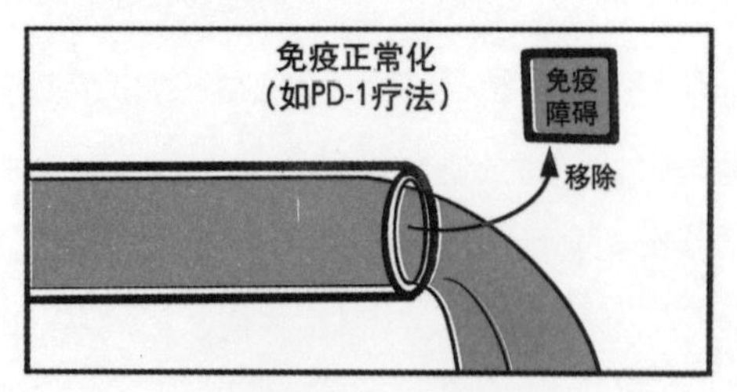

扫黑除恶，弘扬正气

一、中华派

当本庶佑和艾利森捧起诺贝尔奖时，陈列平错失良机。但他为癌症治疗带来的，远比一座诺贝尔奖杯更重要。

1977 年 12 月，关上十余年的高考大门再次开启，570 万考生涌入考场。时代的洪流终于将希望带来，寒冬即将过去。第二年春，幸运学子进入了高等学府。在这个时代的洪流中，陈列平也抓住了历史机遇，从插队的农村考进了福建医科大学。这一年，陈列平 21 岁。

当陈列平进入大学的这一年，中美两国《中美建交公报》发表，中国连接全球的大门豁然敞开。美国总统卡特积极推进中美外交关系的正常化，为中国学者赴美留学奠定了基础。得益于此，陈列平后来能够顺利赴美深造。卡特也没有意料到，40 多年后，他的晚期黑色素瘤治愈，正是得益于陈列平的研究。

人生的迷人之处，就在于它无法预估。

1982 年夏天，陈列平从福建医科大学毕业，分配到肿瘤科做医生。这位年轻人曾是校篮球队队长，热爱运动，进取心满满。自来到一线，他就立志："我要成为一名治病救人的肿瘤医生。"但在 20 世纪 80 年代，肿瘤治疗手段十分落后，只有极少数化疗药物可用，且毒性巨大。陈列平目睹患者饱受癌症治疗的折磨，一个个痛苦地离开。有一种深深的无力感，在他心里慢慢生长。陈列平心想："我天天看到这样的情况，但什么都做不了，然后看着患者去世，这真是令人沮丧。"

如何才能改变现状呢？陈列平艰难说服家人后，毅然辞去医生这个"铁饭碗"。未来何去何从他也不知道，但他相信：只有对癌症的整体认知水平提高了，医生才有可能给患者提供更好的药物治疗。

1983 年，陈列平考上了北京协和医学院的研究生。他的专业方向是肿瘤免疫学，主要研究巨噬细胞（免疫系统的清道夫）怎么吞噬癌细胞。同学们大多是从综合性大学来的，基础扎实，朝气蓬勃。陈列平意识到，在一帮同学里面，自己算年纪比较大的了。因此，他特别珍惜来之不易的求学机会，平时话不多，但格外的勤奋与专注。即使是寒冷的冬夜，他也经常跑去做实验。从那时起，无论环境如何改变，他都专注于肿瘤免疫学。

天道酬勤，陈列平入学两三年，就开始发表论文。当时，他们的文章主要是发在中国体制内的学术刊物上，如《中华免疫》和《中华医学》之类的杂志。行业人士称这些刊物为“中华派”。出身中华派的陈列平并不满足现状，萌发了出国深造的念头。

1986 年，陈列平申请到美国做访问学者，随后转读博士学位。古语说，三十而立。陈列平 30 岁才开始读博，在一个文化习惯截然不同的异国他乡，还是挺不容易的。他坦承：“毕竟已经习惯了赖以成长的社会文化，大多数人搬到一个新国家后，至少五年会感到不舒适。”

1990 年，当陈列平在德雷塞尔大学拿到博士学位时，他陷入了艰难的选择。站在人生的十字路口，总要面临许多选择，而选择就意味着要付出机会成本。陈列平也很纠结：留在学术界继续做基础研究，去医学界做医生，还是去工业界做转化研究？

二、靶向治疗时代崛起

1990 年，陈列平独闯西雅图，加入著名药企百时美施贵宝。在百时美施贵宝里，陈列平开始肿瘤免疫学的前沿研究。1992 年，陈列平在顶级杂志《细胞》上发表论文，自此崭露头角。陈列平第一次将 CTLA-4/CD28 的配体 B7 引入肿瘤免疫，发现了激活免疫反应能够清除肿瘤。这项创新工作，开辟了免疫激动剂治疗肿瘤的新领域，也启发了 CTLA-4 抗体治疗癌症的后续研究。

在百时美施贵宝，陈列平主要从事免疫增强化的研究，这就像是给免疫细胞“踩油门”。可是，这个“油门”容易踩过头，诱发免疫“车祸”。更何况，癌症患者本身就具有完整的免疫系统，为何还会产生肿瘤呢？

陈列平不停地思考，突然在某一刻，灵光一闪：“不是所有免疫细胞都出问题，只是肿瘤在其微环境中会产生免疫抑制的机制？”肿瘤微环境是肿瘤赖以生存的“土壤”。早在 1889 年，斯蒂芬·佩吉特就提出“种子与土壤”假说，认为癌细胞是“种子”，肿瘤微环境是支持肿瘤发展壮大的“土壤”。

于是，陈列平提出一种新假说：肿瘤微环境中存在“免疫逃逸分子”。这些分子能够蒙蔽免疫系统的眼睛，帮助肿瘤逃脱免疫系统的追杀。免疫逃脱分子究竟是什么呢？这个想法驱使陈列平深入研究肿瘤微环境，寻找答案。

但此时，肿瘤治疗的时代发生了大变革。

20 世纪 90 年代，随着人类在基因层面上逐渐揭示癌症的发病机理，肿瘤基因组学如日中天。肿瘤基因组学家宣称："只要我们了解癌症发生和发展的驱动基因，针对性设计相应的药物，就能够特异性地抑制癌症。"这波浪潮转变为靶向疗法的临床革命。

制药不再是漫无目的地测试各种化合物，而是针对特定致癌"靶点"研发解决方案。20 世纪 90 年代中，伊马替尼（格列卫）治疗慢性粒细胞白血病大获成功，九成患者通过吃药即可控制癌症。伊马替尼能够精准地作用于癌细胞的发病机制，它的出现代表了精准治疗时代的到来。自此，各大药厂纷纷转向小分子靶向药物，"替尼"类药物的研发红得发紫。"替尼"是一个小词根，它代表了"指哪儿打哪儿"，这类小分子靶向药物，逐渐成为各大制药公司的"宠儿"。

1997 年春，西雅图的天气乍暖还寒。百时美施贵宝领导对陈列平说："公司决定关闭整个肿瘤免疫治疗研发部门。如果你选择留下，就得放弃肿瘤免疫的研究，从事小分子药物的研发。"时代的洪流下，掩盖了太多的无奈。虽然主流已经冷落了肿瘤免疫学，但是陈列平不愿随波逐流，他坚守自己的兴趣。多年以后，百时美施贵宝才意识到自己失去了什么。

无奈之下，陈列平转战梅奥医学中心，默默探索肿瘤免疫的曙光。梅奥医学中心就是传说中给美国总统看病的地方。在这里，陈列平可以方便获取肿瘤研究样本。得益于此，他很快就在肿瘤微环境中找到了答案。1999 年，陈列平在《自然医学》首次报道了 B7-H1 分子（也就是日后大名鼎鼎的 PD-L1），并证明这个分子具有免疫抑制的功能。2002 年，陈列平再次在《自然医学》上率先报道了 PD-L1 在多种癌细胞表面大量生成。有意思的是，它的生成主要是由 γ 干扰素所诱导。陈列平突然就想到，T 细胞和肿瘤接触，释放 γ 干扰素，激活 PD-1/L1 通路，这就诱导出局部的免疫抑制。

在论文摘要中，他富有前瞻性地写道："这些发现可能带来基于 T 细胞的癌症免疫疗法。"遗憾的是，科学界忽略了陈列平的观点。

三、肿瘤免疫的低谷

就在靶向治疗如日中天的时期，陈列平默默做研究，默默发论文。“谁终将声震人间，必长久深自缄默。”

他深入研究PD-L1分子的生理功能，并发表了一系列的文章。他验证了PD-L1通路作为药物靶点的安全性。2005年，陈列平在《细胞研究》发表成果：在动物体内模型中，**用抗体阻断PD-L1或PD-1途径，都可以提高抗肿瘤免疫反应，从而消灭肿瘤。**

这一年，陈列平48岁，他的研究为以后的“神药”研发奠定了坚实基础。

过去十余年，他孤独探索，将涓涓细流，慢慢汇集成大江大海。此时，陈列平的内心充满了憧憬：“抑制PD-1/L1通路以唤醒免疫系统，也许能在人体癌症治疗上大放光彩。”

“然而，大多数人并没有很好地接受这个新概念。”陈列平回忆道，“当时，肿瘤免疫学家使用增强免疫反应的办法来对抗癌症。他们不相信PD-L1这种分子会在肿瘤的微环境中选择性地起作用。”毕竟，肿瘤微环境那么复杂多变，用抗体阻断PD-1/L1这一条通路，就可以清除肿瘤，这怎么可能呢？

早在20世纪50年代，科学家就发现人体的免疫系统能够抑制肿瘤的生长。在肿瘤中常常存在大量的淋巴细胞，而且从肿瘤中也可分离出能杀死癌细胞的淋巴细胞（见第二十一节）。令人困惑的是，肿瘤微环境中的淋巴细胞却无法扼制癌症生长。癌细胞仿佛在说：“你打你的，我长我的。”

传统观点认为：肿瘤生长和免疫反应就像是一条赛道上的竞赛。如果免疫反应弱于肿瘤生长的速度，那么肿瘤就会不断生长。如果免疫反应超过肿瘤生长，那么肿瘤就会受到抑制。基于这个假设，肿瘤免疫学的主流是增强免疫反应来对抗癌症。在过去几十年里，给免疫系统“踩油门”的方法包括肿瘤疫苗、细胞因子、细胞疗法和溶瘤病毒等。这些方法把免疫反应提高到一个正常以上或者正常水平达不到的强度。但是，这些免疫增强化的疗法在治疗实体瘤的临床试验中，都以失败告终。

尤其是千禧年初，肿瘤疫苗的失败，导致肿瘤免疫治疗处于低谷时期。陈列平回忆道:“当时很多人认为免疫系统对治疗癌症没用，不少人也撤出了这个领域。我们这批留下来研究免疫疗法的人都是死硬分子。”

陈列平不但死硬坚守，还持有“非主流”的观点:“肿瘤微环境产生强烈的免疫抑制，不管你如何增强身体其他部位的免疫系统，但是肿瘤部位依然可以关闭免疫防御反应。”他的想法是:局部化治疗肿瘤微环境，通过抗体松开被肿瘤拽住的“刹车”，让T细胞能顺利往前跑，从而消灭癌细胞。然而，肿瘤免疫的大环境处于低谷，梅奥医学中心的小环境比较保守，陈列平想要开展人体临床试验，是不可能的了。

时代的车轮滚滚向前，个人如何才能掀开新篇章呢?

四、掀开时代新篇章

2004年，陈列平远走约翰斯·霍普金斯大学。在这里，陈列平遇到了另一个失意人德鲁·帕多尔（Drew Pardoll)。帕多尔开发肿瘤疫苗，到处碰壁，进入了职业生涯的低谷。陈列平一直向帕多尔和苏珊妮·托帕利安（Suzanne Topalian）夫妇介绍PD-1/L1的重要性。虽然肿瘤疫苗能够诱导T细胞免疫反应，但是这种反应无法在临床上体现出药效来。为什么会这样?很大可能就是肿瘤创造了一个恶劣的微环境，抑制了T细胞的功能。

苏珊妮曾参与过CTLA-4抗体的临床试验研究，这种免疫疗法属于全身性免疫反应的增强，会导致不良反应的比例居高不下。陈列平对苏珊妮说:“肿瘤患者的免疫系统和正常人是不同的，但大家一直忽视这个问题。PD-1/L1抗体的机制不同于以往的任何药物，既不是直接地针对肿瘤，也不是简单地调节免疫细胞，而是特异性地针对肿瘤微环境中关键免疫逃逸机制，通过改善肿瘤微环境来清除肿瘤。这样的话，毒副作用就小得多了。”苏珊妮十分认可陈列平的观点。

当时，百时美施贵宝正在推进CTLA-4抗体药物的临床试验，但PD-1的优越性一目了然。因此，百时美施贵宝开始重视陈列平的理念。陈列平的理念是，只有局部化治疗肿瘤微环境的免疫逃逸机制，才更加安全有效，这个理念在当时还是比较超前的。多年以后的事实才证明，靶向PD-1/L1效果比CTLA-4要好太多，不良反应也小很多。回想 1997 年，百时美施贵宝转向靶向疗法，错失了陈列平，真的错失了发展免疫疗法的先机。

百时美施贵宝高层开始认识到："免疫疗法是癌症治疗的未来。"他们立即调整战略，将整个公司重组为专注于肿瘤免疫。把鸡蛋全部放在肿瘤免疫这个篮子里，这绝对是一场勇敢的赌博，冒着一切风险，也要全力以赴。百时美施贵宝通过收购美达瑞公司，拥有了 PD-1 抗体（纳武单抗），并和陈列平重新建立了联系。

2006 年，这是一个转折点。历经了两年多的讨论和准备，陈列平和苏珊妮合作发起了世界上首个 PD-1 抗体的一期临床试验，这就是日后鼎鼎大名的 O 药。

2006 年，一名 60 多岁的晚期结肠癌患者，来到约翰斯 · 霍普金斯大学医院。他试过放化疗和靶向治疗等，都失败了。他的肠道肿瘤很大，肺里面也有很多转移肿瘤。患者已经无药可救，病情发展迅速，陈列平团队选择冒险实施实验疗法。新的临床试验充满不确定性，药效未知，风险未知，会带来生的希望吗？

医生给患者打了一针 PD-1 抗体。3 个月后，全身扫描时，他的肿瘤完全消失了。陈列平回忆道："当时，几乎没有人相信这个结果，都认为诊断结果有误。后来医生重新检查，发现他完全治愈。我们还开了一个庆祝会。"

为了推动 PD-1 抗体的临床试验，陈列平准备了 10 年。早期的临床试验显示，部分患者的肿瘤确实消退了。但怀疑论者称试验规模太小。为了实现有数百名患者参与测试 PD-1 抗体的大型临床试验，陈列平用了 6 年。而他得到的肿瘤消退的数据，则再一次令众人震惊。在一些患者中，癌症完全消失，并且不再复发。陈列平很兴奋："人们开始相信，这是真的了。"

2012 年，PD-1 抗体首次临床试验结果在《新英格兰医学杂志》发表。接受多线治疗失败的转移性黑色素瘤、结直肠癌、非小细胞肺癌、前列腺癌或肾癌等患者，经 PD-1 抗体治疗后都产生药效。陈列平 15 年的努力，终于转化为看得见的成效。

免疫疗法有三个特点：一是**可及性**，能够治疗广泛转移和"无药可治"的晚期癌症患者；二是有**广谱性**，可以治疗多种不同的癌症；三是有**持久性**，由于免疫系统具有记忆功能，免疫疗法一旦起效，部分患者能实现临床治愈（治疗 5 年后没有复发或转移）。

“十年饮冰，难凉热血。”自此，人类进入了免疫治疗划时代的新篇章。

五、错过诺贝尔奖难过半分钟

当陈列平在异国他乡取得成功后，他常常想起20世纪80年代自己在国内肿瘤科工作的场景。同时，他产生了回国的念头：“我要让国内的患者也能早日用上免疫疗法。”

2006年，当陈列平在美国发起第一个PD-1抗体临床试验时，中国医药界正在经历变革。从2000年至2006年间，中国仿制药高速发展，中国药品审批进入“膨胀期”，大量仿制药获批。此时，国内对小分子靶向药物的热情，甚至达到了某种癫狂的程度。

2008年，PD-1抗体一期临床试验取得了确定性进展。陈列平飞回中国，他想率先在国内开启肿瘤免疫治疗的时代，但他遭到了冷遇。陈列平也很无奈，在肿瘤免疫治疗领域，中国错过了发展先机。此后，他一直寻找机会回国。直到2012年，抗PD-1药物一/二期临床试验结束，结果喜人。陈列平花了很多时间准备申请材料，打算申请重大科研项目转化。但评委并没有认可这项工作的重要性，陈列平又一次失败了。

陈列平带着失望的心情回到了家乡，回到了福建医科大学，他的母亲是该校的教授。2013年，陈列平从母校福建医科大学获得支持，这才在中国组建了实验室。母校老师笑着对陈列平说：“之前你曾多次勇夺福建省的运动冠军，我们都认为你是运动员的苗子。没想到啊，你在科研路上披荆斩棘，成为了科学家。”

陈列平也没有想到，当自己建立国内实验室时，先机已失。就在这一年，免疫疗法被评为年度最重要的科学突破。2014年，PD-1抗体在美国获批上市。随后，PD-1/L1抗体一路披荆斩棘，在黑色素瘤、非小细胞肺癌、头颈部肿瘤等10多个癌种中找到突破口，并逐渐跻身一线治疗的药物（见附录一）。直到2018年6月，免疫疗法才在中国拉开了序幕，中国患者终于用上了免疫疗法（见第十八节）。

美国科学界也是论资排辈的。相对许多“学术巨星”来说，陈列平属于“无宗无派”。在这种情况下，陈列平凭着执着，一路打拼20年。其PD-1/L1的研究工作，跨越了基础研究、转化研究到临床实践，给无数癌症患者带来了福音。当艾利森和本庶佑在世界各地极力宣传自己的工作时，陈列平依然在低调、勤恳、孤独地探索。

他会得到公正的评价吗？

2014 年 8 月 1 日，陈列平获得了肿瘤免疫学顶级大奖——威廉·科利奖。更重要的是，2017 年 6 月 7 日，陈列平荣获“沃伦·阿尔珀特奖”。只有在人类疾病预防、治疗以及帮助人类深刻认识疾病领域做出杰出贡献的科学家，才有资格捧起这个大奖。在历届阿尔珀特奖获得者中，有不少还获得了诺贝尔奖，其中包括屠呦呦。1969 年，屠呦呦临危受命，在设备落后和环境艰苦的情况下，带领团队克服重重困难，发现了青蒿素，拯救了全球数百万人的生命。2015 年，屠呦呦成为了中国首位诺贝尔生理学或医学奖的获得者。此时，中国大众才发现这么一个鲜为人知的“三无”科学家（无博士学位、留洋背景和院士头衔）。这才是我们要追的星。

2018 年 10 月以前，陈列平一度被视为有潜力摘得诺贝尔奖的科学家。当 2018 年诺贝尔奖宣布获奖名单时，他却不在其中。这激起了一阵舆论波澜，不少人都表示遗憾：“这是华人科学家遭遇的隐性歧视与不公正对待。”但陈列平在媒体采访中回应：“我曾经也感觉有点伤心，但是也就伤心了 30 秒，一分钟后我就不伤心了。”

在他看来，PD-1/L1 属于过去。如今，他的工作是致力于解决 80% 的患者对 PD-1/L1 抗体治疗无效的问题。对于艾利森所说的免疫检查点理论，陈列平认为该理论会给免疫治疗的药物研发带来误导。抑制性免疫分子就可以作为“免疫检查点”来治疗肿瘤吗？2018 年，免疫学家刘阳发现，CTLA-4 抗体（伊匹木单抗）在免疫治疗中的免疫检查点假说并不成立。伊匹木单抗并非通过阻断 CTLA-4/B7 互作而发挥抗癌效果，而是通过清除肿瘤局部调节性 T 细胞来发挥疗效。

这反而暗示了重塑肿瘤微环境的重要性。

六、激浊扬清

陈列平20多年的努力，见证了肿瘤治疗思路的变革：从肿瘤分子生物学的时代，到肿瘤微环境的时代。一步一个脚印，每个人都能成为这个伟大时代的一部分。

如今，在肿瘤领域，改造肿瘤微环境，是攻克癌症的关键所在。我们可以采取两种策略来实现目标：①将治疗重点从对癌细胞本身的打击，转移到破坏维持肿瘤生长和生存的微环境上来；②改善免疫微环境，充分调动免疫系统，使其能像清除感染一样消除癌细胞。重塑环境，激浊扬清，潜力巨大。举个例子，在2020年，MSK癌症中心的李明提出了“癌症环境免疫疗法”。与激活免疫系统对抗癌细胞的“正面迎敌”相比，通过激活免疫系统去重塑肿瘤微环境，修剪滋养癌细胞的血管，也能“迂回”地使癌细胞因缺氧而死。

肿瘤微环境与免疫系统之间的相互作用确实非常复杂，如何让更多患者获益呢？陈列平不忘初心，不断前行。如今，他转战耶鲁大学，担任肿瘤中心免疫学部主任。不管身份怎么变，他的兴趣一直都没有变，始终聚焦于癌症免疫疗法。他现在的身份很多，在实验室从事基础研究，开公司做转化研究，在医院开展临床研究。陈列平承认：“做研究、做企业、做临床，需要了解三种不同的语言，做到这一点并不容易。”目前，基于陈列平实验室的发现，除了PD-1/L1抗体外，还有多个候选药物（LAG-3、S15等抗体）进入临床试验，并取得了积极结果，有望为PD-1耐药的患者提供新希望。

“如果我只专注基础科学研究，那么我可能会发表比现在多一倍的文章。”如今，对陈列平来说，发表文章已经不再是最重要的事情了。毕竟，治病救人才是初心，那颗在1982年25岁进入肿瘤科所产生的初心从未改变。

很多药厂认为癌症可以变成慢性疾病。但陈列平的愿景是：**“我们要治愈肿瘤，而不是终身服药。”**

陈列平之所以亲力亲为，费时费力地做临床、做企业，初衷还是希望通过自己的努力，研发出治愈性药物。从这个意义上，我们更能理解陈列平为何自称是个“孤独的探索者”。20年来，不被主流学界认可，他孤独探索。如今，当大家争相涌入 PD-1 赛道时，他急流勇退，孤独探索其他免疫逃逸通路。

走近陈列平的世界，你可以感受到，**人生最本原的东西，其实并不在世界最喧闹的地方，也不在最辉煌的一刻。**

一有时间，陈列平就飞回中国，回到家乡，回到梦开始的地方，上课、演讲、讨论……在肿瘤免疫处于低谷的 10 年，陈列平的讲座，常常只有一二十名听众。如今陈列平的演讲，座无空席。2019 年 6 月 29，天津热浪滚滚，中国肿瘤免疫治疗会议在此隆重举办。陈列平戴着黑框眼镜，目光如炬，在讲坛上娓娓道来。

“免疫系统受到精细和微妙的调控，增强免疫力是一种危险的做法。我以水管为例做一个比喻。正常情况下的免疫反应，好比水流正常流通。一旦水管中间出现了阻断，水流就无法通过。阻断的地方好比是肿瘤发生的位置。解决的方法之一是增强水压，强行让水流通过（免疫增强化）；还有一种方法是找到缺陷的部位，选择性地去除阻碍，让水流通过（免疫正常化）。抗 PD 疗法使用的就是后一种方法：找到肿瘤微环境中抑制免疫反应的通路，然后阻断这一通路，让免疫反应恢复正常。因此，我最近提出了免疫正常化的概念，将恶化的肿瘤微环境调整为正常状态，从而治疗癌症。”

“免疫正常化”理论为癌症免疫治疗提供了一个全新的框架，意义深远。陈列平出身中华派，所提出的理论闪烁着中华文化的智慧。中国古语云：“正气存内，邪不可干。”在肿瘤微环境内，有太多邪恶的帮凶。

“激浊扬清，祛邪扶正”，才是治疗肿瘤的正道。

第十六节　守正用奇

哪些因素影响免疫疗法的疗效?

以正治国，以奇用兵。

——老子《道德经》

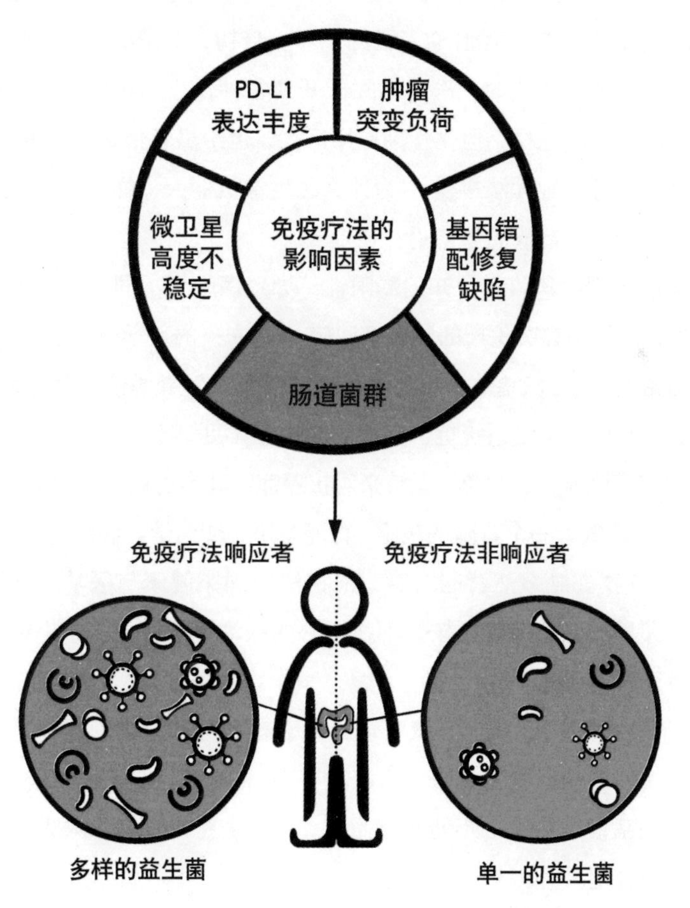

免疫疗法灵不灵，得看肠道菌群的“脸色”

一、冒险之旅

“如果生活环境不适合自己，该怎么办呢？”劳伦斯·齐特沃格尔（Laurence Zitvogel）在很小的时候，就开始思考这个问题。

劳伦斯的童年在法国巴黎西郊的叙雷纳公社度过。1968 年，当“五月风暴”正在席卷整个公社，她目睹了学生罢课、工人罢工，还有小伙伴被白人枪杀。在充斥着政治动荡和种族歧视的社会氛围中，让人糟心的事太多了。在这种环境下，劳伦斯的心灵比常人早熟得更快。她早早就下定决心：“我要离开叙雷纳小镇，我要出人头地。”正是这个想法鞭策她努力学习，开始走上了科学冒险之旅。

1980 年中，劳伦斯开始肿瘤专科的学习。最初，劳伦斯满怀信心，准备在肿瘤治疗上学有所成。在当时，医生们除了开具各种化疗药物以外，能给肿瘤患者的治疗也没有更好的选择。但化疗副作用巨大，也给患者带来了严重的身心折磨。这样的肿瘤学教育让她无法接受：“为什么医生像机器人一样开药，难道他们看不到这样的治疗对患者造成的痛苦吗？”

也许是因为现阶段科学认知的局限性，导致医学无法同时兼顾生命的长度与质量。一个想法开始在劳伦斯的脑海里回旋：“让先进的科学引领医学的发展”。

就在劳伦斯有了这个想法时，一个契机出现了。罗森博格发现刺激免疫系统可以治疗癌症，开启了免疫系统抗击癌症的新纪元（见第十九节）。劳伦斯迫不及待地想知道：“到底该如何刺激免疫系统来对抗癌症？其中的运作机理又是怎样的？”

1988 年，她做了一个冒险的决定：暂停学医，转而学习肿瘤免疫学。这一年，劳伦斯年仅 25 岁。她毅然背起行囊，前往法国国家健康与医学研究院，拜师沃尔夫·赫曼弗里德曼。劳伦斯按捺不住内心的激动，期待能探索出治疗肿瘤的新方法。可惜，事与愿违。

劳伦斯的性格比较“轴”，认死理，做事有自己的原则。同样，沃尔夫也是如此。两人始终各执己见，无法说服彼此。性格不合，再努力也无法成事。无奈之下，师生关系仅维持了一年便无疾而终。对于劳伦斯而言，未来何去何从是一个即将面临的难题。

劳伦斯想起初入临床之时，癌症患者的痛苦情景在脑海中挥之不去。此时的她已经没有退路可言。她决定再次出发，向肿瘤免疫学的中心更进一步，离罗森博格更近一点。

劳伦斯继续冒险，远赴美国匹兹堡大学，拜师迈克·洛茨——其导师正是罗森博格。这一次，劳伦斯终于找到了性格匹配的导师。两人充满热情，思维活跃，对所有武装免疫系统的抗癌方案都持开放态度。一切潜在的方案，他们都认为值得探索。“万一成了呢，那将造福多少患者啊。”一想到这，劳伦斯就开足马力，全速前进。

于是，劳伦斯开始了对树突细胞疫苗的研究。树突细胞可以侦查到癌细胞，并且指挥攻击部队的淋巴细胞攻击癌细胞（见第九节）。劳伦斯在美国 5 年，成果显著，是时候学成归国了。

二、性别偏见

就在劳伦斯回到法国不久，她遇到了圭多·克勒默。克勒默是细胞生物学家，理论归纳方面很有天赋；劳伦斯是免疫学家和肿瘤临床专家，提出的问题更加实际。两人相互欣赏，碰出了爱的火花，在科学的江湖中很快就有了他俩的传说。

20 世纪 90 年代中期，克勒默是细胞凋亡领域的一代宗师。细胞凋亡是一种程序性细胞死亡的过程。实际上，细胞有多种不同死法：细胞凋亡、坏死、自噬和焦亡等。癌细胞的一个特征就是逃避细胞死亡。简言之，**癌细胞不是有偷生的绝技，而是不知道如何“好死”。**

如何让癌细胞“好死”呢？

劳伦斯遇到克勒默后，开始涉足细胞凋亡领域，并结合自己擅长的免疫学，开创了一个交叉领域。经典的凋亡是非免疫原性的，即不会引起免疫清除。劳伦斯发现，不同的化疗药物能够引起不同的细胞死法。有的死法留下了特殊信号，激活免疫系统，让其能识别死亡细胞特征，然后去搜索并清除类似的细胞。基于此，劳伦斯和克勒默共同提出了一个新概念——**免疫原性细胞死亡**（immunogenic cell death）。

曾经，劳伦斯对化疗药物痛恨至极。如今，她对化疗有了新认知。有的化疗药物竟然能够引起“免疫原性细胞死亡”，不但能够杀死癌细胞，还能“教育”免疫系统去扫除残余的癌细胞。这可谓是“老狗也能学会新把戏”。于是，劳伦斯和克勒默开始研究如何调控肿瘤的死亡方式，尤其是免疫原性细胞死亡，并提出抗肿瘤的新策略。

马瑜婷从华中科技大学毕业后来到法国巴黎，先后师从于劳伦斯和克勒默。她回忆道：“克勒默是一个传奇人物，精通八国语言，担任欧洲科学院和德国科学院院士，既是多个杂志的主编，又是细胞死亡领域中引用率最高的科学家。”

他简直是一个科学传奇，是不是因此大家看到的都是克勒默的光芒，而忽略劳伦斯的贡献？后来，劳伦斯申请欧洲基金，试图开展自己的科学研究，但连续两次遭到了拒绝。拒绝理由都是：“你的研究不够独立。”

谁也没想到，世人眼中美满的夫妻关系，却成了她在科研路上的绊脚石。劳伦斯手里拿着拒绝信，内心感到愤怒：哪个成功的男人，背后没有一个默默付出的女人？难道女性只配站在男性背后，无论做多大努力和贡献，都只能被遗忘在角落吗？

回到家后，劳伦斯把拒绝信递给克勒默，生气地说：“你看，这简直令人难以置信。这就是我们的社会，太疯狂了。我现在成了我们的关系和成就的受害者，我必须完全独立出去，制定自己的课题。我要从零开始做起，跟我有关的任何事情，你都不要碰。”

无论什么性别，不管什么年纪，每个人都有无限可能。勇敢向前，乘风破浪吧。

此时，劳伦斯想起了初心——更好地治疗肿瘤患者。作为肿瘤临床专家，她坚持给患者看病，希望能解决实际问题。她回想起30余年的诊疗经验，脑海中回荡着患者的声音：“肠胃不舒服，呕吐，拉肚子……”

一个大胆的想法突然出现：“肠道微生物组与肿瘤治疗有关系吗？”

三、肠道微生物

这个想法过于天马行空，人们无法想象肠道微生物与肿瘤治疗会有关系。劳伦斯想研究微生物组这件事，克勒默和同事们都认为：“肠道微生物组这个想法太玄乎，是发白日梦。”面对丈夫和业界的质疑，劳伦斯只有两个选择，一是放弃这个“白日梦”，二是证明这不是“白日梦”。劳伦斯坚定地选择了后者，如果你有梦想，就要去守卫它。

这个想法确实出奇，但创新本应如此。

劳伦斯开始着手实验，去验证这个“白日梦”。自此开始，她开拓了一个新领域——肠道微生物组与癌症治疗。2013 年，劳伦斯在《科学》杂志发表了独立后的第一个成果。化疗药物（环磷酰胺）能够破坏肠道的黏液层，促进肠道菌进入免疫器官，并激活免疫反应去对抗癌症。更有趣的是，在小鼠实验中，如果把患癌小鼠的肠道微生物破坏后，癌症治疗效果就会变差。这说明，肠道微生物参与了肿瘤治疗，抗癌药物只有在肠道微生物正常时才能有效。

下一个问题就是拓展研究结果的适用范围，肠道微生物会帮助免疫疗法吗？

劳伦斯立即转向研究伊匹木单抗——一种用于治疗晚期黑色素瘤的免疫药物（见第十三节）。经过两年努力，劳伦斯在 2015 年的《科学》杂志发表了研究成果。如果患癌小鼠的肠道微生物遭到破坏，体内肿瘤对伊匹木单抗几乎没有响应。当给它们口服肠道益生菌（多形拟杆菌、脆弱拟杆菌等）后，这些小鼠对免疫疗法就产生了响应。这说明，肠道微生物是影响癌症免疫治疗的关键因素。

就在劳伦斯研究伊匹木单抗时，PD-1 单抗也于 2014 年获得批准用于治疗晚期癌症。这些增强 T 细胞应答的免疫疗法，开创了癌症治疗的新时代。然而，癌症免疫疗法仅对部分患者有效，我们收获的只是冰山一角。

如何提升癌症免疫疗法的疗效呢？

劳伦斯越来越享受她的新方向——肠道微生物组与癌症免疫治疗。自 2015 年公布研究成果后，她不但受到了众多关注，也收到了不少质疑。质疑者指出：“这只是小鼠实验，并不能说明肠道微生物就会影响人体癌症免疫疗法的效果。”虽然面对很多质疑和困难，劳伦斯从没有忘记初心：治病救人，让科学引领医学。

科学界竞争十分惨烈，如果有人赶在你前面发表了文章，就白干一场了。就在劳伦斯准备进一步证明自己时，竞争者出现了。

四、抗癌组合拳

2015 年，就在劳伦斯的研究刊登在《科学》杂志时，同一期的杂志还同时发表了一篇类似的成果。芝加哥大学的临床医生托马斯·加耶夫斯基（Thomas Gajewski）采取了不同的研究方法，但得出了类似的结果。

加耶夫斯基在肠道微生物的研究之前，已经在肿瘤免疫领域奠定了江湖地位。他筛选了大量的基因敲除小鼠，发现干扰素基因刺激因子（STING）基因突变小鼠，不再对肿瘤产生免疫反应。神奇的是，激活 STING 通路能模拟细菌入侵人体的反应，激发免疫系统去杀死肿瘤。细菌激活免疫系统真的可以对抗癌症，这再次证实了科利在 130 年前的想法（见第二节和第三节）。如今，相关临床研究正在开展，它有可能进一步提升免疫疗法的应用范围。

自此，加耶夫斯基对免疫疗法产生了浓厚的兴趣。在一次偶然的发现中，两批来自不同供应商的同品系小鼠，在诱导黑色素瘤的过程中，生长速度明显不同。当两个公司的小鼠放在一起饲养时，肿瘤生长速度的差异就消失了。托马斯排除很多原因，真相竟然是肠道微生物。原来，两种老鼠一起饲养时，它们会食用彼此的粪便。肿瘤生长快的小鼠吸取了另一种小鼠的肠道微生物，肿瘤的生长速度竟然受到了抑制。加耶夫斯基抓住了这一异常现象，继续探索："究竟是什么肠道微生物可以抑制癌症呢？"

加耶夫斯基分析两种小鼠的粪便微生物，发现双歧杆菌属细菌赋予了小鼠具有"抑癌优势"。他故意将双歧杆菌给予老鼠，确实能提高小鼠的抗肿瘤能力。进一步的研究发现，双歧杆菌可以增强免疫疗法的抗癌效果。

这个小鼠研究的结果可以在临床上转化吗？

加耶夫斯基是一名肿瘤医生，他时常想起轮岗到肿瘤科时，主治医生沃克对他说："癌症是最难攻克的疾病，你不如专攻癌症吧？"听君一席话胜读十年书。既然选择科研道路，那为何不直接从最为艰难的问题开始入手呢？最终，他决定将肿瘤免疫学作为自己坚定不移的选择。

虽然免疫疗法可以治疗部分患者，但是还有大部分患者没有响应，这需要更多的科学研究。此时，他治疗的患者当中，就有一些晚期黑色素瘤患者在使用伊匹木单抗或PD-1单抗之后，都不见效果。

患者每天都在与时间赛跑，迫切需要救治，怎么办？

2015年，小鼠的研究让他有了新思路，那就是肠道细菌。作为临床医生，他很快就把研究推动到临床试验。2018年1月5日，加耶夫斯基的成果登顶《科学》封面。肠道微生物影响癌症免疫治疗效果，在人体中也得到了证实。他们分析黑色素瘤患者的粪菌，发现几种细菌与免疫疗法的疗效存在关联。对免疫疗法有反应的患者体内，长双歧杆菌、产气柯林斯菌和屎肠球菌更多。他们把这些细菌分离出来，移植给小鼠时，小鼠的免疫应答更强，免疫疗法的效果也更好。

肠道菌群和免疫疗法，竟然是一种出其不意的抗癌"组合拳"。

可是，随着近几十年的城市化进程，人类生活环境突然变得"过于干净"。我们从小到大与微生物接触变少，肠道菌群的多样性和稳定性会不会变差？免疫系统与微生物交互变少，人类对抗疾病的能力会不会下降？我们体内至少有一半的细胞不属于人类，而属于微生物。

人类才刚刚揭开人体内细菌与疾病的关系，但这足以吸引人类探索治病的新思路。

五、守正用奇

自从2015年起，加耶夫斯基和劳伦斯的研究对象不只是单纯的小鼠了，而是癌症患者。竞争者的出现也让劳伦斯下决心：一定要比竞争对手更努力。为了采集癌症患者的粪便样品，劳伦斯团队常常奔波于巴黎几个医院。他们受到了很多嘲笑，医生们称他们为"大粪先生"或"大便小姐"。还有的医生嘲讽："他们在野心勃勃地建造一座粪便之塔。"

2018年1月5日，这座"粪便之塔"转变成一篇轰动性的论文。劳伦斯和加耶夫斯基的成果再次同时发表在《科学》期刊上。劳伦斯团队分析了PD-1单抗治疗的不同癌症患者（如肺癌、肾癌、膀胱癌等）的粪便，再次证明了肠道微生物在免疫治疗中起着重要作用。在治疗前或治疗中使用过抗生素的人，会造成肠道菌群的紊乱，最终降低免疫疗法的药效。他们还将患者的肠道微生物移植到无菌小鼠模型中，结果发现移植有效患者的肠道微生物，接受免疫疗法也会有效；而移植无效患者的肠道微生物，治疗也会无效。

这些在人体的观察结果，简直比两年前的小鼠实验结果更为出奇。癌症免疫疗法灵不灵，竟然得看肠道微生物的“脸色”。在一些癌症治疗中，抗生素会损害免疫疗法的抗癌效果，因为它破坏了肠道微生物群。抗生素滥用已经严重威胁人类健康，如今又增添了新证据。

文章发表后，劳伦斯对丈夫克勒默说：“你看，没有了你，我一样很精彩。”

克勒默笑着回答：“你总能给我出其不意的惊喜。”

当然，劳伦斯给人带来的惊喜并非天马行空。她守住了正道——相信免疫系统能够对抗癌症；她守住了初心——让科学引领医学，治疗肿瘤患者。**所谓守正用奇，就是在坚守“正道”的基础上激发创新。**

劳伦斯独立开展研究以后，守正用奇，首次发现了肠道细菌可以增强免疫疗法的疗效。这也打开了癌症治疗的新大门。一直以来，癌症治疗聚焦于癌细胞本身，这也确实发现了一些预测免疫疗法有效的指标（见附录五）。自 2014 年起，MSK 癌症中心的陈·蒂莫西（Timothy Chan）陆续在不同的癌症中发现：免疫疗法获益者普遍具有较高的肿瘤突变负荷，它可作为免疫治疗的预测指标。这个发现意义重大，通过预测指标选择患者，可以显著提高有效率。例如，2022 年，陈·蒂莫西的同事路易斯·迪亚兹牵头一项针对错配修复缺陷（dMMR）、局部晚期肠癌患者的研究中，使用 PD-1 抗体药物治疗 6 个月后，14 名患者 100% 达到了临床完全缓解。这是实体瘤免疫治疗的重大突破。

实际上，**癌症治疗不能只着眼癌症本身。我们需要有更宏观的思想（如人体免疫系统与肠道微生物系统），才能解决提升疗效的迫切需求。**

2018 年 3 月 23 日，劳伦斯和加耶夫斯基合作，在《科学》杂志共同撰写了一篇特邀综述——《微生物组在癌症免疫疗法中的作用：诊断工具与治疗策略》。他们总结了微生物影响肿瘤治疗效果的多种机制，并展望了未来的肿瘤微生物治疗的主要策略（粪菌移植、补充特定细菌、益生菌、益生元、特定代谢产物等）。如今，劳伦斯正致力于开发“细菌药丸”来治疗癌症。在苏州，她与马瑜婷建立了联合实验室。或许将来，患者可以服用“细菌药丸”来治疗癌症。

虽然微生物与免疫疗法近几年火起来，但是探索细菌与癌症之间关系的历史由来已久。20 世纪 90 年代，巴里 · 马歇尔喝下充满细菌的培养液，以身试毒，最终发现幽门螺杆菌是胃炎、胃溃疡以及胃癌的元凶。从那时起，人们发现一些细菌可以促进癌症。实际上，细菌与癌症的关系十分复杂，有的细菌还可以抵抗癌症。19 世纪末，科利用丹毒细菌治愈了很多肿瘤患者（见第二节和第三节）。细菌和癌症之间的有趣关系，为人类认知癌症提供了新思路。

在漫长的历史上，肠道微生物和人类相互竞争与合作，最终共同进化成互惠互利的共生关系。肠道细菌为人体提供了免疫屏障，并训练出强大的免疫系统。可是，很多因素打破了人与细菌的共生平衡，包括抗生素、化疗药物、不良饮食等因素都会降低了人体的免疫力（见附录八）。反之，保护甚至利用好这种共生关系，肠道微生物就是人类对抗癌症的盟友。

在人体中平均有 5.0×10^{13} 细胞，而微生物总量是人体细胞数量的 10 倍以上。如果我们把人体当作一个国家，那么微生物是居民还是入侵者？如何处理好微生物与人体的关系，使其有益于人体国度呢？

老子曰：“以正治国，以奇用兵。”当然，我们也要以人为本。

第十七节　以人为本

联合疗法是肿瘤治疗的下一个春天吗？

夫霸王之所始也，以人为本。本治则国固，本乱则国危。

——管仲《管子·霸言》

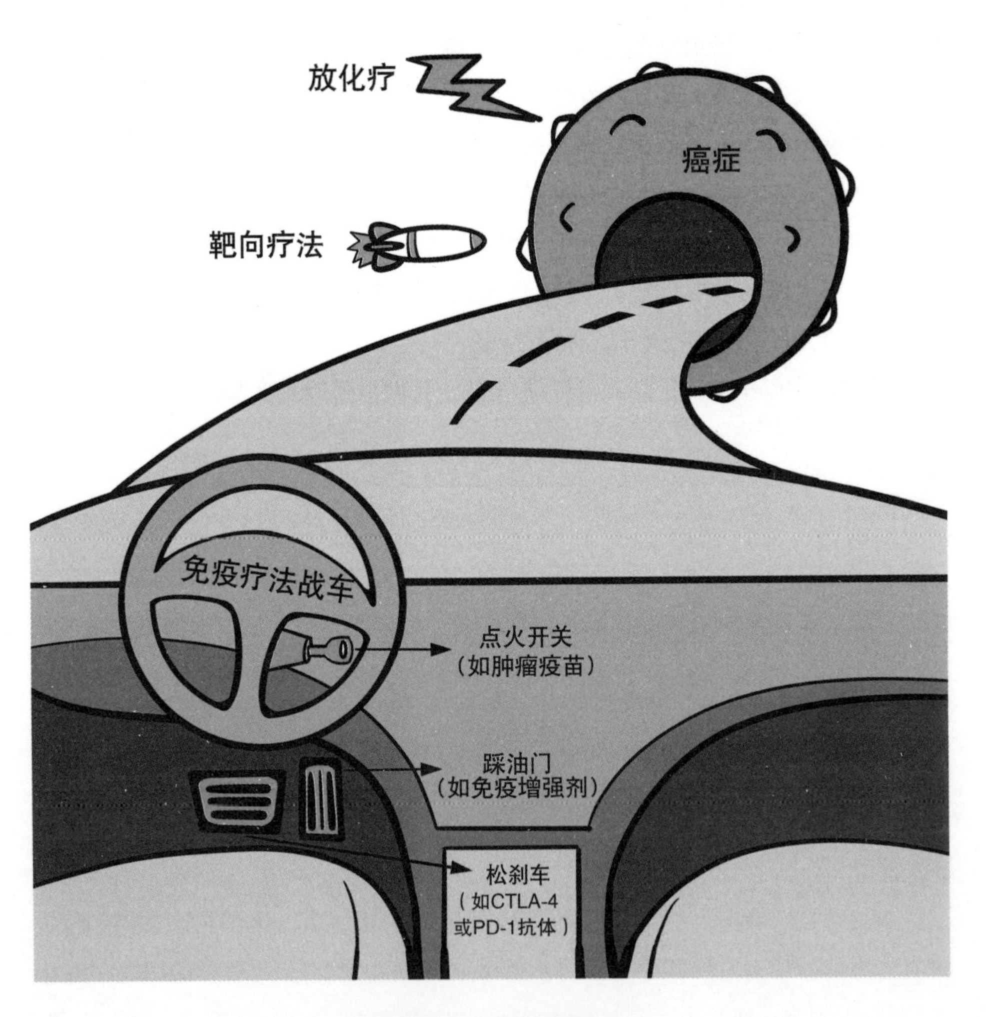

乘免疫之风，破癌症之浪

一、活着

在漫长的医学史上，几乎没有记载患者的名字。但玛丽·伊丽莎白（Mary Elizabeth）冒险参加一个前途未卜的临床试验，自己的故事，由自己书写。

2010 年 8 月，纽约的天热得像在火里烤，树上的知了不停地叫，太阳把沥青马路都烤出了味道。孩子们去夏令营了，玛丽一个人在家专心写作。37 岁的玛丽肤色皙白，金色的秀发飘飘，是一名普通的杂志撰稿人，也是两个女儿的单亲妈妈。3 个月前，她发现头皮上有一个结痂。这结痂没有瘙痒或者流脓，头发也将之遮盖，所以她没有在意。她更在意的是，每天怎么把工作做得更好，并实现自己的作家梦想。

“铃铃铃——”电话一阵响，打断了玛丽的写作思路。她有点不耐烦地拿起电话。“嗨，玛丽，我是西尔弗医生。你的检查报告出来了，你患了恶性黑色素瘤。”玛丽一时没反应过来。医生冷静地说，“很抱歉告诉你这个消息。我给你预约了 MSK 癌症中心，明天你过去复查一下……”

“MSK 癌症中心，治疗癌症的地方！”玛丽感觉到心跳加速和恐慌来袭，一边听西尔弗医生说，一边慌张地用笔写下明天预约的时间和地点。挂完电话后，玛丽一时难以接受癌症的诊断：“我得癌症，怎么可能？一定是医生搞错了……”玛丽拿起手机，不知道和谁倾诉。看到编辑托马斯的催稿信息，玛丽感觉烦乱和焦虑。托马斯常常抱怨她交稿慢，缺乏故事性，很难成为作家。

玛丽一直忙于工作，没想到自己却病倒了。

第二天下午，在 MSK 癌症中心的诊室里，医生说：“确实是黑色素瘤，需要尽快做手术，切除肿瘤。”就这样，玛丽住进了医院。住院期间，玛丽目睹了其他癌症患者的生不如死，惊觉死亡的真实和恐惧。玛丽经常在想：“我还能活多久？为了女儿，我必须积极面对。”对于生与死的积极思考，死亡的那些担忧，也逐渐变成了勇敢。

一周后，玛丽出院。刚打开家门，玛丽看到桌上摆着一束鲜花，其中有她喜欢的向日葵，还有一张卡片。卡片上歪歪曲曲地写着：“欢迎妈妈回家，我们爱你。——露西和贝亚。”玛丽热泪盈眶，是的，妈妈回来了，以后妈妈少安排点工作，多陪伴你们。

回到家后，玛丽感觉有些劳累，就上床睡一会。翻来覆去，睡不着，她突然想把自己的故事写下来。说来也奇怪，之前的写作玛丽都百般纠结，这次竟然思如泉涌。看着自己的故事，玛丽觉得这也许会对其他人有帮助。于是她给《沙龙》编辑托马斯发了一封电子邮件："如果你觉得不错，可以发表我的故事。"癌症在手术治疗以后，复发的可能性永远存在。玛丽内心也担忧这个问题，所以她在撰稿中写道："虽然我不知道未来会怎样，但是每次感觉到自己的呼吸时，我会继续做我最擅长的事情——活着。"

实际上，患者不仅需要活着，还需要生命有尊严，有意义。

二、疾病的隐喻

玛丽也没有想到，《沙龙》发表了她的故事，这给她的生活和工作带来了很大的影响。

同在纽约这个城市里，有一个人是玛丽的偶像，她就是作家苏珊·桑塔格。1975 年秋天，苏珊被确诊为乳腺癌晚期，医生说可能最多只有 5 个月时间。1978 年，苏珊在《疾病的隐喻》中写道："每个人都拥有健康与疾病的双重国籍。尽管我们都只乐于使用健康王国的身份，但是迟早会有那么一天，我们不得不承认自己也是疾病王国的公民。"

如今，玛丽也有同样的苦恼。为什么自己的身份在得了癌症以后就改变了呢？大家都把她列入癌症王国的一员，有些所谓的朋友，在你得了癌症以后，开始疏远你甚至你的孩子。好像你身上有什么病毒一样，靠近了就会传染。玛丽出门都尽可能扎好头发或者戴上帽子，以免头上的伤疤和秃头让人感觉不舒服。

在现代医学发达的时代里，癌症依然是一个神秘莫测和难以治愈的疾病。它的身上，甚至附上了道德评判和惩罚隐喻。有的医生或家属也责怪患者生活方式不健康，检查晚了。**什么时候大家可以祛除癌症的隐喻和评判，以理智和乐观的态度对待疾病？**

1974 年，就在苏珊确诊为乳腺癌的前 1 年，CT 扫描引入肿瘤诊断。在此之前，癌症是个黑盒子，它在各种器官组织中疯狂生长，却无法看得清。新的诊断手段允许医生评估肿瘤的大小和位置，这不但带来对癌症前所未有的认识，也推动手术和放疗更加精准。随着影像学和病理学的发展，在医生眼里，人体就像一个个部件。医生不再依赖患者口述病情来判断，更不用和患者有身体接触，通过各种机器检测就可以有效判断病情。患者不再是医生沟通的主体，加上患者不了解医学，于是医患鸿沟越来越大，医患关系越来越疏远。面对冰冷的检测仪器和数据，面对不甚了解的疾病，患者的孤独和痛苦谁能共情？

2011 年 7 月的一天，在 MSK 癌症中心，玛丽来医院复查。虽然医院里的磁共振仪和 CT 扫描机器看起来非常先进，但玛丽每次进来都感觉不安，害怕又会检查出什么可怕的结果。

一周后，玛丽在逛街，打算给女儿买点漂亮衣服。这时电话突然响了，“我是放射科医生卡丽，正在看你的扫描结果，结果不是很好。”突然而至的电话让玛丽的心悬了起来，声音也有点发抖：“结果不是很好？”

“是的，CT 结果显示肺部有阴影，这意味着癌细胞可能已经转移到肺部。你需要尽快来医院做全面检查！”挂完电话后，玛丽看到街上小孩和妈妈在开心地玩耍。想到自己的癌症可能转移了，生存率非常低，以后不能陪伴露西和贝亚怎么办……玛丽擦掉眼角的泪水，准备回家。

几天后，玛丽的复查结果出来了。帕特里奇医生把玛丽从“第 4 阶段黑色素瘤的假定诊断”的患者确诊改为“第 4 阶段黑色素瘤，并伴随肺部和背部的转移”。玛丽虽然不完全理解癌症分期 1 ~ 4 期的具体定义，但是她的确知道癌症没有第 5 阶段。2011 年夏天才开始不久，《沙龙》杂志上刊登玛丽战胜癌症的故事，仅维持一年就快要结束了。

帕特里奇医生说：“2011 年 MSK 癌症中心的肿瘤年度报告指出，转移性恶性黑色素瘤患者的预后通常很差，中位生存期为半年左右。”之前玛丽还心存侥幸，现在的诊断结果让玛丽很绝望：“如果我的生命只剩半年，我应该怎么办呢？”

帕特里奇医生建议玛丽找一下沃夏克医生。

三、导师的衣钵

沃夏克也是一位纽约人，而且是癌症免疫治疗领域的明星。早在高中暑假，沃夏克就在康奈尔大学的免疫学实验室实习。高一时，他遇到了免疫疗法领域的奠基人欧德。1984 年，欧德将他介绍给 MSK 癌症中心的艾伦·霍顿。霍顿博士正在研究一种治疗黑色素瘤的单克隆抗体。

沃夏克的暑假工作就是设计药物代谢动力学分析方法，测定患者体内抗体数量的变化。这位 19 岁的大学新生有机会参与真正患者的临床试验中，是那个时代的产物。如今，药物代谢动力学的分析都是高薪聘请专业团队负责的。然而，那时候，免疫疗法还处于饱受怀疑的原型理论阶段。聪明人有太多选择，为什么会选择这个领域？这段宝贵的经历打开了沃夏克的视野，他回忆道："坦率说，那个暑假让我认清未来的路，因为我看到了科学与医学的交叉点。正是因为在职业生涯早期就充分接触到肿瘤免疫学，我深信它是可行的。"

意外的是，2007 年，霍顿博士因肌萎缩侧索硬化，无法工作。他把实验室负责人的职位托付给沃夏克。沃夏克心里很坚定：自己是导师一手栽培的，必须接过导师的衣钵，并完成他未竟的梦想——治愈黑色素瘤。

当时，艾利森刚来到 MSK 癌症中心。艾利森和沃夏克都喜欢音乐，都相信癌症免疫学。两人志同道合，很快就合作开展伊匹木单抗的一期临床试验。第一批患者中，有一位转移性黑色素瘤患者在给药后 12 周回来复查。扫描结果显示，肿瘤不但没有消退，而且增大了。沃夏克遗憾地对患者说："我们已经尽力了……"患者离开前十分感谢："虽然检测结果很糟糕，但我感觉真的好些了。"这句话在沃夏克的脑海里一直回荡。会不会是患者对免疫疗法的反应比较慢？

放化疗和靶向药物针对的是肿瘤细胞，肿瘤很快就会缩小。按照传统标准，伊匹木单抗的测算周期是 12 周。根据现有实体瘤疗效评价标准，这位患者对药物没有响应。然而，免疫疗法不直接针对肿瘤细胞，而是治疗患者的免疫系统。而且患者说自己感觉好多了，我们是否应该也要关注人的感受，而非仅仅机器的检测结果？

根据现有疗效评价标准，这位患者应该时日不多了。但令人吃惊的是，两个月后，这位患者回来复查，肿瘤竟然全部消失了。后来，这位患者又活了八年半。沃夏克意识到：“我们知道药物有效，只是不知道如何衡量有效。在 CT 扫描下，患者肿瘤增大，是因为 T 细胞侵入肿瘤引起了肿胀。我们必须要寻找更好的药效评估标准。”

改变现有实体瘤疗效判断标准，这相当于一种变革。各方阻力很大，经过多次沟通，最终的决定十分冒险。他们延长了实验周期，记录患者的存活时间。为了得到能够说服药监局的数据，这可不是几周或几个月的事情，而是几年的时间。因此，成本十分高昂。失败的话，代价巨大。

幸运的是，他们成功了。在三期临床研究中，伊匹木单抗可延长晚期黑色素瘤患者的生存。与化疗相比，免疫治疗最大的特点是：一旦起效，极可能出现“超级幸存者”。从生存曲线可以观察到，曲线后半部分存在很长的平台期，即免疫治疗有生存拖尾和长期获益的特点。

沃夏克他们改变了药监局、医生和工业界对免疫疗法的评估标准（见附录六）。对此，沃夏克有些后怕：“如果伊匹木单抗不曾取得成功，我不知道其他免疫疗法的研究还要怎样继续。”导师霍顿的在天之灵，知道沃夏克实现了他未竟的事业，一定也会很开心。

四、艰难的抉择

患癌是生命中的一场地震。有没有一种药物可以延长癌症患者的生命？这是所有患者的渴望。玛丽的父亲因肠癌去世后，她特别希望自己能活久一点，这样就能陪伴女儿久一点。

2011 年 3 月 25 日，就在玛丽的父亲因为肠癌去世的第二天，《纽约时报》报道：第一种延长黑色素瘤患者生命的免疫疗法获得了上市批准。但伊匹木单抗价格约合 84 万人民币，这天文数字般的价格也引起了极大的争议。对此，百时美施贵宝公司在其新闻稿中解释道：“这是黑色素瘤的第一种，也是唯一一种能够显著延长生命的药物。”

4 个月后的 2011 年 7 月中旬，在 MSK 癌症中心门诊室，沃夏克医生热情地和玛丽握手。他微笑道："你是帕特里奇医生的患者吗？让我来看看今天能为你做些什么。"沃夏克医生看起来和玛丽年纪相仿，身材消瘦，有一双蓝色的眼睛。第一次见面，玛丽感觉到了沃夏克医生的热情和温暖。

"免疫疗法就是通过药物激活人体的免疫系统来治疗癌症的一类方法。最近我们测试了一种叫作伊匹木单抗的药物，它可以激活免疫系统去摧毁癌症。这个药物对部分患者具有长期疗效。"沃夏克医生热情地介绍，"对于不能手术的晚期黑色素瘤患者来说，这是一个好消息。"

但坏消息是，这个新兴免疫疗法是美国最昂贵的药物之一。"天价的癌症治疗，让普通家庭如何承担得起？"玛丽感到很无奈，"新药研发是商业需要，还是为了患者的治疗需求？"生命与健康是人最基本的权利，但是药物的"经济毒性"，让无数人不能获得平等治疗的机会。

在病痛的折磨和现实的摧残下，人靠什么活下去？对于玛丽来说，女儿是她最舍不得的人。"为了家人，我不能放弃。只要有百分之一的希望，就要尽百分之百的努力。"

一周后，在 MSK 癌症中心门诊室，玛丽和沃夏克医生再次开展了谈话。根据玛丽的病情，肺部的肿瘤不推荐手术。肺部肿瘤还在继续增大，目前只有伊匹木单抗比较适合这种不能手术治疗的肿瘤转移患者。沃夏克说："如果伊匹木单抗的价格超过了你的支付能力，我们还有一个机会。我现在准备开展一个新的免疫疗法临床试验，如果你能顺利入组将不收取费用。"

临床试验指在人体开展实验药物的系统性研究，目的是确定实验药物的疗效与安全性，它一般分为一～三期临床试验（见附录七）。试验患者不用支付治疗费用，不过得承担试验药物的未知风险。艾利森和本庶佑分别发现了一种唤醒免疫系统以对抗癌症的方法，但单药治疗只对 20%~30% 的患者响应。如果这两种疗法联合使用，是否可以使更多患者获益呢？

2011 年，伊匹木单抗上市后，百时美施贵宝正在开发一个新药。它暂时没有名字，代号叫作 MDX-1106。它是一个抗体，能够与另一个免疫刹车 PD-1 结合，从而唤醒免疫细胞杀伤癌细胞。本次试验目的是，探索联合抑制 CTLA-4 和 PD-1 的安全性。

玛丽有些担心地问："我记得伊匹木单抗之前的临床试验中，有死亡的不良事件，其中 14 例死亡与研究药物有关。联合用药的风险会不会更高？"

沃夏克医生表示同意："理论上是的，参加临床试验的患者和家庭得承担风险。不过你们有权利在任何时间选择退出试验，我们尊重所有患者并且会全力治疗。"

玛丽面临三个艰难选择：①伊匹木单抗经过临床试验验证，具有一定的安全性和有效性，但是价格高得让人绝望；②伊匹木单抗联用 MDX-1106，没有经过试验验证，可能更加有效，也可能会发生死亡等不良事件；③不治疗的话，医生说可能只有半年的命了。

时间不多了，活着的每一天都是和时间赛跑，与死神争夺生命。玛丽选择铤而走险：参加免疫联合疗法的临床试验。成功了就拥有更长的生命，失败了可能要付出生命，但能说明免疫联合疗法是不安全的。此外，玛丽回忆道："我对临床试验是抱有怀疑的，听起来像有很大的风险。但沃夏克善解人意，为患者考虑。我与沃夏克的良好沟通合作关系，是我选择参加临床试验的重要原因。"

眼里看的是病，心里装的是人，患者需要这样以人为本的好医生。

在接受新药临床试验前，玛丽的身体状态已经很差。癌痛太难受了，玛丽叹息："忍痛根本不算美德，也不人道，因为免除疼痛是人类的基本权利。"免疫联合疗法可以消除病痛吗？

五、以人为本

2011 年 9 月，当玛丽看着测试药物通过吊瓶进入身体时，她内心充满疑惑："它真的有效吗？我只得到一个低剂量，这是第一期试验的目标，以找到新药的安全剂量。即时效果这不太可能发生。"

一周后，在 MSK 癌症中心诊室里，沃夏克医生一边检查玛丽的肿瘤，一边问："我的触摸是否让你感觉疼痛？"玛丽感觉不怎么痛了，她感觉身体内部似乎有一股力量帮助她对抗肿瘤，这股力量应该就是免疫系统吧。

自从成为这次免疫疗法的试验对象以后，玛丽也希望自己有所贡献。她已经签署了她的血液和组织等可以用于癌症研究。在参加临床试验后，玛丽重新给《沙龙》撰稿，继续和读者分享她的故事，分享鲜为人知的免疫疗法。她相信传播癌症知识和正能量是一件有意义的事情。

3个月后，沃夏克医生拿着第一组CT扫描结果，告诉玛丽："已经没有癌症迹象！"玛丽双手握住沃夏克医生的手，兴奋地表示感谢，医患关系最融洽的情景莫过于此。在癌症治疗史上，肿瘤医生和患者的关系始终有点紧张。为了彻底消灭癌症，手术和放化疗都有着过度治疗的历史。为了医学的发展，患者所经历的痛苦、所展现的勇气及其为医学的奉献是不可想象的。很多医生也逐渐认识到：单纯延长患者存活时间是远不足够的，维护患者的生命质量、生活意义和尊严也是医学的使命。

免疫疗法不直接对抗癌症，而是治疗患者的免疫系统。**免疫疗法从理念上让患者和医生都开始关注患者本身，为患者延长生存时间和提高生活质量提供了希望。**

一个现实就是，人们常常看到科学家和医生成功时刻的光芒，却忽略冒着生命危险参加临床试验的患者。真实世界的证据是新药上市的必经之路，那些用生命参加新药临床试验的患者，才是医学史上最值得肯定的英雄。如果没有他们的勇敢，很多疾病我们还是看不到治愈的希望。

得益于玛丽等患者用生命参加临床试验，"免疫双子星"冉冉升起。双免疫联合疗法不但实现了"去化疗"，而且对晚期癌症的疗效再提升了一个台阶。2015年10月，美国药监局批准首个双免疫联合疗法，用于不可切除或转移性黑色素瘤患者的治疗。自此，免疫联合疗法开启了新时代。

"单兵作战"到"联合出击"，我们即将迎来肿瘤治疗的春天。

2021年6月，中国药监局批准中国首个"双免疫"联合疗法（CTLA-4和PD-1抗体），一线治疗恶性胸膜间皮瘤。为这个新疗法上市提供循证医学证据的主要研究者，是上海肺部肿瘤临床医学中心主任陆舜教授。一直以来，陆舜对母亲的不治去世，耿耿于怀。他走上从医之路后，才慢慢释怀，因为科学真的能够守卫生命。对于新疗法，陆舜认为："与化疗相比，双免疫联合治疗显著降低患者的死亡风险，近1/4的患者在接受双免疫治疗后生存时间超过3年。这意味着患者一旦获益于双免疫治疗，持续时间将会很长。这在包括非小细胞肺癌在内的多个瘤种中均得到了证实，展现了双免疫联合治疗为患者带来的持久疗效。”

2022 年 3 月，美国药监局批准新型免疫检查点抑制剂抗 LAG-3 联合 PD-1 单抗上市。2 个月前，MD 安德森癌症研究中心在《新英格兰医学杂志》报道：PD-1 与 LAG-3 抑制剂联合使用，成功帮助晚期黑色素瘤患者实现无进展生存期翻倍。但是，两种抗体药物联合使用，用药成本与不良反应太大了。能否有一种抗体药物达成联合治疗的功效？ 2022 年 6 月，康方生物自主研发的开坦尼获批上市。这是全球首款 PD-1/CTLA-4 双特异抗体，也是中国首款用于晚期宫颈癌的免疫治疗药物。

由于肿瘤系统非常复杂，对于这种复杂多变的难题，或许“1+1>2”是一种解决方案。为了给免疫疗法找到“理想伴儿”，放化疗、靶向疗法、肿瘤疫苗等都在探索与免疫疗法的契合度。如今，各种免疫联合疗法蓬勃发展，在肺癌、肝癌、肾癌和结直肠癌等癌种上，已经显示了不错的苗头。未来，将会有越来越多的患者从免疫疗法中获益。

免疫疗法之所以是革命性的，因为它能治疗已经广泛转移的晚期癌症、具有广谱性而且具有长期生存效应。正如玛丽，她从 2011 年 8 月确诊为晚期转移性癌症后，预计只能存活半年。2022 年本书写作之时，玛丽存活已经超过 11 年，她的故事还在继续。玛丽相信：“癌症患者不但可以活着，而且可以活得有尊严，有意义。”她希望实现作家梦想，实现人生价值。人生有时很神奇，一个看似毁了你的东西，最后却又成全了你。她写的故事被印刷成一本畅销书——《绵延的灾难和奇迹》。

当玛丽的女儿们从厨房里推出庆祝蛋糕时，玛丽微笑着招呼一家人围坐在插着蜡烛的蛋糕旁。玛丽笑着合上双手，闭上眼睛许愿。玛丽看到一家人团团圆圆，健健康康，满心感激。她感激科学重新定义了癌症治疗的方式，并带来了真正的人文关怀——可以有尊严、有意义地活着。

好的科学就是这样，以人为本，站在全人类的痛处去思考问题。在癌症这个人类痛处上，人类与癌症的战争终于到了改变游戏规则的时刻。距离玛丽千里之外的中国，一群人嗅到了癌症战争要巨变的气息，开始摩拳擦掌。

第十八节　科学制胜

如何让中国患者用得上、用得起免疫药物？

问渠那得清如许？为有源头活水来。

——朱熹《活水亭观书有感·其一》

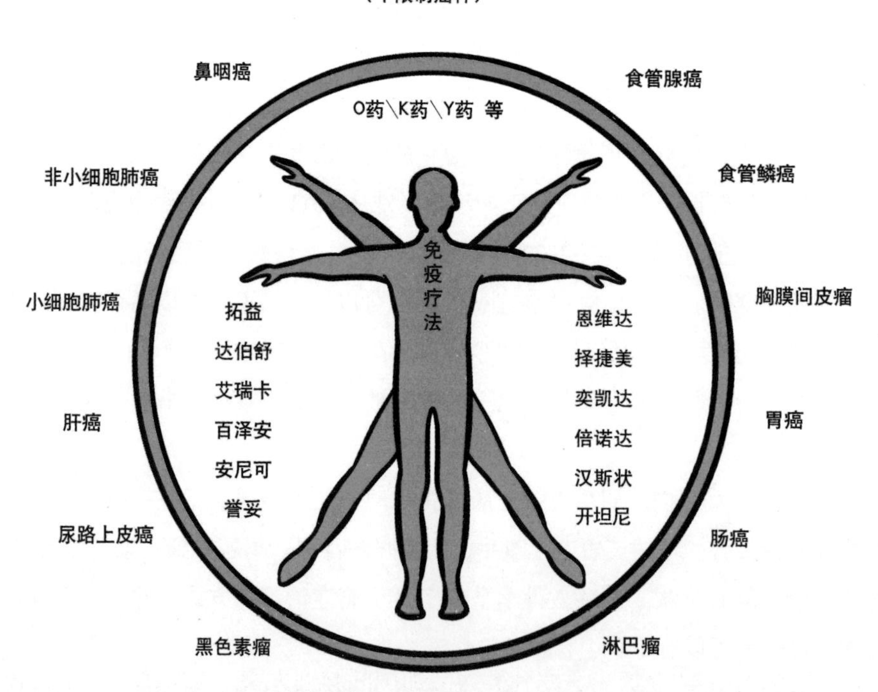

免疫疗法是人类战胜癌症的撒手锏

一、中国进入免疫时代

在中国历史上，宋代《仁斋直指附遗方论》一书最早描述癌症的特征："癌者上高下深，岩穴之状，颗颗累垂……毒根深藏，穿孔透里"。意思是说，肿瘤像岩石状，有毒根深藏于体内。从这句话可以看出那时对肿瘤的外观描述，基本上与现在的肿瘤类似。千年光阴，倏忽而过。**如今，人类与癌症的战况如何？**

在中国，每年因癌症而死亡的人数有300万之多（平均每分钟4人死亡），超过中国历史上任何一场战争。虽然战况惨烈，但始终有人勇往直前。

2012年，广东省人民医院的吴一龙意识到，免疫疗法将是未来的发展方向。于是，他在国内学术圈开始普及PD-1和PD-L1。这一年，吴一龙56岁，但他依然对世界的变化保持敏锐。当然，这跟他的成长经历有着莫大的关系。

1977年，是中国高考的破冰之年。全国500多万年轻人怀揣着梦想和意气，从农村、部队、工厂涌进了考场。当得知被中山医学院录取时，吴一龙激动得顾不得外面的大雨，骑着单车从汕头奔向潮州。吴一龙双手拿着录取通知书，扑通扑通的心都要跳出来了。在"上山下乡"的6年里，他曾以为社会遗忘了自己。没想到，时代始终隐藏着改变个人命运的机会。

1977年起，邓小平开始大力支持中国高等教育和科学技术发展。后来，他还提出"**科学技术是第一生产力**"的重要论断。自此，中国科学迎来了春天。像周健（见第十二节）、陈列平（见第十五节）、吴一龙等年轻人纷纷投身科学。科学知识能改变个人命运，甚至能改变人类命运。

1982年，吴一龙毕业后，成为了国内首批专攻肺癌诊疗的医生。从1982年至2000年间，他一直努力探索肺癌的治疗方法。然而，手术、放疗和化疗都是无选择性的治疗技术，不仅疗效无法预测，同时毒副作用不小。在这18年间，吴一龙一次次目睹这"一刀切"的治疗方式给患者带来的伤害，深感精准治疗的迫切性。2000年，44岁的吴一龙到美国参加国际肺癌大会，他听到了一个自相矛盾的新药试验：美国小组的数据表明这种新药没有药效，而日本小组的数据却显示它的疗效还不错。

2001年，为了救治一位肺癌患者，吴一龙想试试那个自相矛盾的新药——吉非替尼。但吴一龙遇到了难题：由于吉非替尼还没上市，所以无法通过海关。经过多方沟通，他以“患者救命急需，进口少量自用药品”引进了吉非替尼。如果患者生命不测，他是否担有劝导诱用之责？这种盲试新药是否遵循指南？吴一龙顶住各方的压力和批评，为 100 多位患者申请使用了吉非替尼。

这是靶向药第一次进入中国，尽管当时还不知道它与基因突变有什么关系。就在药企放弃吉非替尼之际，吴一龙坚信自己的临床试验结果：虽然吉非替尼在欧美临床试验的缓解率不到 10%，但对于中国患者却具有“特殊有效性”。吴一龙抓住了这一发现，并通过基因测序揭示了背后的秘密。原来，一个叫作表皮生长因子受体（epidermal growth factor receptor，EGFR）的基因在中国人群突变率很高，占所有非小细胞肺癌的 30%~40%，而在西方人群则少于 10%。吉非替尼是针对 EGFR 基因突变型的药物，所以对中国人群更加有效。此后，吴一龙牵头的大规模临床试验表明：吉非替尼对有 EGFR 基因突变患者的有效率达到了 60%~70%。这项研究被誉为“建立了 EGFR 基因突变型肺癌的治疗新标准”。自此，肺癌治疗进入精准靶向治疗的时代。

江湖上，吴一龙有“医侠”的雅号。侠之大者，为国为民。为解决靶向药物昂贵，普通患者买不起药、用不起药、看病贵等难题，吴一龙多方奔走，推动广州市医保局将这种药纳入医保，开创了靶向药物纳入医保的先河。在解决这些问题后，吴一龙便开始琢磨：“还有 70% 的患者是 EGFR 阴性，无法从靶向治疗中获益，还有什么办法吗？”

直到 2012 年，他意识到，免疫疗法是一个充满潜力的疗法。最初，他专注于手术而成为“广东省肺癌第一刀”；后来，他笃志于靶向疗法而成为“中国靶向治疗第一人”。那时，他开始思索：“如何才能让中国患者用得上免疫疗法呢？”因为在免疫治疗方面，当时中国还无药可用。于是，他又开始积极奔走。

2015 年冬，雾霾又一次肆虐了大半个中国。吴一龙开始担忧：“一直以来，中国的肺癌主要由吸烟所引起，现在由环境因素导致的肺癌正逐渐向非吸烟人群扩散。”在中国，肺癌的发病率和死亡率排名第一。每一年，中国约有 70 万人死于肺癌。这就像雾霾一样，笼罩着吴一龙的内心。吴一龙已年近 60 岁，他感觉刻不容缓，是时候拉开中国免疫治疗的序幕了。这一年，中国首个 PD-1 免疫疗法的临床试验（CheckMate-078）应运而生。

在吴一龙的主持下，免疫疗法开创了专属于中国晚期肺癌患者的生命奇迹。3 年后，结果喜人。这是第一个证实免疫疗法在中国人群中疗效和安全性的研究。出于优异的临床数据，2018 年 6 月 15 日，O 药成为在中国首个获批的癌症免疫治疗药物。吴一龙兴奋地表示："免疫疗法将为医生及中国肺癌患者提供新的治疗选择，并让部分患者实现长期生存，具有划时代的意义。"半年后，国产 PD-1 药物井喷而出。如果说 EGFR 抑制剂是上天送给中国肺癌人群的礼物，那么 PD-1 药物将会是中国医药拥抱世界的绝佳突破口。

自此，中国进入肿瘤免疫治疗的时代。但很多人不知道，这开启免疫治疗时代的"O 药"，背后离不开众多华人科学家的贡献。

二、首个 PD-1 抗癌药诞生记

2001 年，美国普林斯顿，美达瑞公司科学家王常玉接到了一个神秘工作。他要带领一个小团队，研发 PD-1 抗体。

自 1983 年从武汉大学毕业以来，王常玉一路深造，孤身赴美，掌握了抗体研发的核心技术。然而，当他刚接手 PD-1 项目时，一查文献就惊呆了："PD-1 领域竟然仅有三篇文献，而且都是本庶佑发表的。"当时，陈列平还没有报道 PD-1 与癌症有关系，可见这个项目是缺乏文献提供理论支持的。王常玉隐约感觉到，自己承担了一个高风险的项目。但从反面去思考，这也意味着这个领域将是一块水草丰满却又未经开垦的膏腴之地。在这样的背景之下，王常玉决定开启新的冒险之旅。

他打算拿出两大压箱底的绝活：杂交瘤技术与全人源抗体开发技术。万事开头难。在当时，PD-1 蛋白等关键性实验材料还无法直接进行外购，很多实验条件也不成熟。王常玉带领团队从克隆基因和表达蛋白开始，摸着石头过河。他们将 PD-1 蛋白注射到转基因小鼠，然后从小鼠脾脏里分离到了能生产抗体的 B 细胞。他们再融合 B 细胞和骨髓瘤细胞，很快就筛选到了合适的杂交瘤细胞。

王常玉就像"开挂"了一样，很快就能够生产人源化 PD-1 抗体了。

4个月前，王常玉团队才开始制备PD-1蛋白。4个月后，他们就得到了全人源化抗体。速度可谓惊人。其他研发机构的抗体平台，大多都不能直接生产全人源化抗体，后期还需要开展人源化改造和筛选，这样周期就很长了。凭借全人源抗体开发平台，王常玉很快就拿到了几百个全人源化抗体。这可是几百个PD-1抗体，真是幸福的烦恼啊。但弱水三千，只取一瓢饮。王常玉开始推敲：如何从几百个候选中，挑选出最优秀的一个呢？

王常玉团队一边摸索条件，一边做抗体筛选。他们花了一年多时间，才建立好体外筛选方法。配体与受体的亲和，就像钥匙打开锁一样。最初，王常玉比较关注抗体的亲合力。后来，他有了新认识："亲合力其实并不是PD-1抗体起效的关键因素，更为重要的是受体阻断能力。只有阻断PD-L1与PD-1结合，才能让T细胞重振雄风。"于是，他们通过一系列的体外测试和体内研究，最终筛选出1个在受体阻断、受体结合、生物活性以及成药性等方面表现最好的抗体。

可是，这个来自小鼠体内的天然抗体，结构非常不稳定，怎么办？王常玉团队再次使出拿手绝活，对PD-1抗体进行一次精准的"科学手术"（将抗体可变区与IgG4恒定区融合）。王常玉团队终于得到了在体内稳定有效的PD-1抗体——纳武单抗，这就是日后名扬天下的O药。

一个划时代的抗癌药，就此诞生。

从纳武单抗筛选所发表的论文来看，王常玉是第一作者。他负责该项目的概念设计、实验方法开发等主要工作以及项目监督执行。毫无疑问，王常玉是纳武单抗的第一发明人。此外，包括韩敏华、黄海春、吴仪和陈炳良等华人科学家也功不可没。当他们潜心研究PD-1抗体时，应该不会料想到，他们正在开创一个时代。在时代洪流的推动之下，王常玉和陈炳良等科学家后来也回到中国，致力于开创老百姓吃得起的好药。

2006年，在王常玉和陈列平等科学家的推动下，全球第一个PD-1抗体临床试验启动了（见第十五节）。一期临床试验的主要目的是观察新药对于人体的安全性。出乎意料的是，纳武单抗在药效上非常惊艳。2012年，《新英格兰医学杂志》发布了纳武单抗的临床结果：在肺癌、黑色素瘤和肾癌等多种癌症中，20%~30%的患者获得缓解，起效的患者中有66%的疗效持续超过一年。《新英格兰医学杂志》

指出："这是过去 30 多年来，免疫疗法交出的最好成绩。"

2012 年，一些将来对中国医药有着巨大影响的人，也开始步入历史的舞台。

三、科学改变生命

2012 年，北大肿瘤医院的沈琳开始关注免疫疗法。2014 年年底，PD-1 药物在美国获批上市，用于治疗黑色素瘤。但在中国，黑色素瘤的发病率相对较低。沈琳心想："消化道肿瘤是中国特色的癌症，免疫疗法可以造福这些中国患者吗？"

过去 20 年的每一天，沈琳都在与死亡打交道，但积极乐观的心态支持她一路走来。1992 年，想成为工程师的沈琳意外踏入胃癌治疗的大门时，针对胃癌的治疗手段十分匮乏，一度令她感到迷茫："到底有没有更好的胃癌治疗方案？"

为了更好地提高临床疗效，她不断总结诊治病例，开展科研，反复验证。为了让患者得到最优的治疗方案，她发起并主导了肿瘤多学科协作组，已经从一个医院走向全国。

历经 20 年的从医生涯，这位在江苏出生的女孩，早已褪去了江南女子的温婉。她雷厉风行，在这个男性为主的科学界和管理界闯出了一片自己的领地，从"菜鸟"逐渐成长为北大肿瘤医院副院长，从新兵逐步成长为消化道领域的领军者。十年磨一剑，她建立了"胃肠道肿瘤精准治疗一体化研究体系"，推动了医疗技术和抗肿瘤新药的临床转化，为无数肿瘤患者带来了福音。可是，晚期胃癌治疗之难，沈琳深有体会。

2015 年以前，胃癌临床试验基本上都是失败的。面对失败，她的内心有百千遗憾，更有万千动力。她越来越认识到：胃癌是一种十分复杂的疾病，我们也要关注地域、人种、肿瘤异质性的问题。由于这些错综复杂的问题，中国胃癌患者占全球一半，每年发病人数高达 40 万，广大胃癌患者们迫切需要新药。但欧美科学家长期研究白种人常见的肿瘤，这也是为何免疫疗法首先在黑色素瘤取得突破的原因。对于每一代人，时代赋予不同的机遇和责任。沈琳勇于担当时代的重任：**"中国高发的肿瘤要由中国研究者来突破，这是我们的使命。"**

2015 年，当吴一龙开启中国肺癌人群的免疫治疗时，沈琳也开始筹划中国胃癌人群的免疫治疗。按照规定，进口药想进入中国市场，必须开展三期临床试验，以此证明新药在安全性和有效性上对中国人没有人种的差异性。为什么要这样做呢？因为中美胃癌患者的差别很大，无论是基因突变、免疫特性、幽门螺杆菌阳性率以及治疗响应上都有着显著差异。

中国胃癌患者能从免疫疗法获益吗？这正是沈琳渴望回答的问题。在她的推动下，O 药联合化疗的临床试验（CheckMate-649）终于在中国落地。这是中国胃癌患者第一次接受免疫药物，而在临床试验中，患者出现任何情况都是有可能的。沈琳作为中国地区的主要研究者，细心谨慎地开展免疫治疗。

“开始的时候我们也碰壁，患者出现一些预料外的反应，我们就全科、全国，甚至与外国专家讨论。患者去哪儿，我们的大夫就跟到哪儿，患者住在别的医院，我们的管床医生也随诊守护。”沈琳说，“随着病例数的积累，医生对新药的认知和对不良反应的处理越来越有经验，并有了许多早期诊断和干预手段，免疫治疗也变得越来越安全。”

这一次，胃癌治疗终于传来佳音。2021 年 4 月，沈琳公布中国人群的治疗数据：“在中国患者中，接受 O 药联合化疗方案的客观缓解率高达 59%，死亡风险下降 39%；对比化疗，可获得具有临床意义的总生存期与无进展生存期双重获益。”长期以来，中国晚期胃癌患者的平均生存期不到一年。如今，免疫治疗为一小部分患者打开了治愈之门。部分患者可以回归社会，像正常人一样工作和生活，这给患者带来了生命的尊严以及生命的意义。

科学真的能够改变生命。

在中国胃癌医学界，流传着“北沈、南李”的传说。“北沈”是北大肿瘤医院的沈琳，“南李”是上海东方医院的李进。对于胃癌治疗的突破，李进也很兴奋：“约 80% 的胃癌患者确诊时，已经处于进展期乃至晚期。晚期患者往往由于消瘦和营养不良，导致治疗耐受性下降。因此，一线治疗是其取得疗效的最佳机会。纳武单抗联合化疗的方案实现了近十年来，胃癌一线治疗领域取得的首个重大突破，有望为中国胃癌难题开启全新局面。”

所谓一线治疗，就是患者确诊后使用的第一个治疗。免疫治疗提升至一线，让患者在免疫力和身体状态较好时就用上免疫疗法，这是非常重要的。因为很多癌症治疗药物如放化疗，是抑制免疫系统的。因此，在免疫系统变得脆弱不堪之前接受免疫疗法，免疫细胞就能满血杀敌了。2021 年 8 月 30 日，中国药监局批准 O 药联合化疗（含氟尿嘧啶和铂类药物）适用于一线治疗晚期或转移性胃癌、胃食管连接部癌或食管腺癌患者。

在 O 药攻城拔寨时，沈琳也主持了另一个免疫疗法（K 药联合化疗）的临床试验（Keynote590），为近半个世纪几乎停滞不前的晚期食管癌一线治疗带来了巨大突破。2021 年 9 月 3 号，中国药监局批准 K 药联合化疗用于一线治疗晚期食管癌。

2021 年，中国消化道癌症一线治疗，迎来免疫时代。

四、我不是药神

2018 年，风靡全球的 O 药和 K 药相继在中国获批上市。这意味着中国的肿瘤治疗，也进入了“免疫 O（药）K（药）时代”。最初，这两款药一年的费用在 30 万 ~40 万元人民币。这有多少人能用得起呢？

也是这一年，电影《我不是药神》上映，让大众看到了进口抗癌药背后那众生的疾苦。“这个世界上只有一种病，那就是穷病。”这句话道尽了老百姓有病看不起的残酷现实。长期以来，中国的抗癌新药只能依赖进口，价格昂贵、审批周期长、可及性低。如何解决这个“卡脖子”难题呢？

一些科学家开始走上创业之路，因为他们认识到：**要从根本上让百姓更快、更好地用上更便宜的抗癌药，还是要靠国产新药研发。**

2012 年起，中国 PD-1 的药物研发，纷纷开始启动。PD-1 的江湖上，各路人马，纷纷登场。2011 年，王晓东做出了一个冒险的决定：在北京创立百济神州（BeiGene）。然而，这个小小的初创公司能在激烈的市场竞争中存活下来吗？

王晓东个子不高，长相富有亲和力，穿着简单朴实，但却有远大的理想。“要么不做，要做就做最好的”——这是他的座右铭。1963 年，王晓东出生于河南新乡的一个农民家庭，从小父母双亡，跟着外婆长大，吃了很多苦，但也磨炼了坚毅的意志。1985 年，他孤身赴美，开启科学研究之路。历经十余年的奋斗，王晓东成为了细胞凋亡领域的“明星”。2004 年 4 月 21 日，王晓东获选美国科学院院士，这是美国科学界的最高荣誉。在当时的美国科学院中，41 岁的王晓东是最年轻的一位院士。

那时，他年轻有为，前途无量。然而，他毅然放弃国外取得的一切，选择回国从头开始。他创办了北京生命科学研究所（北生所），其目标是：证明中国也可以建立全世界顶尖的科研机构，在中国也可以做出世界顶尖的科学成果。5 年后，国际科学指导委员会对北生所的评估结论是："世界上没有任何其他研究所能在如此短的时间里，在国际科研领域占据如此重要的席位。"

虽然王晓东带领北生所做出了杰出贡献，但他心里总有些不安。由于他的研究与癌症有关，回国后常有人问他，你有没有更好的治疗方法？王晓东也很无奈："近些年，亲朋好友中得癌症的越来越多，而多数癌症到了晚期基本上无药可治，患者只能等死。"于是，为中国患者研发新药的愿望种子，便在王晓东的心里生根发芽了。

2011 年，王晓东和欧雷强联手创办了百济神州，立志让中国癌症患者用上全世界最好的国产新药。如何才能实现这个目标呢？在战略上，百济从免疫治疗和靶向治疗两路进发，十多个新药同步研发。然而，新药研发风险高、周期长、投入大、环节多（见附录七）。一个环节出了问题，项目就前功尽弃。王晓东坦承这是一场冒险："我们开始研发的四五个项目都失败了，企业最困难的时候账上只有 1 万多块钱。多亏了欧雷强满世界借钱，才渡过了难关。"

2017 年，是一个转折点。新基公司以 13.93 亿美元获得百济 PD-1 抗体在亚洲之外的全球授权。王晓东开始信心满满："我们不但要为中国人做最好的抗癌药，而且也能作为中国人为世界做最好的抗癌药。"2017 年起，百济就有充足资金推动大规模的临床试验了。

在资本和政策的加持下，王晓东心里那颗种子，逐渐开花结果。2019 年 12 月，百济的 PD-1 药物百泽安获批上市，用于治疗复发难治性的霍奇金淋巴瘤。随后两年，百济斩获多个适应证：尿路上皮癌、鳞状非小细胞肺癌、非鳞状非小细胞肺癌、肝癌……这是一个很大的进步：之前的抗癌药只能单一癌种"单兵作战"，而 PD-1 药物如同"全能战士"，可以治疗多种癌症。而且，随着时间的推移，免疫疗法为部分患者带来了长期生存。

近年来，王晓东变得越发开朗，一改内敛朴实，每年都有“跳舞大作”问世，为沉闷的科研氛围带来了活力。当研究结果应用于人体并且取得成功时，这种成就感和幸福感真的是无与伦比。王晓东说：“**肿瘤免疫这个科学武器，使我们第一次在与癌症的战争中，看到了胜利的曙光。**”

中国免疫疗法的腾飞之势，甚至远超王晓东的预期。在医药江湖上，一直流传着“双十定律”：一个创新药的成功，需要耗时10年时间，花费10亿美元。确实，国外PD-1药物也遵循这条定律。自2001年王常玉研发PD-1抗体起，O药直到2014年才获得批准上市。

然而，回溯中国PD-1药物研发历程，你会发现“双十定律”失灵了。以百济为例，其PD-1药物在2019年年底获批，而10年前的王晓东还没有创立百济呢。实际上，百济的发展历程，只是近年来中国本土创新药企崛起的缩影。2018—2021年，8款国产PD-1/L1药物获批，加速来到患者身边。在PD-1赛道上，曾经是进口药的“双龙戏珠”，如今已进入国产药的“百家争鸣”（见附录一）。

中国速度，无与伦比。

五、内卷要有价值地卷

中国速度的背后，是科学、高效的审评审批体系。2015年起，国家药监局陆续落地新政策：引进**科学先进的药品评审制度，开辟优先审批通道，加速药品审批，开展仿制药一致性评价**……这是一场连圈内人都觉得不可思议的改革，激发了企业和人才的创新意愿，开启了创新药繁荣发展的时代。

药品关系国计民生，具有强烈的社会属性。但药物研发是一个高投入、长周期的创新过程，药品还具有商品属性，因此政府力量、资本力量和公众需求之间充满了各种利益权衡和博弈。为了让老百姓用得起、用得上创新药，中国药监局做出了持续的努力。

2018年年中，药监局加速审批O药和K药在中国上市。2018年年底，君实生物的拓益获批，成为第一个上市的国产PD-1药物。这一年，是中国免疫治疗元年。短短几年，中国免疫疗法喷薄而出。截至2022年，就有11款国产PD-1/L1

药物陆续上市（还有很多款在排队登场）。

从2015年的新药改革起，创新药物的审批开始提速。此前，创新药行业沉寂太久了，如今在各路科学家、资本、药企和医疗机构的同心协力下，呈现出前所未有的“繁荣”。2021年3月“两会”期间，恒瑞医药创始人孙飘扬发声：“PD-1药物过度重复问题严重，资本推波助澜，产品泡沫很大。”此话一出，业内纷纷惊呼：“揭露皇帝新装的那个人出现了。”

实际上，临床医生很早就发现PD-1赛道的拥挤。上海东方医院的李进曾戏言：“现在国内批准在开发、上临床的PD-1单抗一共62家。再过5年，我们估计大概会有80家企业有PD-1药物。那时候，不是给大家打针，是用PD-1/L1给大家洗澡。”在政策和资本护航之下，中国免疫疗法乘风而上，但问题也开始暴露：靶点同质化，竞争内卷化。与此同时，从2019年以来开展的国家药品集采和医保准入谈判，也让药企们心惊胆战。医保基金池有限，药企既害怕“灵魂砍价”，又期盼“腾笼换鸟”（将临床价值不高的药品调出目录，为创新药腾出空间）。

2020年12月，医保谈判拉开大幕，各路人马齐聚北京。最终，四大国产PD-1药物的降价幅度都较大，基本在80%左右。如今，中国PD-1药物全球价格最低。随着越来越多药企入局，未来PD-1药物的竞争会更加激烈，价格会压得更低。此乃中国患者之福。

如今，药厂们一遍一遍地在相同癌种中重复同样的临床试验，以期开发属于自己的PD-1药物。企业在资本加持下，在同一维度的竞争越演越烈，价格内卷化是否会带来长久良性的发展？企业想要在市场竞争中取胜，应以用户需求为导向，创造领先一步的价值优势。

2021年11月19日，国家药监局发布了《以临床价值为导向的抗肿瘤药物临床研发指导原则》。政策点明了方向：药物研发应以患者需求为核心，以临床价值为导向。只有这样新药研发才能满足整体社会的价值定位。

可见，**即使内卷，也要有价值地卷。**

对于PD-1药物的内卷，吴一龙说：“中国药厂在这方面非常热，但同质化太严重，靶点都是PD-1。这说明在科学上没有多大的创新。”显然，要想更多人获益，中国免疫疗法需要更多的源头创新，“为有源头活水来”。

药品是一种特殊产品，关系人命，应立足于科学。实际上，药品所有环节（如基础研究、转化研究、临床研究、资本护航以及医保政策），都存在瓶颈问题，都需要科学、高效和创新。如何攻克类似癌症这种复杂多变的问题？

答案是科学制胜。

以 PD-1 为代表的抗体疗法就像一声春雷，轰的一声，大家都感觉到癌症治疗的春天来了。就在抗体疗法给人类带来美好的遐想时，另外一段冒险之旅——细胞疗法，也充满了想象力。

第四乐章
细胞疗法的江湖传奇

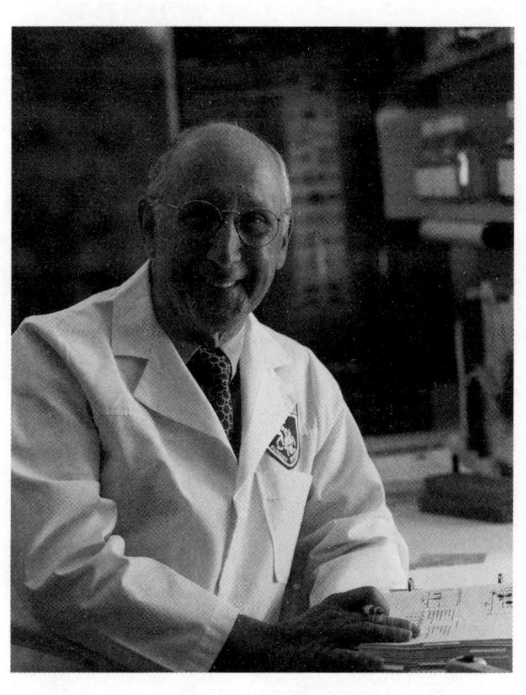

史蒂夫·罗森博格——细胞免疫疗法的奠基人

（图片来源：美国国家癌症研究所）

第十九节　第三选择

人类与癌症的抗争还有更好的办法吗？

昔之善战者，先为不可胜，以待敌之可胜。不可胜在己，可胜在敌。故善战者，能为不可胜，不能使敌之必可胜。故曰：胜可知，而不可为。

——孙武《孙子兵法·军形篇》

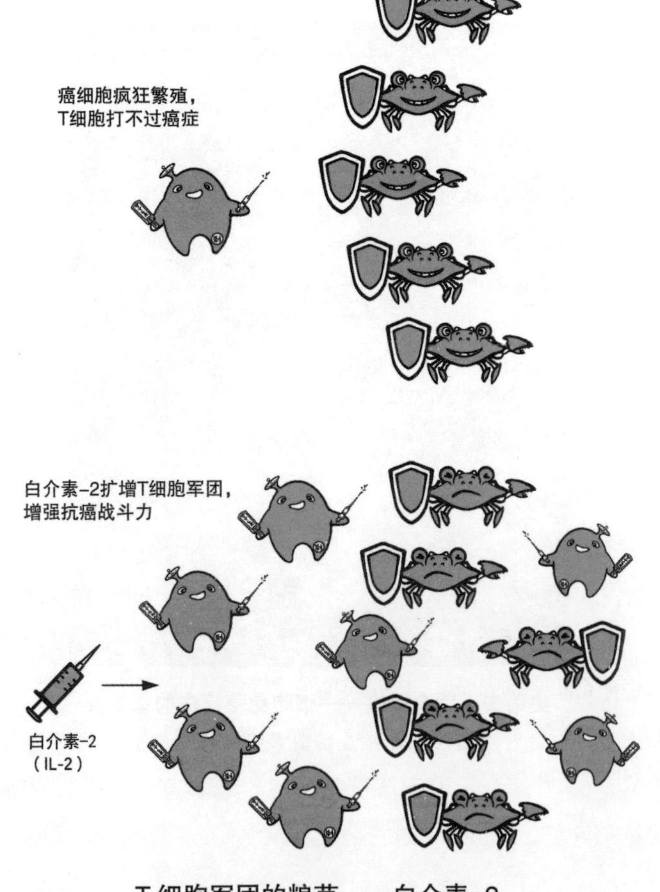

T 细胞军团的粮草——白介素-2

一、自发性肿瘤消退

史蒂夫·罗森博格（Steven Rosenberg）遇见了科学史上最罕见的案例——自发性肿瘤消退。这如魔法一般，吸引他踏上了医学之路。

1946 年初春，天气乍暖还寒。在纽约著名的贫民窟布朗克斯，一名 6 岁的男孩从信箱中掏出几张明信片，交给妈妈。这名小男孩叫罗森博格，他的父母是犹太人大屠杀的波兰幸存者。1945 年第二次世界大战结束后，罗森博格一家陆续收到明信片，被告知又有家人在犹太人集中营遇害了。

罗森博格看着这一堆信件，看到父母悲伤的神情，幼小的心灵也感受到了战争的可怕。人类为什么要发动战争，不是应该相互帮助吗？救人的种子在孩子幼小的心灵开始生根。当然，种子只有在合适的环境下才能发芽。罗森博格的哥哥比他大 12 岁，后来成为了外科医生。哥哥和姐姐带着他一起看书和学习，榜样的力量激发了他对医学的兴趣。父母常跟他说："你是个犹太人，要获得成功，就必须付出比常人多一倍的努力。"

此后，罗森博格通过自己的努力在约翰斯·霍普金斯大学获得医学博士学位。在接下来的工作中，他几乎每周都工作 7 天，这样异于常人的努力和其出身不无关系。

1963 年，他进入彼得·本特·布莱根医院进行外科实习。在外科实习期间，他遇到了一个烦恼："医生很好，但是我也想从事科研，怎么办？"在医生或科学家两个职业的选择中，他作出了第三种选择——医生科学家 (physician scientist)。

然而，医生和科学家属于两个完全不同的世界，求知、决策和容错等思维都迥然不同。医生科学家这种综合性人才，需要很多年才能"修炼"成功。因此，医生科学家在医生中的人数不足 2%，优秀者更是凤毛麟角。

罗森博格一边忙于外科实习，一边攻读哈佛大学的生物物理学博士学位。1969 年，这一年，罗森博格 29 岁。他手握科学和医学两个博士学位，为成为"医生科学家"奠定了良好的基础。未来选择哪个领域，大展身手呢？

自发性肿瘤消退的罕见案例如魔法一般，吸引他进入了肿瘤免疫学领域。

1968 年夏，63 岁的老兵迪安杰罗匆忙走进急诊室。他摸着腹部，对罗森博格说："我的肚子好痛。"胆囊造影的结果显示，他得了急性胆囊炎，治疗方案是胆囊摘除。罗森博格看到患者腹部有个巨大疤痕，甚是疑惑，便问起病史。迪安杰罗轻描淡写回答："我之前做过手术，切除胃癌，那是 12 年前的事情了。"

12 年前，也是在这个医院，迪安杰罗切除了胃部肿瘤。为了切除肿瘤，外科医生切除了他 60% 的胃。由于癌细胞已经扩散，肝脏和腹部有一些像铅弹的小结节无法切除。癌症不可怕，可怕的是转移啊。医生预期他活不过那年，更何况手术还引起了细菌感染。罗森博格查阅迪安杰罗的病历，心中充满好奇。罗森博格又从医院储存柜中翻出迪安杰罗的病理切片。病理专家再次确认，当初的诊断没有问题，迪安杰罗确实患有胃癌。

罗森博格十分震惊，这太神奇了，竟然遇到了自发性癌症消退。当时，医学史上只有 4 例自发性癌症消退。这是罗森博格的"科利时刻"（见第二节），也吸引他对此痴迷终生。

癌症真的可以自发性消退吗？

罗森博格对迪安杰罗实施胆囊摘除手术时，他的双眼就像猫头鹰的眼睛一样，寻求答案。他在患者的肝脏和腹腔，都没有发现残留的肿瘤。是什么清除了患者的癌细胞呢？这个问题深深吸引了这位刚入行的年轻人。这个癌症自愈的案例是一次意外的幸运事件，但要理解背后的机制，还需要等上许多年的时间。

直到他遇到第二个特殊病例，才终于有了点眉目。

二、多药联合化疗时代

彼得·本特·布莱根医院在医学史上是赫赫有名的。1923 年完成全世界第一例成功的心脏瓣膜手术，1954 年完成第一例成功的肾脏移植手术……这个医院做了不少肾脏移植手术，其中一位患者在接受肾脏移植手术后，患了肾癌。令人吃惊的是，癌细胞不是自己的，竟然来自捐赠者。捐赠者的肾脏潜伏少量癌细胞，受到免疫系统的监管没有形成肿瘤。然而，接受器官移植的人得服用免疫抑制性药物，以防止排斥反应。在免疫系统受到抑制的情况下，潜伏的癌细胞就爆发了。神奇的是，停用免疫抑制药物后，患者的肿瘤就消失了。

这个病例说明，免疫系统能够控制甚至清除癌细胞。罗森博格作为移植外科医生，他了解免疫系统的力量。当免疫系统把移植的器官当作异己时，就会产生排斥反应，它甚至能把一个器官排斥掉。于是，罗森博格思量着：能否利用免疫系统的威力，来对抗癌症？

一切奇怪的现象，都是有原因的。

一定是免疫系统治好了迪安杰罗的癌症。迪安杰罗的血液里，有着神奇的免疫细胞和免疫物质。一个念头在罗森博格的脑海里蹦出来：迪安杰罗的血液能否治疗其他患者的癌症？

罗森博格兴奋地向迪安杰罗解释自己的计划，迪安杰罗笑着说："我曾经历过胃癌的病痛，我愿意试试看，希望能帮助到其他患者。"罗森博格找到了一位患者和迪安杰罗一样，同样的胃癌和血型。这位患者是一名赌徒，在得癌症后，他觉得自己一辈子都在输，马上就要玩完了。如今，罗森博格跟他说现在有机会赢。再也没有什么可好失去的了，他愿意再赌一次。

赌博，十赌九输。尤其在不清楚科学依据的情况下，这样的实验怎么可能发生奇迹？赌徒在接受迪安杰罗的输血后，病情继续恶化，不治身亡。看到患者撒手人寰，这更加激起了罗森博格对肿瘤免疫学的热情。于是，他暂停外科实习一年，到哈佛大学进修免疫学。面对这次失败，罗森博格在笔记本上写道：

"有种东西在我心里点燃了，从未熄灭过。"

1974年6月30日的夜晚，罗森博格躺在床上，看着天花板上悬挂的黄色灯泡。他想着："今天是外科住院医师训练的最后一天，明天就要开始新征程，我一定要成为最优秀的医生科学家。"第二天，美国国家癌症研究所任命他为外科主任。

国家癌症研究所有很深的政治背景。1937年，美国总统罗斯福批准"国家癌症法案"，成立国家癌症研究所。1971年，美国总统尼克松提出"抗癌战争"，扩大了国家癌症研究所的研究范围和职责。国家癌症研究所所长文森特·德维塔（Vincent Devita）发动了"征服"癌症的化疗战争。

由于单个化疗药能缓解儿童白血病但会复发，这促使研究者评估了多药联合化疗是否能延长癌症患者的生存期。德维塔发现一种被称为MOPP（氮芥、长春新碱、甲基苄肼及泼尼松）的组合化疗方案，它能够治愈约50%的进展期霍奇金淋巴瘤患者。美国临床肿瘤学会将之誉为"半个世纪癌症化疗领域的里程碑事件"。

此后，多药联合化疗（如 BEP、MOPP、CHOP、ABVD 等方案）成为了癌症治疗的新方向，“治愈”了无数患者，因此，逐渐成为治疗各种癌症的新方案。

自此，人类进入了多药联合化疗的新时代。

人类与癌症博弈的关系，从 20 世纪以前的“逃避”，到 20 世纪以后演变为“战争”。抗癌战争恨不得歼灭癌症，但在身体内发动战争，杀敌一千，自损八百。现在的各种肿瘤治疗都是“杀气太重”，但在战争中没有真正的赢家。孙子曰:“昔之善战者，先为不可胜，以待敌之可胜。”除了战争和逃避，还有第三选择吗?

罗森博格对于现实看得很清晰:一旦癌细胞从原发病灶开始扩散，现有的治疗方法就无能为力了。他从未忘记 1968 年见证的自发性癌症消退，他相信对抗癌症的最佳力量是身体内的免疫系统。如今，在“抗癌战争”的历史背景下，罗森博格作为国家癌症研究所的外科主任，拥有了庞大的实验室和充足的资金。是时候了，从这里出发，开始免疫治疗的新征程。

他义无反顾，肩负起时代赋予的使命。

三、用猪来对抗癌症

20 世纪 70 年代末，加州大学旧金山分校的迈克尔·毕晓普等人发现了致癌基因。这让人类对癌症有了新认识:基因的突变可以引发癌症，癌症不是由外部侵入，而是从生命的内部发起攻击。于是，大家都把目光转向了肿瘤基因组学。罗森博格逆流而上，在国家癌症研究所开始利用免疫系统去对抗癌症。

此时，人们不相信免疫系统会对癌症产生反应，连肿瘤抗原的概念也还没有出现。当时，只有个别实验室探索类似科利毒素的免疫疗法。例如，将卡介苗注射到肿瘤内，激活免疫系统去对抗癌症（见第五节）。罗森博格对于细菌毒素或卡介苗的治疗方式不感兴趣。他认为，与其间接激活免疫系统去对抗癌症，不如直接利用 T 细胞去攻击癌症。

虽然罗森博格在读书时还没有出现淋巴细胞的内容，但是他在最近的文献学到 T 细胞能够识别移植器官细胞上的“非我”抗原，从而导致免疫排斥。罗森博格相信，T 细胞一定也能识别肿瘤细胞上的抗原，并加以排斥。他想起 1968 年的实验，迪安杰罗的 T 细胞未能识别和攻击另一名患者的胃癌细胞，可能是因为两人的肿瘤抗原不同。如果用患者自身癌细胞刺激和“训练”T 细胞，那么它们能够识别和攻击癌细胞吗？

一个大胆的想法出现在他的脑海里：“将患者的肿瘤组织注射到猪体内，使其产生免疫反应。我们从猪中分离出 T 细胞，回输患者，它们能攻击表达肿瘤抗原的细胞吗？”罗森博格写了实验方案，提交给国立卫生研究院高层。这就像走个过场，很顺利就获得审批。在如今严格的监管环境之下，向人体注射猪淋巴细胞以及此后的各种探索是不可能获得批准的。然而，在“抗癌战争”的历史环境下，罗森博格有很大的自由去探索新事物。

1977 年秋，在国家癌症研究所的一个洁净手术台上，罗森博格和助手们将猪麻醉，清洗得干干净净。他们把人类患者的肿瘤组织，放进猪的肠道内壁。几周后，这些猪对人类肿瘤抗原产生免疫反应。下一个问题就是：从猪体内提取出的淋巴细胞能识别和攻击人类癌细胞吗？

1977 年 11 月 15 日，来自费城的 24 岁女性患者成为了第一位受试者。年纪轻轻的她，却饱受病痛的折磨。即使双腿截肢，也无法阻止病情的恶化。危急关头，患者把希望寄托在猪的淋巴细胞上了。在 1 小时内，50 亿的猪淋巴细胞缓缓地注入患者的体内。不久后，患者发高烧，出疹子，这意味着可能产生了攻击癌症的免疫反应。然而，几周后的复查显示，癌细胞依然疯狂扩散。两年多的探索和努力，再次宣告失败。

罗森博格用猪细胞来治疗癌症，遭到不少人的取笑。罗森博格也很无奈，但在探索之路上，大多数时候，失败才是真实的。**历史上有太多误入歧途的时刻，我们不能只为那些找到正确答案的人交口称赞。人类对真理的认知是螺旋上升、曲折前进的。**

我们发现一条走不通的路，也是对科学的一大贡献啊。就在罗森博格忙着养猪时，同在癌症研究所的另一个实验室却有了一个意外发现。罗伯特·盖洛（Robert Gallo）研究组试图在体外培养白血病细胞，却意外培养出人类 T 细胞。盖洛等人发现，白介素-2 是 T 细胞生长因子，并建立了 T 细胞体外培养系统。在这个基础上，他开创性地发现了第一种人类逆转录病毒——人类 T 细胞白血病病毒（human T cell leukemia virus, HTLV），而且它们与某些白血病和淋巴瘤有关。随后，他还从艾滋病患者体内分离出一种新的逆转录病毒——人免疫缺陷病毒（HIV）。改造过的 HIV 是给 T 细胞转导基因的载体工具（见第二十三节）。这些病毒学的研究，给 T 细胞研究带来了“活力”。

对于 T 细胞的研究者来说，白介素–2 就是一个最好的“粮草”，它能促进 T 细胞的大量增殖。这就意味着，人们可以培养 T 细胞军团了。

四、66 例失败

罗森博格在得知盖洛的发现后，很快就跟他见面，并着手在体外培养人类 T 细胞大军。这些在体外经过白介素–2 扩增的 T 细胞，还能够识别和杀伤癌细胞吗？为了回答这个问题，罗森博格花费了许多年，但进展十分缓慢。主要限速因素就是难以获得足够量的白介素–2，加上它分解很快。直到 20 世纪 80 年代初期，基因工程技术的出现，才推动细菌成为了生产蛋白药物的活工厂。这开启了大规模生产蛋白药物的光辉璀璨历史。

1983 年 6 月 12 日，罗森博格参加完一个学术会议，准备登机回家。一家生物科技公司（Cetus）的首席科学家，把一个试管放在罗森博格的手上，郑重地说道：“这里面装有基因工程生产的白介素–2，你先做测试，没有问题的话，我们可以持续给你提供。”罗森博格无法掩饰自己的激动，小心地把试管放进夹克口袋里。在登机和飞行的旅途上，罗森博格一直兴奋不已。

战者，粮草为先。白介素–2 就像 T 细胞军团的粮草。如今，粮草充足，获胜概率大增。很快，罗森博格在小鼠体内证明了白介素–2 培养的 T 细胞大军能够摧毁肿瘤。下一个问题就是，能在人体中重复白介素–2 的神奇功效吗？罗森博格采取了两种方法，一种是从患者体内分离出 T 细胞，用白介素–2 培养，然后将 T 细胞大军回输给患者；另外一种是将白介素–2 直接注入患者血液中，在体内支持 T 细胞大军去对抗癌细胞。这开创性的方法使罗森博格成为了 T 细胞疗法的先驱，并开启了免疫疗法的新篇章。

这两种方法的逻辑是，患者体内数以万亿的 T 细胞中，总有个别能够识别癌细胞。它们经过大规模扩增的话，就可以对肿瘤产生有效的攻击。这有点像买彩票，增加彩票数量，以提高中奖概率。事实上，“彩票中奖”的概率还是太低了。

无论是直接注射白介素–2，还是回输白介素–2 培养过的 T 细胞，在人体中都没有获得预期疗效。可怕的是，白介素–2 还有严重的毒性，以至于所有患者都得送往重症监护室。此时，国家癌症研究所所长德维塔收到美国国会的信件，要求提供成果来证明数亿美元用于“抗癌战争”的合理性。德维塔也向罗森博格提出了要求：“作为政府的实验室，我们花费了大量资金，政府和纳税人也希望能看到成果。”可是，一次次的失败，一次次地以患者的性命作为赌注，罗森博格感到压力越来越大了。

他很快遭遇到了职业生涯的最大危机。

这位顽强的医生科学家，经历了 66 次失败，如坠冰窖，心生绝望。“66 次失败的背后，是 66 个鲜活的生命啊。”怪不得黑色素瘤被称为“药物研发的黑色陷阱”。当时的药物研发都失败了，罗森博格也陷进去了。这也是他第一次开始自我怀疑。

在生死之间，科学能守卫生命吗？在看不到希望的时刻，努力和坚持是否还有意义？

幸运的是，医学发展是一个不断转换思路，寻求变通的过程。心力交瘁之下，罗森博格强撑微笑。他一边喝着苦咖啡，一边苦苦思索：直接注射白介素–2 和回输白介素–2 培养过的 T 细胞都没有药效，是否有第三选择？例如，合二为一？但是，这样的不良反应会不会更大？

屡战屡败，屡败屡战。他向美国药监局申请这个新方案，但未获得通过。经过多次沟通努力，他终于获得了许可。

很快，他就遇到了一个改变历史进程的普通人琳达 · 泰勒。

五、第三选择

泰勒是一位患有黑色素瘤的女性海军战士，历经化疗等标准治疗都以失败告终。生死关头，这位普通的患者冒着生命危险参加一个已经失败了 66 次的试验。

医学进步的背后是无数患者的生命付出以及对医生的信任。这些勇于参加实验疗法的患者，激励罗森博格继续前行，也给细胞疗法带来了“生机”。

1984 年 11 月 29 日，泰勒成为了第一位同时接受 T 细胞和白介素–2 输注的患者。罗森博格将 30 亿 T 细胞通过点滴注射入泰勒的体内。在随后的 60 天里，她每天都要接受高剂量的白介素–2，以维持 T 细胞的免疫反应。罗森博格在经历了 66 次失败后，终于看到了希望。3 周后，67 号患者——泰勒的肿瘤开始变软和缩小。4 个月后，扫描结果显示癌症消失了。

在本书写作之时，泰勒在治疗 36 年后依然保持健康。如今，泰勒抱着一颗感恩的心，好好生活。回想治疗的过程，患者总是有太多的选择。如何获得最佳治疗方案？目前公认的实践模式是循证医学。循证医学指的是把当前能获得的最好证据、医生的经验，以及患者的意愿结合起来，为患者制定治疗方案。在癌症治疗领域，T 细胞疗法有最好的证据——能治愈癌症患者。罗森博格亲眼看见了泰勒的“死里逃生”，内心的自我怀疑变成了一种韧性。在此之前，他不知道免疫疗法能否奏效。在此之后，他看到免疫疗法确实奏效。

他努力把这种合二为一的免疫疗法应用在更多患者身上。然而，结果时好时坏。罗森博格治疗了 600 多例患者，只有 15% ~ 20% 的患者有反应。但其中约 1/3 是完全缓解，这意味着他们的肿瘤已完全消除，他们有机会像泰勒一样长期生存。这些结果对白介素–2 的批准起了重要作用。

1992 年，白介素–2 被批准了用于治疗转移性肾癌。1998 年，白介素–2 被批准用于治疗转移性黑色素瘤。罗森博格对此感到十分自豪：“这是美国第一次批准通过刺激患者免疫系统来治疗癌症的方法。”

泰勒和罗森博格的照片登上了各大媒体头条，媒体采用引人眼球的标题《癌症大突破》。罗森博格看到这标题都惊呆了：“我都被吓倒了。”毕竟只有 15% ~ 20% 的患者有效，严谨的科学家肯定是会避免使用“癌症大突破”这个词。糟糕的是，有媒体挖出罗森博格曾为里根总统做过手术，便报道“总统得了癌症”。这一下子，事态的发展失控了。

罗森博格很困惑，也很无奈：“为什么媒体这么狂热？”“标题党”希望标题能够在第一时间抓住读者的眼球，但这导致国家癌症研究所的电话被打爆了。来自全世界的患者希望抓住这根救命稻草，记者希望获得第一手采访资料，还有来自严谨科学家和医生的质疑……

毁掉一个人的最好办法是“捧杀”。大众第一次了解到癌症免疫疗法，对于癌症大突破的期望不断飙升。当大家发现这并没有解决问题，癌症还是人类无法摆脱的宿命时，于是变得失望甚至愤怒。免疫疗法自诞生以来，名声一直不大好，且一直伴随质疑和指责。这一次，肿瘤免疫治疗又进入了黑暗时期。对于罗森博格来说，这是他生涯中的一段黑暗时期。他一心只是想着努力治病救人，没想到命运的裂痕，有时候很深、很痛。

不要担心生命的裂痕，那是光的来处。虽然白介素–2 的有效率比较低，但是第一次证明了癌症免疫疗法的可能性。这黑暗中的微光，引导一些青年才俊进入这个领域，并成为支持一些人继续前行的力量。

经历媒体的误导事件后，罗森博格坦承：我曾担心大众会因为缺乏专业知识，而对新知识产生误解或不切实际的期望。如果沟通不良的情况持续发生，大众可能会排斥科学知识和科学家。面对冲突或问题，除了逃避和对抗，我们还有第三选择——共赢。大家都有相同的目标，那就是不让癌症改变自己和家庭的命运。第三选择是解决所有难题的关键思维。为了保持良好沟通，罗森博格花时间把白介素–2 的故事写成一本书《改造细胞：揭秘癌症》（*The Transformed Cell: Unlocking the Mysteries of Cancer*）。

在解决完媒体的误导事件以后，罗森博格继续专注于免疫疗法的研究。此后，他在肿瘤浸润淋巴细胞、肿瘤抗原、CAR-T 以及 TCR-T 细胞疗法等多个方向都取得了里程碑式的贡献。他能够成为癌症免疫领域的先驱和巨人，跟他的专注和韧性密不可分。正如他在书里写道：

“我很喜欢夜晚。我常想起年轻时，在实验室深夜工作的场景。咖啡在加热器上热了几个小时，我的味蕾能感觉它的黏稠和苦涩。我迎着朝阳走出实验室，这世上再找不到能与之媲美的满足感了。”

虽然罗森博格很努力，但是 T 细胞疗法只对少数患者有效。根本原因是我们对 T 细胞的生物学机制缺乏了解。好在罗森博格没有等待很久，很快，一位年轻人揭开了 T 细胞识别敌我的奥秘。

第二十节　贵人相助

免疫系统如何区分敌我？

古之善为医者，上医医国，中医医人，下医医病。

——孙思邈《千金要方·候诊》

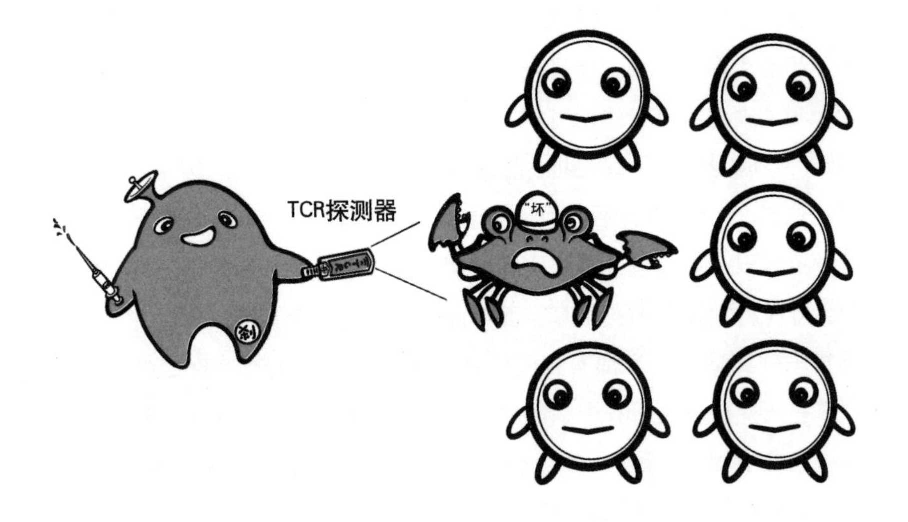

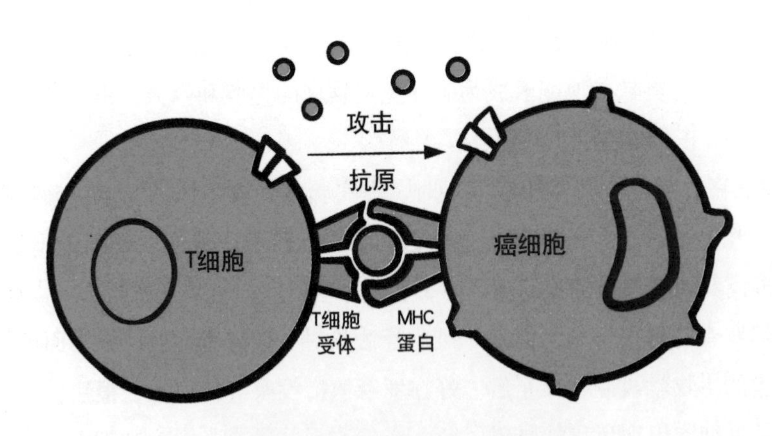

T 细胞受体是区分敌我的探测器

一、孟母三迁

2012 年 10 月 11 日，大连的海风，弥漫着初秋的清新。麦德华站在讲台上，作题为“肿瘤治疗的未来”的大会报告。他兴奋地表示很荣幸能够获得第一届“孙思邈肿瘤研究与治疗杰出贡献奖”。

孙思邈是中国唐代“药王”也是我国医德思想的创始人，被西方称为“医学论之父”。“孙思邈肿瘤研究治疗杰出贡献奖”的设立，是为了纪念孙思邈对医学事业的伟大贡献。获奖者是世界范围内在肿瘤防治研究领域，取得重大突破的专家学者。目前，麦德华在加拿大从事肿瘤免疫研究。每当他飞回中国时，都会想起 16 岁那年。

1964 年夏，麦德华一家人拖着大包小包，坐上了飞向美国的飞机。飞机起飞时，麦德华透过窗，望着渐行渐远的香港。他有些忐忑，既舍不得离开这个从小长大的城市，也不知道去一个陌生国度会发生哪些改变。他转过头来，用熟练的粤语问妈妈:“妈，以后我们还回来吗？”

麦德华的母亲是广东新会人，父亲是广州番禺人。1946 年 10 月，麦德华在广州出生。这一年，中国内战再次爆发，局势动荡不安。为了孩子，就在麦德华出生两个星期，一家人就匆忙搬到香港。无忧无虑的童年，在天真烂漫的笑声中一天天过去。转眼间，麦德华就要从九龙华仁书院（香港著名男子中学）毕业了。未来去哪里读大学呢？中国母亲重视教育，为了选择良好的环境教育孩子，“孟母三迁”也不在话下。

这一次，母亲选择一家人移民美国，以便孩子们在那里接受大学教育。麦德华说:“我有两个姐姐，一个妹妹。父亲是位商人，但在我 4 岁时父母离婚了，所以我不太了解我父亲。是母亲把我们 4 个孩子抚养成人。她是典型的中国母亲，希望子女努力读书，接受良好教育。”

母亲希望麦德华成为医生，但“叛逆”的他选择了自己喜欢的化学工程专业。为了不让母亲难过，他还把这个秘密隐藏了许久。不久后，一件事情的发生让麦德华从研究塑料转向了研究生命。

在威斯康星大学的学生会办公室，麦德华很开心自己申请到勤工助学，这样就可以补贴生活费了。然而，在建筑工地搬砖，这对瘦弱的麦德华来说，真是太难了。他又跑到学生会，意外发现有刷盘子的活。病毒学家吕克特和植物学家斯科格实验室有刷试管的兼职。麦德华说："两个老师都在争我，最终吕克特博士以每小时 1.25 美元的高薪胜出。"第一次刷试管，麦德华手脚麻利，两小时就洗完了。这才挣 2.5 美元，不够塞牙缝啊，怎么办？

麦德华问："还有其他试管吗？" 吕克特说："没有了，不过如果你愿意做实验的话，我可以付 1.5 美元时薪。" 一个大学生有机会得到教授的一对一指导，麦德华无法拒绝这个邀请。麦德华开始体验到科研的乐趣，不久后，他就把专业从化学转为生物化学。后来，吕克特在《病毒学》期刊发表的一篇论文，还把麦德华列为共同作者。吕克特可以说是麦德华科研路上的第一位引路人。就这样，麦德华开始了科学之旅。

1972 年，在加拿大的阿尔伯塔大学，麦德华取得博士学位。随后，他进入玛嘉烈公主癌症中心，跟随厄内斯特·麦卡洛克（Ernest McCulloch）做博士后研究。麦卡洛克是造血干细胞的发现者。造血干细胞是人体"造血工厂"，能生成 T 细胞、B 细胞、红细胞等血液细胞，所以造血干细胞移植可以治疗白血病和贫血等血液病。不过，麦德华对造血干细胞兴趣不大，他富有主见，想研究新东西。

自 1961 年米勒发现 T 细胞以来，人们了解到 T 细胞可有效区分"自我"和"非我"。打比方来说，T 细胞就像人体内的巡警，能辨识好人（正常细胞）和坏人（病毒感染的细胞或癌细胞）。如是"好人"，给予放行；如是"坏人"，即予消灭。

免疫系统如何区分"好人"和"坏人"？

这一个识别过程是由什么分子负责的？科学家推测是 T 细胞受体（T cell receptor，TCR）。于是，克隆 T 细胞受体被认为是"免疫学的圣杯"。许多科学家追求这个圣杯许多年了，毫无头绪。年轻的麦德华想研究的新东西，就是这个当时科学界最具挑战的难题。

在这场激烈的竞争中，谁能捧起圣杯呢？

二、导师的护航

1981 年，麦卡洛克把麦德华叫到办公室。麦克洛克问："你的实验室刚成立，有什么打算？" 麦德华小声回答："我想克隆 T 细胞受体。" 麦卡洛克认为这个目标是雄心勃勃，但可能不大明智。一是难度太大，二是竞争太激烈。为了抢夺这个诺贝尔奖级别的圣杯，加州州立理工大学的李 · 胡德和戴维 · 巴尔的摩已经铆劲干起来了。前者有 56 个人正在攻克这个难关，后者至少也有 20 名博士后研究人员。马克 · 戴维斯（Mark Davis）也得到了威廉 · 保罗的支持，保罗在国立卫生研究院几乎拥有一个帝国。此外，或许还有很多人像麦德华一样，静悄悄地想夺取圣杯。然而，麦德华只是一个单枪匹马的年轻博士，也没有多少经费。

为了申请经费开展实验，麦德华花了很多时间去起草基金申请书。但是，资金委员会拒绝了麦德华的申请。坦而言之，就是官方不认可你的课题和资历。麦德华有些灰心，同事也劝他："你就不要参与这种头破血流的竞争，先做点可行性高的课题，发表文章，站稳脚跟。"

在这个灰心的时刻，麦卡洛克给予了知遇之恩："去他们的，我支持你，你去做实验吧。" 麦卡洛克能这说这样的话，是因为他本身就是一个不固守传统、不畏权威的人。麦德华的 "无所畏惧"，也让麦卡洛克看到了自己年轻的模样。就这样，当麦德华在科学界试图立足时，麦卡洛克为他提供了不可或缺的支持。

虽然库珀发现淋巴细胞分为 B 细胞和 T 细胞两种，但科学界认为两者识别抗原的系统是相似的。当时，科学家已经把 B 细胞受体研究得比较很清楚，它是一类免疫球蛋白，就像一双小手，可以抓取抗原。麦德华在基金申请书中表达了自己的观点：T 细胞和 B 细胞在受体层面是截然不同的。这个观点让免疫学家难以接受。

麦德华曾在威斯康星大学的吕克特和霍华德 · 特明实验室，分别掌握了病毒和分子生物学技术。他很有信心地对麦卡洛克说："我知道如何找到 T 细胞受体，利用差异表达基因的技术，将 B 细胞和 T 细胞加以对比，彼此相减，剩余的便是两者的基因差异。" 麦德华曾以为这件事很简单，谁知道陷入了一个复杂的漩涡。因为他大概要从 7000 个基因减去 6800 个。这得需要多少时间、人力和物力？

由于工作量太大，又没有什么钱，麦德华招聘了一位工程系的学生莱格特来做暑假实习。直到1983年6月的一个星期天，麦德华终于找到了希望。这一天下午，麦德华的妻子带着孩子上芭蕾课了。他跑到实验室，地上堆着一堆计算机报表。这是莱格特把麦德华消减的序列与基因库对比的结果。在1983年，计算机还很落后。麦德华只能通过肉眼仔细比对。他阅读了数百页报表，就在眼睛快要冒星星时，一张报表突然让他的瞳孔起码放大了两倍。

那一刻，麦德华在心里高呼："序列匹配，这可能是T细胞受体。"

第二天，实习生和技术员来到实验室。麦德华让他们坐下，然后说："我们资源有限，要把所有工作都放下，专心研究这个克隆。"接下来几个月只研究这个克隆，其实是一个冒险的决定。麦德华回忆道："他们当然都觉得我疯了，我不敢告诉其他同事，包括麦卡洛克。"

没有退路，只能背水一战。接下来的半年，麦德华小分队开始了海量的验证和排序。事实证明，麦德华没有疯，他的选择是正确的。1984年3月，他们在《自然》杂志发表了论文，公布他们克隆了人类T细胞受体。此项发现震惊科学界。

"饮其流者怀其源"，麦德华第一时间把这个好消息与麦卡洛克分享。要不是麦卡洛克为麦德华提供了支持，麦德华也没有机会捧起这个"免疫学的圣杯"。想当初，资金委员会拒绝了麦德华的基金申请，因为他们认为那些顶尖科学家才有机会找到T细胞受体。不过，他们都错了，除了马克·戴维斯。

三、与时间赛跑

马克·戴维斯是一位好胜心很强的竞争对手。1980年年初，分子生物学处于初期阶段。在国立卫生研究院的免疫学系，戴维斯当时几乎是唯一一个擅长分子生物学技术的人。他早在加州理工学院读博士期间，已经接触到分子免疫学前沿，包括B细胞通过基因重组产生抗体多样性的机制。

1976年，日本科学家利根川进发现，小白鼠成熟B细胞中的基因出现移动、重组和缺失，从而产生多种多样的抗体。利根川进因这个发现获得诺贝尔奖，因为这揭开了人体仅2万种基因，却能产生数百万种抗体的奥秘。

虽然 B 细胞和 T 细胞很相似，但戴维斯有不同的想法：B 细胞监视的是血液和淋巴系统的入侵物，而 T 细胞旨在检查细胞是否带有病毒或癌变。因此，这两种细胞在识别各自靶标的方式肯定是不同的。通过比较 T 细胞和 B 细胞的基因差异，能否筛选出 T 细胞受体基因呢？

导师对这个想法十分支持。戴维斯才博士毕业不久，羽翼未丰时，遇到了伯乐——保罗，他让戴维斯独立领导一个小组来攻克这个问题。海德里克对分子生物学技术感兴趣，加入了这项工作。这个小组还有位可爱美丽的华裔女生钱月秀（Yueh-Hsiu Chien），戴维斯与她互相欣赏，结为夫妻，一起攀登科学高峰。

到 1983 年初，他们发现了 10 个有希望的 T 细胞基因，但大部分都鉴定失败了。戴维斯向团队鼓劲："我们是在与时间赛跑，必须要加把劲，因为其他几个研究组也在逼近。"

1983 年 8 月，戴维斯飞到中国，在北京和上海发表了 T 细胞受体的演讲。但参加会议的中国科学家刚刚从"文化大革命"中走出来，很难理解他的工作。一周后，他飞到日本京都，在免疫学国际会议上做了一次计划外的演讲。他的演讲引起了热烈讨论，也引起了日本科学家的注意。

上文提到的日本科学家利根川进，也正在克隆 T 细胞受体基因。T 细胞受体与乐高积木拼图类似，包括不同的组件，共同组成一个拼图。戴维斯对于寻找这个"拼图"十分渴望。在日本的会议期间，利根川进走来走去，看起来很自豪。他告诉戴维斯："我们找到 T 细胞受体的 α 链基因了，你呢？"

戴维斯回答："还没有。"利根川进对此很高兴，以为胜券在握。

在演讲中，利根川进展示了一张幻灯片，上面描绘了一些短线条。这些线条代表基因片段，它们的相对位置构成了基因的"指纹"。这张幻灯片中描绘的基因，是利根川进非常确定的一个基因，就是 α 链基因。

在回家的飞机上，钱月秀把自己的直觉告诉戴维斯："你知道吗，这看起来像是我们一直在分析的一个基因。"

戴维斯眼神闪烁："那我们就假设它是 α 链基因，回去加班加点，然后抢先弄清楚它。"戴维斯想争第一，因为科学界记住的永远是第一个发现的人。

在一个阳光灿烂的周末，海德里克准备带着家人去动物园。戴维斯嘱咐海德里克去实验室，看看那个基因的检测结果。海德里克驾车到实验室楼下，打算让家人在车里待几分钟。结果没想到，后来让家人等了好久，因为他看完实验结果还给戴维斯打了电话："好消息，我们找到T细胞受体了。"

当时，戴维斯和钱月秀正在父亲家里。挂完电话，戴维斯就跟他爸说："实验有突破性进展，我们得在竞争对手发表之前夺得头筹。"当天晚上，戴维斯猛踩油门，汽车在高速公路上奔驰。

当初他们在飞机上的猜测是对的，那确实是T细胞受体的 α 链基因。他们立即写成一篇论文，想办法第一个发表。实验室有一位来自英国的博士后尼克·加斯科因，他的父亲说："如果你们能把手稿送上去伦敦的飞机，我会让我的助理开车去希思罗机场，直接把它带到《自然》杂志的伦敦办公室，把它扔在编辑的桌子上。"

有贵人相助，戴维斯坐上了快班车。他们在晚上7点把手稿装上航班，从提交到接收只用了6天时间。戴维斯回忆道："后来，我接到《自然》编辑的电话，说刚刚收到利根川进的手稿。他对我们的抢稿非常不满。我想，这是神圣的正义！"

戴维斯的好胜心真的好强，他很高兴击败了利根川进。但他没有想到，远在加拿大，一位不知名的研究者麦德华，竟然抢走了圣杯的一半荣誉。1984年3月，《自然》杂志同时发表了麦德华和戴维斯发现T细胞受体的成果。

须知少年凌云志，曾许人间第一流。免疫学的圣杯由两位年轻人捧起来。

四、如何区分敌我

自此，人们知道T细胞受体并非只是一种假设，而是有了具体的物质基础。**T细胞受体犹如T细胞警察身上的探测器，它能够分辨"坏人"或"好人"，以便进行破坏或存留。**

T细胞识别的坏人指的是病毒感染的细胞或者癌细胞。简而言之，免疫是机体识别自己、排除异己的过程。这就引发了一个新问题：T细胞是如何区分自己和异己的呢？这个问题的答案出现在麦德华鉴定T细胞受体的3年后。

1987年，比约克曼与斯特罗明格报道了主要组织相容性复合体（major

histocompatibility complex, MHC）的结构。X 射线结晶学图像显示，抗原存在于 MHC 分子中，就像“夹在面包里的热狗”。T 细胞看到的就是这种“三明治”的结构。T 细胞识别抗原的同时，还要识别自身的 MHC 分子，双重识别，才能启动特异性免疫反应。

原来，人体进化出一套精妙的免疫识别系统。人体细胞都会产生一种特殊的蛋白质系统，叫作 MHC。这套系统能主动把细胞内的蛋白质特征呈现到细胞表面，让 T 细胞受体去辨别，以确定是“好人”还是“坏人”。麦德华喜欢打比方：“T 细胞受体是钥匙，MHC- 抗原是锁，两者一旦匹配，就可以启动 T 细胞反应。”

一举成名后，麦德华站在科学高处，他发现自己只能继续勇登高峰了。麦德华是个“不安分”的科学家，他不甘心永远留在一个领域。他说：“研究科学最重要的是要不断有新的发现，不像听音乐一样，贝多芬的命运交响曲令人百听不厌，科学研究要贴紧时代的脉搏，日新月异，否则就会被淘汰出局。”

麦德华率先使用遗传工程改造的小白鼠，来筛选各种免疫疾病或癌症的相关基因，推动人们从分子水平上认知癌症免疫学。1996 年，麦德华团队报道，在小鼠中敲除 CTLA-4 基因，小鼠在出生几周后，就因 T 细胞在多个器官广泛浸润活化，进而产生的“免疫风暴”而死亡。麦德华在动物水平发现 CTLA-4 是 T 细胞活化的抑制因子，为抗 CTLA-4 药物的开发铺平了道路。而推动 CTLA-4 抗体治疗癌症的重任，就交给他的好朋友艾利森了（见第十三节）。

天有不测之风云。麦德华的妻子不幸患有乳腺癌，他的人生就此改变。丹尼斯·史莱门（Dennis Slamon）是他妻子的主治医生，从那时起，两个人就开始合作，一起研究乳腺癌药物。

和麦德华一样，史莱门最初也研究病毒。1986 年夏季，在一场学术会议上，乌尔里希兴奋地讲了一种致癌基因——HER2。史莱门灵机一动：“既然 HER2 信号促进癌细胞生长，那关闭 HER2 信号是否可以治疗癌症呢？”

几个月后，史莱门发现大约 20% 乳腺癌患者是 HER2 阳性，这类肿瘤更为凶猛、更容易转移与致死。因此，他把乳腺癌分为 HER2 阳性和 HER2 阴性。不久后，乌尔里希研发出可以关闭 HER2 的抗体。史莱门利用 HER2 抗体也治愈了小鼠肿瘤，但基因泰克公司不看好这个项目。由于资金短缺和政治斗争，乌尔里希转而加入德国的学术实验室。史莱门只能孤军奋战了。

史莱门作为加州大学洛杉矶分校教授，经常飞往基因泰克公司。他蹲守在走廊上，试图找到对 HER2 感兴趣的高管。由于他不是基因泰克公司的人，他受尽了白眼，但他始终坚持。转机在于贵人相助，一位高管的母亲检查出乳腺癌，在他的帮助下，公司组建了一个小团队继续 HER2 项目。1990 年夏天，他们终于拿到了人源化的 HER2 抗体，并为此起了一个亮当当的名字：赫赛汀（Herceptin）——融合了 HER2、拦截（intercept）和抑制剂（inhibitor）这 3 个英文单词。

赫赛汀真的能够治疗乳腺癌吗？

五、贵人相助

由于一期和二期临床试验的效果没有达到预期，基因泰克停止支持三期临床研究。纳尔逊是一名乳腺癌患者，病情日益恶化，她通过乳腺癌防治协会申请赫赛汀遭受拒绝，遗憾去世。乳腺癌防治协会的妇女们对此义愤填膺，于 1994 年 12 月 5 日闯入基因泰克，举行“送葬”游行。迫于各方压力，基因泰克重启三期临床试验。4 年后，这项大型实验结果公布：赫赛汀不但能减缓患者的肿瘤进展，而且可以延长患者的生存期。1998 年，赫赛汀获得批准上市，用于治疗 HER2 阳性乳腺癌。至今，赫赛汀仍是一线治疗的推荐药物。

HER2 故事的一个最大启示是：如果我们了解肿瘤发生所需要的特定分子，就可以通过药物阻断该分子，从而阻止肿瘤生长，这就是靶向疗法的原理。有趣的是，芝加哥大学的傅阳心教授发现，靶向疗法的疗效依赖于免疫系统。2010 年，陈列平的协和同窗兼福建老乡傅阳心率先报道，赫赛汀诱导癌细胞死亡，释放“危险”信号，进而激活免疫应答，最终消除肿瘤。与此类似，傅阳心发现放疗可以诱导免疫应答，而放疗的效果也依赖于自身免疫系统。傅阳心是放疗、靶向治疗和药物诱导免疫应答研究的开拓者，如今他已全职回国，致力于开拓免疫治疗的新策略。

总之，**医生用手术刀、放疗、化疗和靶向疗法消灭癌细胞，这些做法都是为了减轻肿瘤负荷，帮助人体免疫系统发挥作用，打败癌症。**

不幸的是，麦德华妻子的乳腺癌不是HER2阳性，无药可治，遗憾去世。当年，乳腺癌的治疗手段十分有限，这让麦德华产生了深深的挫败感。自此，他决心走上了乳腺癌研究之路。麦德华发现了女性更易得乳腺癌和卵巢癌的一个机制——BRCA1/2基因突变。这意味着，通过基因检测就可以帮助我们提前预测和预防癌症。对于妻子的不治去世，麦德华也认识到：对抗癌症，预防比治疗的效果好，早期治疗比晚期治疗的效果好。

麦德华和史莱门团队经过10多年研究，一种治疗乳腺癌和卵巢癌的靶向药（CFI-400945），正在开展免疫联合疗法的临床试验。在宣布新药进展的新闻会上，麦德华看到患者渴望的眼神，想起爱妻，情绪激动，哽咽落泪道："我们不能承诺它一定有效，但我们能够承诺继续努力研发新药，直到我们能够彻底战胜癌症！"

岁月一晃，麦德华已经70多岁了。他时常想起自己试图在科学界立足时，是麦卡洛克为他保驾护航。时至今日，导师的照片依然摆在麦德华的桌上。他的桌上还摆了一个很大的毛笔字——"道"。道大、天大、地大、人亦大。这一路走来，感恩那些为自己的人生道路添砖加瓦的人。

麦德华时常想起在香港读书时，老师同学对他很好。对于这一片养育他的土地，也应该作出回馈。2011年起，麦德华担任香港裘槎基金会主席，支持初展羽翼的年轻科学家。他被聘为港大的荣誉教授，每年都去港大讲学。香港政府积极发展生物科技，他与时任特首林郑月娥商讨不下10次。

麦德华也时常想起母亲，是她的养育和"孟母三迁"才成就了自己。麦德华出生于广州番禺，后来去了香港。虽然后来父母去了国外，但是他们常常思念自己的故乡。因此，麦德华也想回中国看看。2017年，麦德华从加拿大飞往中国。这一行，他筹备建立无锡创新药物研究院，研发抗肿瘤新药。为了早日造福中国患者，他准备与中国科学家开展深度的合作。

任何事情的成功，都离不开相互合作。即使靶向治疗等疗法能直接攻击癌症，也需要免疫系统的协助才能让患者康复。即使T细胞受体能区分敌我，也需要MHC的协助才能启动免疫反应，还需要多样化的免疫细胞一起协作才能对抗敌人。甚至有时候，敌我之间也有合作。例如，免疫系统能辨别微生物为"异己"，但需要与体内的细菌共生共存（见第十六节）。

这就是免疫系统的智慧：生命的精髓不在于排除异己，而是相互合作；生命的意义不在于斗争，而是相互依存。

年轻时，麦德华骄傲地认为，自己一个人可以解决世界上最难的科学问题。如今，他深知新药研发是一个团队合作、周期很长的工作。癌症基金会把麦德华誉为“世界上最成功的科学家之一”。但麦德华变得越来越谦卑。在采访中谈及科研成果时，他说：“这些一半来自好运气，另一半要归功于我的团队。”

麦德华最大的一个科研成果就是 T 细胞受体的发现。它的意义不可估量，因为肿瘤免疫治疗的大量技术（如 CAR-T、TCR-T 等）都是以此为基础的。很快，科学家就以此为基础，开发了新型的细胞疗法。

第二十一节　无私无畏

T 细胞疗法是治疗癌症的希望吗？

天地所以能长且久者，以其不自生，故能长生。是以圣人后其身而身先，外其身而身存。非以其无私邪？故能成其私。

——老子《道德经》

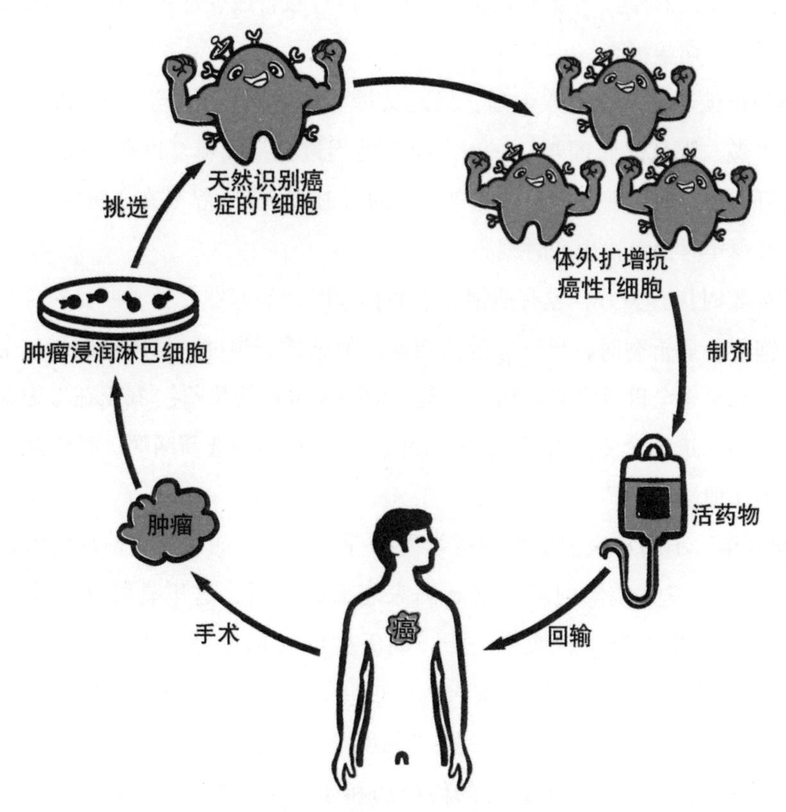

T 细胞是抗癌免疫反应的主力军

一、好友去世

1976年的一个早晨，阳光从窗外照进来，照耀着窗边的钢琴。13岁的胡·帕特里克（Patrick Hwu）坐在钢琴前，十指在琴键上翻飞着，音符一个接一个地响起来。

“小胡，练琴时要注意坐姿，你必须要学好钢琴。”小胡不耐烦地回答：“妈，知道啦。”

小胡的妈妈是天津人，父亲是广州人，他们移民到美国查尔斯顿。当时，小镇上只有他们一家和另一家开中餐馆的华人家庭。然而，美国种族歧视的顽疾长期无法得到解决。华人想要出人头地，只能通过教育改变命运。因此，父母对小胡要求严格，期望很高。

小胡也谈不上多么喜欢钢琴，只是父母要求“你必须要学”。实际上，他有自己的兴趣，那就是新闻学。在高中时，他当过校报编辑，也在《查尔斯顿报》做过实习记者。他用剪刀把报纸上自己写的报道剪下来，粘贴在心爱的笔记本上。这是他青少年时代最快乐的时刻。

青少年时代有美好，也有遗憾。小胡初中时的最好朋友得了白血病。当他看着好友饱受疾病折磨时，自己却爱莫能助。他感觉好难过，如果自己是一个医生就好了，真希望全世界没有病痛。于是，他咨询报社的长辈：“我正在考虑新闻学和医学，不知道哪个专业好。”前辈们都说：“绝对不能选新闻啊，我们家孩子打断腿都不让他学新闻。”

1987年，小胡从宾夕法尼亚医学院毕业，成为了胡医生。他从约翰斯·霍普金斯大学完成住院实习后，来到国家癌症研究所，这里有肿瘤免疫学的一代宗师罗森博格。像罗森博格一样，胡医生的目标也是成为医生科学家。这样既可以做科研，也可以治病救人。1989年，胡医生26岁，他和罗森博格见面。胡医生表达了对免疫学的兴趣：“免疫学很有意思，而且免疫系统抗击疾病的效果好于药物。疫苗能预防的传染病和死亡，可能超过所有抗生素治疗的总和。”

罗森博格喜欢对科研极度热爱、对目标极度专注的学生，事实上他本身就是这样的人。对于胡医生的面试，他很满意。很快，胡医生就加入了罗森博格的实验室。未来的10年，两人的命运轨迹重合，向癌症发起了攻击。

1985年，罗森博格在《新英格兰医学杂志》报道了白介素–2治疗转移性癌症的成果，这篇文章成为医学史上引用次数最多的论文之一。此时，他已经知道白介素–2的工作原理是促进T细胞的增殖和功能，即真正对抗肿瘤的是T细胞。T细胞识别肿瘤抗原，启动抗肿瘤免疫反应。罗森博格意识到：虽然我们还不知道肿瘤抗原是什么，但是肿瘤部位的T细胞应该能够识别肿瘤抗原。

肿瘤浸润淋巴细胞（tumor infiltrating lymphocyte，TIL）是离开血液循环，迁移到肿瘤中的淋巴细胞。TIL是从身体各处奔往前线，与癌细胞作战的“战士”，但这不意味着“战士”就能消灭癌细胞。大多时候，TIL进入肿瘤的数量还是太少。即使到达战场，这些战士有的被敌人“招安”（肿瘤微环境的免疫抑制），有的战斗不了多久就筋疲力尽（T细胞耗竭）。

对此，罗森博格有了一个大胆的想法：既然这些“战士”具有摧毁癌细胞的能力，那么我们能不能扩增它们的数量，增强它们的战斗力呢？

二、师从大咖

1988年，罗森博格再次在《新英格兰医学杂志》发表了用TIL治疗黑色素瘤患者的结果。15例未接受过白介素–2治疗的患者，经TIL治疗后9例（60%）获得客观缓解。该临床试验首次证实了TIL治疗实体瘤的疗效。但是，这种疗效持续的时间较短，可能原因是TIL在体内存续时间太短了。

1989年，胡医生加入罗森博格实验室。他要解决的问题就是：TIL在体内究竟能够存活多久？

为了标记T细胞，胡医生将新霉素磷酸转移酶的基因导入TIL细胞。新霉素磷酸转移酶能够保护T细胞不被新霉素杀死。于是，胡医生向人和小鼠注射转导的TIL细胞。几周后，他从体内提取T细胞，加入新霉素，并检测存活的细胞。结果让人很意外，TIL在体内只能存活3周。怪不得，TIL疗法的疗效持续时间短。既然如此，那么应该怎样延长TIL在体内的存活时间呢？

1990年，就在胡医生思考自己的科学问题时，他看到了一则新闻。唐纳尔·托马斯因在“骨髓移植治疗白血病方面的杰出工作”，荣获诺贝尔生理学或医学奖。早在1956年，托马斯就成功利用双胞胎间的骨髓移植来治疗白血病。推广骨髓移植技术却遇到两个难题：一是要抑制接受者的免疫系统，以防它攻击新移植的骨髓；二是移植后所产生的白细胞可能会把接受者的组织器官当作异物，并开展攻击。20世纪70年代，托马斯通过应用免疫抑制剂和组织配型攻克了异体骨髓移植的难关，并在白血病治疗上推广应用。

在罗森博格实验室，大家都是外科医生，唯独胡医生是药物肿瘤学家。胡医生曾经对白血病患者使用过化疗，也了解骨髓移植之前需要化疗。化疗药物预处理，能够破坏患者的白血病细胞和不健康的血液细胞。这样患者的骨髓就有空间接纳健康的骨髓细胞，最终重建一个健康的血液系统。想到这里，胡医生灵机一动：先对患者做化疗预处理，为植入TIL增殖腾出空间，会不会有利于它们在体内的存续？

胡医生知道，化疗副作用已经很大，再加上TIL疗法，就怕患者承受不住。以生命为赌注的选择，失败了可能会影响自己的职业生涯。但患者还有家庭，甚至很年轻，胡医生不忍心看着患者饱受病痛折磨，然后渐渐死去。实话说，胡医生对这个想法也没有信心，但他从没有忘记父母的教导：“只要有百分之一的希望，就要尽百分百的努力。”

胡医生改进了TIL的治疗方案，在黑色素瘤患者接受TIL回输前，先使用化疗药物（环磷酰胺和氟达拉滨）清除患者体内的淋巴细胞，期望能够促进TIL在体内的扩增。他曾对此没有抱有很大希望，但试验结果让他改变了想法。预处理提升了TIL细胞在体内的存活时间和扩增能力，并增强了抗肿瘤效果。更重要的是，这显著延长了疗效的维持时间。

这是改变历史的一刻。如今，几乎所有细胞疗法都使用预处理来增强疗效。

三、治愈患者

T细胞疗法存在两个问题：一是无法保证回输的T细胞在体内能存活足够的时间；二是无法保证输入患者体内的T细胞能够有效地识别并杀伤肿瘤细胞。增加预处理的 TIL 治疗方案可以延长 T 细胞在体内的存活时间。在一系列 TIL 的临床试验中，在随访超过 6 年的时间里，100 多例晚期黑色素瘤患者有 24% 达到了持久的完全缓解。可是，这对于患者来说还不足够好。如何保证输入患者体内的 T 细胞能够有效地识别并杀伤肿瘤细胞呢?

1985 年，就在罗森博格发表白介素–2 的成果前一年，麦德华和戴维斯发现 T 细胞受体。T 细胞通过 T 细胞受体识别肿瘤抗原，然后启动抗肿瘤免疫反应（见第二十节）。随着免疫学的发展，罗森博格对 TIL 疗法有了新认识。TIL 疗法在治疗黑色素瘤上具有非常显著的结果，是因为黑色素瘤具有许多突变。这使得 TIL 细胞容易识别出黑色素瘤突变抗原，从而攻击癌细胞。除了黑色素瘤，TIL 疗法对其他癌症类型的效果并不好，原因是像乳腺癌、结直肠癌、前列腺癌等癌症的免疫原性（引起免疫应答的性能）不强。从这些肿瘤组织中收集的 TIL 中，能够杀伤癌细胞的数量很少。因此，即便扩增了很多倍，输入患者体内的 TIL 还是不能有效对肿瘤发起攻击。

认知升级能够为解决问题带来新思路。**既然肿瘤内部有少量 T 细胞能够识别肿瘤突变抗原，那么我们能否开发一种分离抗癌性 T 细胞并将其用于治疗的方法?**

历经 20 年的努力，罗森博格团队终于在临床上取得成功。他改进了 TIL 疗法，增加了定向筛选过程：分离和扩增对肿瘤新抗原产生反应的 T 细胞，并回输患者体内。在无药可治的上皮细胞肿瘤中，新型 TIL 疗法对部分患者也有效。

2012 年 3 月，梅琳达 · 巴契尼（Melinda Bachini）走进了罗森博格的办公室。她是一位 6 个孩子的母亲，但不幸患有晚期胆管癌。历经手术、复发、化疗和进展，医生说她可能只有几个月的生命了。生死存亡之际，她冒险成为第一位接受新型免疫疗法的癌症患者。超过 1000 亿个专门识别癌细胞的 TIL，通过静脉注射进入了梅琳达的体内。效果真的惊人，她的肿瘤开始缩小，逐渐消失。2020 年，她在采访中说道："我是第一个接受新型 TIL 治疗的癌症患者，已经痊愈 8 年了。当我选择参加这项试验时，我的人生可能接近了尾声。我觉得已经没有什么可失去的，所以我无所畏惧。毕竟生活绝对不会因为你得了癌症而停止。"

2015 年 8 月，罗森博格从朱迪 · 帕金斯（Judy Perkins）体内同时提取出免疫细胞和肿瘤细胞。49 岁的朱迪是一名晚期乳腺癌患者，接受过手术、化疗、激素疗法以及靶向疗法等标准治疗，但是最终全部耐药，全身多处转移。医生预测，她最多只能活 3 个月。2015 年圣诞节前夕，朱迪危在旦夕，罗森博格向她体内注射新型 TIL 细胞。一周过后，朱迪的胸部肿瘤逐渐缩小。2016 年 5 月，扫描结果显示她身体内的癌细胞全部消失了。2019 年，朱迪在美国癌症研究协会的抗癌进展报告上分享自己的故事:“如今，在我身上检测不到癌症的痕迹，但是我真的被治愈了吗？我是这么认为的，而且将以这样的心态继续我的人生。在死前要把所有后事都安排好的急迫感已经慢慢褪去，我开始一片片拼起未来生活的版图。”

除了胆管癌和乳腺癌，罗森博格也在肠癌等实体瘤的治疗方面取得了突破。不久的将来，新型 TIL 疗法将获批上市，让更多患者获益。罗森博格说:“现在，我们将新型免疫疗法视为蓝图。我们已经迈出了治疗这些常见实体瘤的第一步。”

为什么 TIL 疗法能够治疗实体瘤?

首先，TIL 是从肿瘤组织中获取，是经过训练并和癌细胞战斗过的淋巴细胞；其次，TIL 是个混合物，包含多种多样的淋巴细胞，能识别并攻击癌细胞上成千上万种癌症抗原。因此，这相当于是“乱拳打死老师傅”，多兵种协同作战，有更大可能性将肿瘤消灭，并且产生多样的记忆性免疫细胞，从而让患者“超长待机”、获得临床治愈。目前，TIL 疗法的缓解率比较低，联合 PD-1 抗体可以解除免疫抑制，能够让 TIL 细胞更加“牢记使命”地扫黑除恶。相关免疫联合疗法已经展示了很高的临床潜力。

TIL 疗法是免疫疗法领域冉冉升起的一颗明星。

四、成功的秘诀

为了确保癌症治疗的持续发展势头，罗森博格致力于培训下一代科学家。在他担任国家癌症研究所外科主任的 40 多年中，指导了约 400 名研究员。大家常常问他:怎么才能拥有成功的事业?

罗森博格提供了两条建议:**第一，对事业极度热爱；第二，对目标极度专注。**

他说：“在那些难以入眠的夜晚，我多么希望自己想起的是那些治愈的患者。但事与愿违，我想起的总是那些没有被治愈的患者，那些我们辜负了的患者。你不能让自己忘记，也许有时可以稍稍释怀，但一定不能忘记，否则就会失去取得进步所需的动力。”

患者的勇气和奉献，是我们坚持不懈的动力源泉。

为了共同的信念——攻克癌症——无私无畏，敢于担当，使得罗森博格建立了一支令人难以置信的团队。自从进入罗森博格实验室后，胡医生就感觉到动力满满，要大干一场。他的第一个课题是在TIL细胞导入肿瘤坏死因子基因，让其在肿瘤组织释放肿瘤坏死因子，从而促进TIL的抗肿瘤效果。然而，T细胞“皮实”，不像其他细胞那样容易导入外来基因。当时是20世纪90年代，提高基因转导的技术手段还欠缺。为了向T细胞导入新基因，胡医生尝试过很多方法，也具备了很多技术经验。遗憾的是，TIL细胞表达肿瘤坏死因子，没有获得理想的预期效果。胡医生感到非常沮丧，毕竟在这个课题上花了很多精力。罗森博格鼓励他：“我知道你能行，你有这个品质，绝对会成功。”鼓励式教育真的很受用。

胡医生也没想到，艰苦磨炼得到的技术储备，让他在另外的战场有了用武之地。

1991年，以色列科学家伊萨哈（见二十二节）正在开发嵌合抗原受体（chimeric antigen receptor, CAR)。他想用识别肿瘤抗原的抗体替换T细胞受体的部分，从而克服T细胞受体识别肿瘤抗原的不足。这意味着他得将抗体基因导入T细胞，但这也太难了（见二十二节）。面对技术瓶颈，伊萨哈寻求合作。当时，世界上正好有一个人擅长向T细胞导入新基因，那就是胡医生。

伊萨哈和胡医生合作很愉快，很快设计出针对卵巢癌、直肠癌和乳腺癌的三种嵌合抗原受体。于是，胡医生向T细胞中导入CAR。他能操控CAR驶向目的地——攻击卵巢癌、肠癌或乳腺癌吗？在这三种癌症中，虽然只有卵巢癌实验成功了，但他们证明了：导入抗体可以促进T细胞识别和攻击癌细胞。

1993年，T细胞免疫疗法的里程碑文章发表在《实验医学杂志》。胡医生作为CAR-T领域里程碑文章的第一作者，也奠定了其江湖地位。自此，这个领域开始突飞猛进。人们通过改造T细胞，就可以操控T细胞去攻击某种癌症。

2010年，罗森博格报道了一位淋巴瘤患者在接受CAR-T疗法之后得到缓解。罗森博格实验室成为了第一个公布CAR-T临床试验结果的团队，后来的竞争就开始变得十分激烈了。罗森博格的学生创立了凯特（Kite）公司，所研发的CAR-T药物分别于2017年和2020年获批用于治疗复发或难治弥漫大B细胞淋巴瘤和套细胞淋巴瘤。

目前，更多的CAR-T药物已经上市或者正在让患者获益的路上，而这一切始于伊萨哈和胡医生的合作。这一路走来，胡医生接受过太多的不屑。一位化疗专家曾对他说："你还在研究这个？真的，你干脆注射泥土得了。"

胡医生耸耸肩，没有回答，但内心也很无奈：如何才能让大家相信免疫疗法呢？

五、无私无畏

只有开展广泛的合作，让大家见证更多患者的康复，才能改变偏见。在广泛的合作过程中，胡医生毫无保留，无私分享。这正是他跟导师罗森博格学到的。在罗森博格的实验室里，为攻克癌症而精诚合作，无私分享知识，共享仪器设备都是核心的原则。当胡医生独立建立自己的实验室时，他也鼓励无私分享和主动付出。例如，在科学会议上，介绍研究的关键细节，不用担心别人窃取。在研究材料上，主动分享，帮助科学进步。胡医生在采访中说道："有一次，我们的研究成果差点被人抢先一步发表。我的博士后研究员恨不得杀了我。话说回来，如果有人捷足先登，抢先攻克了癌症，这不是天大的好事吗？"

如果说基因是自私的，那么癌细胞就是癌基因不断繁衍和生存的载体。如果说癌细胞是自私的，那么癌症就会优先考虑自我利益，破坏多细胞合作规则，对宿主的身体毫不怜惜。可是，当宿主身体灭亡了，自私分子还能生存吗？

胡医生常和学生说："记住，癌症才是罪魁祸首。如果你对自己的技术和经验保持开放，并乐于助人，你的竞争力就会越强。因为你有着更广泛的人际关系网络，也会获得很多人的支持。"事实确实如此，胡医生乐于付出，也收获满满。

2003年，MD安德森癌症中心聘请胡医生为黑色素瘤肿瘤内科的首任科主任。

此后，他领导着MD安德森癌症中心里最大学术分支——肿瘤医学系。他们每年在肿瘤领域会开展多达600个药物的临床试验，入组超过6000例患者。胡医生在基础研究和临床研究上的努力，为癌症免疫疗法的发展做出了重大贡献。此外，他还在多家制药公司和癌症中心的科学顾问委员会任职。2020年8月20日，美国三大癌症中心之一的莫菲特癌症中心宣布，高薪聘请胡医生担任新院长兼首席执行官。他将领导莫菲特癌症中心走向未来，继续为攻克癌症做出贡献。

确实如此，如果你帮助别人，你可以快速地提升自己的名望，拓展更多的可能性。秉承利他主义，胡医生得到了长期回报和心灵满足。对于工作和生活，他都感觉很幸福。他有一个美丽的妻子以及两个可爱的女儿。胡医生从小受到严格的教育，课余时间还得学习弹钢琴，因为父母要求“你必须学”。胡医生在采访中表示：“我从来不要求孩子们的分数，或者要求必须干什么，但要求她们尽力而为。有时候，我也有些挣扎，是不是应该对孩子们更严厉一点？但思考后的结论是，父母最重要的事情是无私地爱孩子，帮助孩子成为一个好人，一个身心完整的人。”

是的，父母要尊重孩子的选择，并教育孩子如何看待这个世界，如何去有创造性，如何能让这个世界变得更美好。胡医生骄傲地表示：“虽然做医生取得的成就让我自豪，但培养出了两个有能力、有爱心、又快乐的孩子，才是我这一生中最值得自豪的事。”

父母在生活工作中的言传身教，是最好的教育方式。当我们努力成为一个有爱，而且对社会有用的人，孩子也会向我们学习。胡医生在工作上，为患者和科学奉献无私的热情；业余时间，他还组建了一个乐队，为患者和癌症事业筹款。

2013年，在美国临床肿瘤学会上，胡医生和汤姆·加耶夫斯基（见第十六节）聊天。他们发现彼此竟然都有着相同的莱斯·保罗吉他。他们都喜欢音乐，为什么不组建一个肿瘤免疫科学家乐队呢？于是，胡医生号召大家在下次学术会议上带上各自的乐器，一起演奏。场面十分有趣，甚至有人带来了一把长号，但第一次的演出效果乱成一锅粥。胡医生决定认真起来，于是招募艾利森等人组建了检查点乐队（Checkpoints），并勤加练习。

2015年，在美国临床肿瘤学会的一场晚宴上，检查点乐队在芝加哥的“蓝调之屋”中演出。场内挤满了欢庆的人，大家都在尽情庆祝免疫疗法的成功。胡医生作为乐队的键盘手，随着音乐节奏而舞动，双手在键盘上交叉演奏。在这暖心的场景下，他的脑海里想起了一路走来的许多人：父母、罗森博格、患者、孩子……

当灯光照射在他的身上时，他想起了少年时代，他弹着钢琴，阳光从窗外照进来。

此刻，他的身上好像在发光，而他完全就是乐在其中。

第二十二节　乐在其中

基因改造技术能否助力免疫攻克癌症？

知之者不如好之者，好之者不如乐之者。

——孔子《论语·雍也》

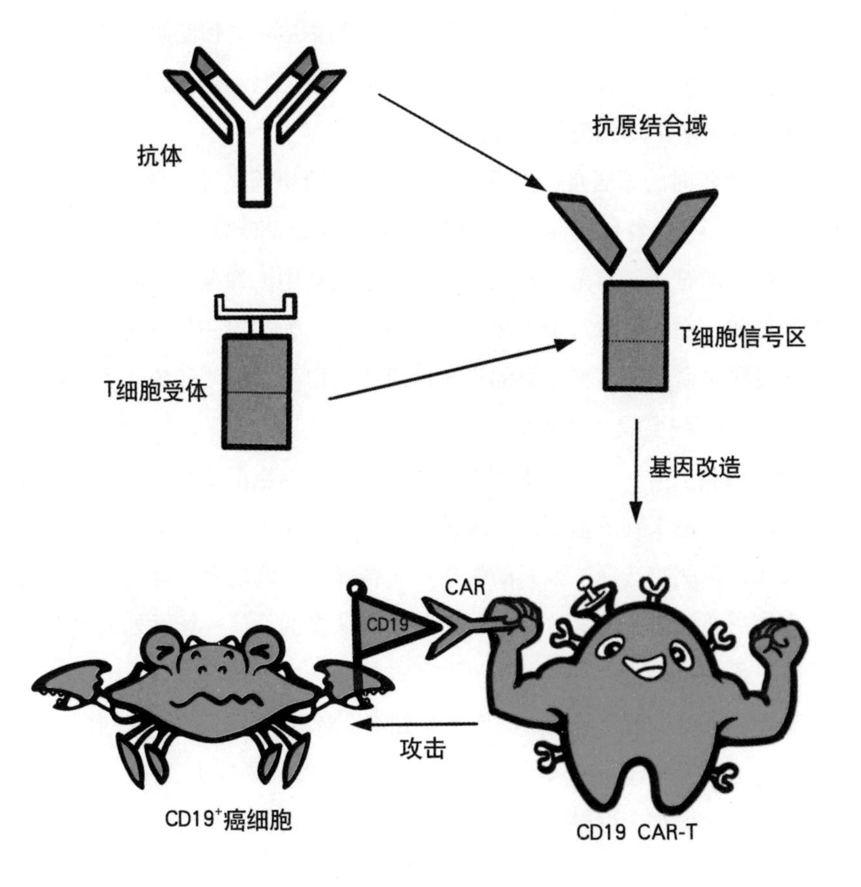

免疫系统具有被重新塑造的能力

一、养蜂专家

“啪啪啪——”掌声响起来，齐立格·伊萨哈（Zelig Eshhar）的学术演讲结束了。当伊萨哈走到门口时，罗森博格拉住他说：“伊萨哈，你有什么打算？”

这可是罗森博格——肿瘤免疫学的鼻祖。伊萨哈心里一阵紧张，很快恢复了平静：“杰夫给我提供了职位。”罗森博格发出邀请：“你来我们这儿吧。”伊萨哈有些尴尬：“我已经做了决定，并开始讨论研发项目了。”但罗森博格仍不放弃：“不，你就来我们这儿。”两个以色列老乡相视一笑，这一笑也让伊萨哈落入了两难的选择。不久后，伊萨哈在国家癌症研究所得到了半层楼以及大量的设备和资金支持。对此，国家研究所不少人的心里充满了羡慕或嫉妒：“伊萨哈是谁啊？”

伊萨哈时常开玩笑说：“我是一个养蜂专家。”事实上，他还真是一位养蜂专家。他在童年时期就对蜜蜂充满了好奇。

伊萨哈童年时的邻居是一位著名科学家——哈伊姆·魏兹曼。魏兹曼的庄园仿佛一个动物园，有着各式各样的花草和动物。小伊萨哈常常在花园里流连忘返，尤其是嗡嗡叫的蜜蜂，总是让他观察好久，乐在其中。魏兹曼发明了无烟炸药的工业发酵技术，在“一战”中大放光彩。魏兹曼成为了第一任以色列总统，并创建了魏茨曼科学研究所。科学家的光辉给伊萨哈留下了深刻印象，也在他心里埋下了一颗种子：“我要成为科学家。”

当伊萨哈长大时，他却不得不面临强制兵役。这岂不是会耽误自己的科学之梦吗？入伍后，他来到了基布兹，这是一个从事农业生产的集体社区。每个人都要从事农业，伊萨哈选择了孩童的兴趣——蜜蜂。养蜂之余，好奇心鞭策他阅读大量的蜜蜂书籍。对于养蜂这件事，伊萨哈是认真的。但一场意外的讲座，让他走上了另一条路。

有一天，一位魏兹曼研究所的成员来到农业社区，分享了分子生物学的进展。伊萨哈回忆道：“DNA，RNA，蛋白质……我的下巴都要掉了。”他立即想从分子生物学视角去认识这个世界，他想上大学，但部队领导并不同意。在一次野外调研中，他遇到了蜜蜂的天敌——黄蜂。黄蜂追着他，并在他头上留下了一个大肿包。伊萨哈产生了严重的免疫反应，他希望理解事物背后的原因。经过多番努力，他终于离开部队，走上科学之路。最终，他进入了免疫学的殿堂。

1968 年，伊萨哈回到家乡，来到魏兹曼研究所攻读博士学位。他的课题是研制一种针对 T 细胞的抗血清，用于抑制 T 细胞，从而抑制移植排斥反应。这一年，伊萨哈 28 岁，他开始对免疫系统着了迷。当他完成博士论文后，导师迈克尔·塞拉问道：“年轻人，你打算去哪里做博士后研究啊？”

伊萨哈表示：“我对如何融合两个细胞感兴趣，纽约有人在研究。”但塞拉有不同的想法：“纽约不合适你，你有三个孩子。我知道一个好去处。”

二、灵光一闪

在导师的推荐下，伊萨哈来到了哈佛大学，师从巴鲁·贝纳塞拉夫。巴鲁发现免疫反应的强度受到一组基因控制，这个免疫反应基因就存在于 MHC（见第二十节）。他还分析了 T 细胞与免疫反应基因功能的相关性，为人们认识 T 细胞受体识别 MHC 呈递的抗原奠定了基础。因对免疫学和基因关系的研究，巴鲁获得了 1980 年诺贝尔生理学或医学奖。

1973 年，就在巴鲁即将步入人生巅峰的前夕，伊萨哈来到了巴鲁实验室。这真是一个开阔视野的好地方，伊萨哈接触到了 T 细胞受体、癌症抗体和自身免疫疾病等课题。当他来到哈佛大学的第三年，他听说了一项新技术——杂交瘤技术。来美国之前，他就对如何融合两个细胞感兴趣，没想到杂交瘤细胞竟然还能用于生产单克隆抗体。

在杂交瘤技术诞生之初，伊萨哈就相信：“杂交瘤技术是一个潜力无限的技术，我要抓住这个历史机遇。”

3 年前，伊萨哈在不懂英语的情况下来到美国，开始了艰难的旅程。3 年后，他在实验室赢得了技术专家的美誉，并打算学成归国。在离开美国前往以色列的归途中，他绕道到英国剑桥，想拜师杂交瘤技术的发明者米尔斯坦。然而，米尔斯坦告诉他：“抱歉，没有位置。你不是应该先打电话或写信问一下，你是否可以在实验室工作吗？”

伊萨哈的主动出击遭到了拒绝，遗憾地回到魏茨曼研究所。思来想去，他还想学习杂交瘤技术。因此，他独自前往瑞士，跟随另一位杂交瘤技术发明人科勒学习。学成归来以后，伊萨哈开始制造抗体，专门针对癌细胞特有的分子。然而，他制作的抗体除了能够标记癌细胞外，对癌细胞并没有攻击性。

伊萨哈苦苦思索，脑海突然灵光一闪："为何不把抗体和 T 细胞组合在一起？"

由于其杀伤机制，T 细胞能够杀伤癌细胞，但它并不擅长识别靶标。相反，抗体是识别靶标的专家，但没有杀伤机制。如果两个功能组合在一起呢？我们将创建一个嵌合体（chimera），就像希腊神话中的奇美拉——有着狮首、羊身、蛇尾的怪兽。因此，伊萨哈将这项技术形象地称为嵌合抗原受体 T 细胞疗法，即 CAR-T 免疫疗法（chimeric antigen receptor T-cell immunotherapy）。

如此一来，CAR-T 细胞不但具有 T 细胞的杀伤能力，而且具有抗体的优越结合能力。

这真是一个大胆的想象。从古至今，人类都因想象力而伟大。从 30 万年前人类用火照亮至暗时刻开始，人类用想象力推动文明更迭。莱特兄弟用飞机探索天空的想象力，阿姆斯特朗用脚步踏访月球的想象力……

这一次，伊萨哈的想象力是改造 T 细胞去对抗癌症。

三、生物学思维模式

伊萨哈在采访中谦虚道："最初，我研究 CAR-T 完全是基础科学，初衷只是一种好奇心。就像研究蜜蜂一样，我把 T 细胞当作生物系统来研究，去理解所有组分和功能，然后试图掌控系统的运作方式。"

这种生物学思维模式，让他一步步地走向了成功。生物系统由不同组分组成，既各司其职，又相互协作，共同完成生物功能。人类会经常感叹自然力量的神奇，蜂巢、人体、森林、大海等这些复杂系统自然形成、循环往复、不断进化发展。**在人类创造复杂世界的进程中，或许生物学思维才是理解这个复杂世界的那把金钥匙。**

伊萨哈了解 T 细胞受体的结构，也了解抗体的结构。他知道两者的所有成分，接下来要做的就像乐高积木一样，把它们拼接在一起，然后测试这个系统是否工作。伊萨哈说道："我甚至做梦都是这个系统。如果你问我是怎么想到的，我真的不知道，就是自然而然出现的。”他不停地思考各种可能性，于是有了灵光乍现的一刻。

由于癌细胞能隐身或逃避 T 细胞的识别，他打算用针对肿瘤抗原的抗体替换 T 细胞受体的部分。怎样才能实现这个目的呢？伊萨哈开始利用基因工程技术，给 T 细胞装上识别癌细胞表面抗原的“嵌合抗原受体”（CAR），创造出“杀手级”CAR-T 细胞，同时具备抗体识别与特异杀伤的双重能力。

20 世纪 80 年代，当伊萨哈开始利用基因工程技术改造 T 细胞时，科学家还在讨论如何发展和监管基因治疗。自从人类认识到基因决定生物性状以后，就开始设想：改造基因可以治疗人类疾病吗？在监管缺失的情况下，一些大胆的基因治疗均以失败告终，引起了社会伦理和技术瓶颈的讨论。

在这样的时代背景之下，伊萨哈举步维艰。自 1985 年首次提出 CAR-T 的概念，伊萨哈奋斗了 6 年也没有取得突破。他因想法长期无法实现，感觉心里苦啊。此时，心里苦闷的还有另一个人。罗森博格在临床上开展 T 细胞疗法也有几年了。但 T 细胞识别肿瘤抗原的能力，未能完全达到临床预期。特别是，当肿瘤细胞主动丢失肿瘤抗原，成为其免疫逃逸的手段之后，T 细胞就无法抑制癌症的发展。

1991 年，命运将两个人交汇一起。伊萨哈加入罗森博格实验室后，与胡医生（见第二十一节）开展合作。胡医生是当时世界上最擅长向 T 细胞导入新基因的人之一。他们设计了针对卵巢癌、直肠癌和乳腺癌的三种 CAR，然后导入 T 细胞。他们证明了 CAR-T 可以识别和攻击卵巢癌细胞。1993 年，他们在《实验医学杂志》发表了 CAR-T 领域的里程碑文章。就这样，伊萨哈发明了 CAR-T 技术，并登上了“CAR-T”之父的宝座。

谁也没有想到，一个新的肿瘤免疫时代就这样启动了。当然，CAR-T 技术也面临很多竞争对手。**为了让 T 细胞认得出“坏人”，新技术层出不穷。**

2006 年，罗森博格向 T 细胞导入抗原特异性的 T 细胞受体（TCR，见第二十节）。这增强了 T 细胞识别肿瘤抗原的能力，从而达到治疗癌症的目的。罗森博格首次证明了，基因改造的 TCR-T 用于肿瘤治疗的可行性。此后，TCR-T 疗法在肉瘤、肝癌、宫颈癌、头颈鳞癌和肺癌等实体瘤中，都展示了不错的潜力。

2014 年，美国药监局批准了双特异抗体（blincyto）用于治疗急性淋巴细胞白血病。该双特异抗体的作用机理是：CD19 抗体和 CD3 抗体形成“黄金搭档”，前者可以结合癌细胞，后者可以拉来 T 细胞。双特异抗体就像“长了眼睛的导弹”，让患者自身的 T 细胞直接瞄准和消灭癌细胞。自此，双特异抗体成为对抗癌症的热门方向。

2022 年 1 月，美国药监督局批准了新型双特异抗体（Kimmtrak），用于治疗 HLA-A*02:01 阳性、不可切除或转移性葡萄膜黑色素瘤。这项批准创下了多个“第一”：它是首款治疗葡萄膜黑色素瘤的疗法；首款 T 细胞受体（TCR）疗法；首款治疗实体肿瘤的双特异性免疫疗法。

在新技术发展的过程中，生物学思维扮演重要角色。生物思维还有一个特点：允许不足，允许进化。技术也是如此，可以更新迭代。如果把 CAR-T 当作一辆杀伤肿瘤的装甲车，那么其目的地是什么？是否还需要配备油门？技术迭代这个历史重任留给了米歇尔·萨德莱恩（Michel Sadelain）。

四、更新迭代

年轻的萨德莱恩，一身书呆子气，透过深色粗框眼镜的是他深邃的眼神。他的学术兴趣十分广泛，却在读博士期间的一次讲座中找到了真正的热情。罗森博格做了一个肿瘤浸润淋巴细胞（TIL）的讲座，引发了萨德莱恩对 T 细胞疗法的关注。萨德莱恩认为，TIL 疗效不够好是受限于 T 细胞的识别能力。只有改造 T 细胞，才能扩大 T 细胞治疗的范围。这个想法就像一盏指明灯，指引萨德莱恩前往麻省理工学院。然而，导师理查德·马利根（基因工程界的巨匠）说：“我不希望你研究 T 细胞，这个想法太蠢了。”

马利根让他将基因转移到造血干细胞中，以期治疗地中海贫血症。萨德莱恩却偷偷在寻找把基因转移到 T 细胞的方法。几年以后，萨德莱恩没有实现自己的目标。“你干嘛这么做？”反对之声就像浪潮一样，一波一波未平一波又起。对此，母亲也表示怀疑：“哎，我跟你的朋友聊过，他们说你在做一些无用功。”

科学并没有给人烦恼，给人烦恼的是人。“当身边的人，甚至妈妈都对你产生怀疑时，还能怎么坚持下去呢？我觉得你必须有点痴狂或者强迫症才能经受得住吧。”萨德莱恩苦苦一笑，然后激励自己，“你的内心必须要有一股力量，坚信自己肩负伟大使命，无论如何都要实现它。”

历经几年的怀疑和煎熬，萨德莱恩终于找到了向 T 细胞导入基因的方法。1994 年，他接受了 MSK 癌症中心的工作，成为了独立研究员。这时，他终于可以自由探索读博士期间立下的志向：改造 T 细胞，攻击癌症。

萨德莱恩研究了伊萨哈开发的初代 CAR-T 技术，认为这还需要迭代升级。第一代的 CAR-T 动力不足，攻击一两次就歇火。如何才能使其变成有效的疗法呢？萨德莱恩给 CAR 结构加上免疫刺激分子 CD28。这就像加装了一个油门，CAR-T 熄火问题就解决了。

下一个问题就是，将 CAR-T 驶向何方？由于 CAR-T 疗法的高灵敏度和持久性，和传统抗体药物相比，其靶向 / 脱靶毒性容易导致严重的毒副作用。CAR-T 疗法需要寻找严格的肿瘤特异性抗原作为靶点。萨德莱恩的第二个突破就是找到了合适的靶点——CD19。

CD19 是 B 细胞所独有的靶点，并在大多白血病和淋巴瘤的癌细胞表面表达，所以成为一个有潜力的靶点。靶向 CD19 虽然会造成 B 细胞发育不良，但是患者可以耐受。“塞翁失马，焉知非福。”清除 B 细胞还可以阻止其产生针对 CAR 的抗体，使得 CAR-T 可在体内长期存续，这真是一个再合适不过的靶点了。萨德莱恩推动 CAR-T 技术从概念真正走向临床治疗，并在人体得到有效的验证。他也及时申请了专利，为日后的专利战争奠定了胜利的基础。

药物从实验室到临床应用，有一座桥梁，那就是工业界的转化研究。2013 年，为了推动 CAR-T 的商业化，萨德莱恩和合作伙伴共同创立了巨诺医疗。2016 年，巨诺医疗与药明康德成立中国合资公司——药明巨诺，致力于将全球最好的细胞免疫治疗产品带给中国患者。当萨德莱恩通过巨诺医疗来推动 CAR-T 的商业化时，罗森博格也通过凯特制药来推动 CAR-T 产品的商业化。2017 年，吉利德以 119 亿美元收购了凯特。

当你突然财富自由，你准备享受多久的人生，才会再出发？答案可能是当晚就出发。凯特公司的创始人阿里·贝尔德格伦（Arie Belldegrun）和常博士（David Chang）东山再起，创办了一家现货细胞产品的新锐公司。常博士是一名华裔，作为凯特的首席医疗官，是上市CAR-T药物（Yescarta）背后的大师。常博士认为，CAR-T技术更新迭代，现货型CAR-T和新一代安全技术才是未来。因此，常博士正在开发新一代现货CAR-T细胞产品，旨在为患者提供更快、更便宜、更安全的现成细胞治疗。

五、专利争议

商场如战场，也充满大鱼吃小鱼的游戏。2018年，就在吉利德收购凯特的第二年，新基以90亿美元收购巨诺。不到一年，新基还没有焐热，自己就被百时美施贵宝以740亿美元收购。技术就是财富啊，可见CAR-T技术的商业潜力之大。

在巨额商业利益面前，有冲突就不奇怪了。CAR-T技术自问世以来，专利争议就没有停歇过。2013年，巨诺获得了萨德莱恩的美国7446190号专利（简称“190专利”）。该专利涉及用于编码具有嵌合抗原受体（CAR）、共刺激结构域和使其能够靶向CD19的T细胞疗法。

2016年，美国专利商标局宣布支持巨诺拥有“190专利”的权利要求。不久后，巨诺对吉利德/凯特提出侵权诉讼。诉讼内容是，罗森博格复制了萨德莱恩的CAR技术，来创建他自己的CD19靶向CAR-T，并随后将其许可给了凯特制药。

对此，凯特当然不服，转而上诉。凯特抓到了一个漏洞，围绕多年前萨德莱恩专利申请中的错字而展开反驳。萨德莱恩表示，这个拼写问题导致一个氨基酸的错误识别。但凯特称，这个所谓的拼写错误，自1997年以来就持续出现在萨德莱恩的工作中。因此，陪审团应该考虑判决该专利无效。

此后几年，双方你来我往，官司打个不停。2020年4月，法院将吉利德/凯特需要向巨诺和MSK癌症中心支付的7.52亿美元赔偿，提高到12亿美元。

对于这个结果，罗森博格感到很失望。自1991年起，他们实验室就和“CAR-T之父”伊萨哈开展合作，他也是第一个报道CAR-T在人体治疗的人。话说回来，伊萨哈也是一个十分注重知识产权的人。在他的整个职业生涯中，他都缺乏资金。他提交基金申请，常常遭受拒绝。他不断注册和转让专利，用专利许可使用费来实现自己的新想法。关于专利，伊萨哈做过一件有趣的事。他听说戴安娜王妃发起了一项联合国倡议——为打击毒品滥用的研究提供巨额资金。怎么样才能得到这巨款呢？伊萨哈的想法是用抗体来鉴定毒品，并开发了一种传感器。当抗体识别毒品气味分子时，传感器就会发出警报。如今，该传感器已在东南亚用于检测走私的毒品。

伊萨哈所发明的 CAR-T 技术也注册了专利，随后他将该技术的使用权利出售给凯特制药，以获取特许权使用费。伊萨哈说道："我对专利许可费感到高兴，**但真正的巨大收益是我的想法正在挽救患者的生命**。我知道这听起来像是陈词滥调，但我一直致力于实现这一目标。有时，当我碰巧遇见因治疗而重获生命的人时，我总会激动不已。没有比这更重要的了。"

然而，伊萨哈也没有想到，自己也遇到了专利纠纷。2017 年，伊萨哈的学生吉迪恩·格罗斯（Gideon Gross）起诉他从凯特获得的专利许可费，未与自己分享。博士生格罗斯在伊萨哈的指导下，共同发明了 CAR 技术。格罗斯还宣称，伊萨哈隐瞒了从凯特获得的股票期权（580 万美元）的事实。

这一年，伊萨哈已经 76 岁。他满头白发，对于和自己学生打官司，感到身心疲惫。

这一年，还发生了一件让他感到悲伤的事情，妻子李希·塞梅尔（Lihi Semel）因为癌症，永远离开了。虽然他在科学、医学和经济上都取得了成功，但晚年的伊萨哈过得并不如意。如今，他仍然住在与妻子共筑的爱巢之中，房间的每个角落还充满爱妻的痕迹。当想念塞梅尔时，他会拿着照片回想过往。塞梅尔喜欢坐在阳台上，于是伊萨哈也常常在阳台上久坐，出神地看着这个城市的景色：大海、清真寺尖塔、新月……

虽然人生不如意之事很多，但是当伊萨哈保持好奇心，沉浸于新发现时，他感到自己是快乐的。在这个让人眼花缭乱的世界，只要活着，我们就必然要面对一个复杂的世界。**我们努力生活着，但不要忘了，我们做每件事情那个最简单的初衷：它应该是一种乐趣。**

就像少年观察蜜蜂一样。

有时候，伊萨哈会想起当初被蜂蜇肿的情景，不禁一笑。小小黄蜂蜇人都会引起免疫反应，CAR-T 细胞进入人体会不会引起不可控的免疫反应？这又是另一番冒险的征程了。

第二十三节　安全第一

免疫疗法会有哪些副作用？

庭有枇杷树，吾妻死之年所手植也，今已亭亭如盖矣。

——归有光《项脊轩志》

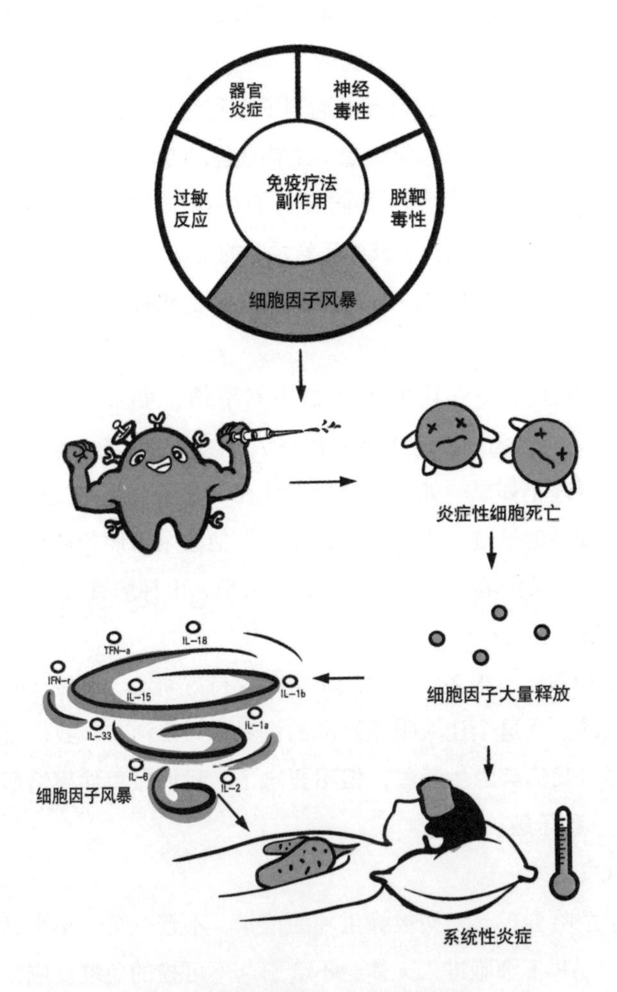

免疫疗法是一把“双刃剑”

一、加入海军

2021 年，上海张江一间办公室里，赵阳兵在采访中娓娓道来。方框眼镜后，他的眼神闪烁着坚定。

“1993 年，伊萨哈发明了第一代 CAR-T 后，这一领域掀起一波研究热潮。由于效果不好，这一领域经历长达 10 年之久的沉寂。随着 T 细胞培养和基因转导工艺的改进，以及安全靶点和CAR结构的优化，T细胞免疫治疗才得以快速发展。”

早在 1996 年，赵阳兵从重庆第三军医大学前往以色列魏茨曼研究所，在做访问学者期间，结识了伊萨哈。2003 年，他加入罗森博格实验室，从事 CAR-T 研究。2009 年，受朱恩的邀请，他来到了宾夕法尼亚大学。纵观其科研生涯，他参与和见证了 CAR-T 发展和壮大的整个过程。

赵阳兵侃侃而谈：“如果说是罗森博格开创了 T 细胞免疫治疗领域，那么朱恩促成了 T 细胞免疫治疗的产业化。”赵阳兵所推崇的朱恩，究竟是何方神圣，他又解决了哪些问题？当历史的发展把迫切需要解决的问题摆在世人面前，解决这个问题的人就会载入史册。冥冥之中，命运之手将朱恩一步步地推上了历史舞台。

1971 年，朱恩 18 岁。他收到了美国斯坦福大学的录取通知书，正信心满满，打算像父亲一样成为工程师。此时，越南战争如火如荼。当他意识到自己要参加抽签征兵时，他有点慌了：“如果我不得不参军，那么至少不能成为越南稻田里的无名小卒，而是要当军官。”他主动选择，加入海军学院，试图把命运掌握在自己手中。可是，当他从医学院毕业时，他欠海军 12 年兵役。为了偿还海军长期的资助，朱恩的研究必须以海军利益为重。

20 世纪 80 年代，美苏冷战时期，海军潜艇面临核辐射危机。为了制定辐射接触的应急方案，海军指派朱恩前往西雅图的福瑞德 · 哈金森癌症研究中心。托马斯（骨髓移植先驱）在这里创建了世界上最好的骨髓移植中心。在 3 年时间里，朱恩的目标是学习骨髓移植技术——治疗辐射伤亡的唯一办法。

在西雅图，朱恩亲眼看见了 10 位患者连续死于移植物抗宿主病。这是一种骨髓移植后出现的多系统损害的全身性疾病。原理是移植物中的 T 细胞识别宿主抗原时，诱发了针对宿主的排斥反应。T 细胞发动免疫攻击，对人体的组织、器官造成毁灭性伤害。在这段悲痛的经历中，朱恩开始对 T 细胞的强大产生了敬畏——“T 细胞可能比白血病更快地让人丧命”。当他开始意识到 T 细胞的威力时，便开启了 T 细胞的研究旅程。

1983 年，环孢素获批上市，用于治疗移植物抗宿主病。当时，朱恩想研究环孢素对 T 细胞的影响，但他却意外发现一种抗体能够激活 T 细胞。他发现这个抗体靶向的是共刺激分子 CD28。在机制上，CD28 抗体与 CD28 结合，激活共刺激信号，就像踩下油门，T 细胞开始增殖和活化。朱恩说：“事实证明，这是 T 细胞生长的关键。通过在正确的时间，在正确的位置，我幸运地发现，我们可以真正有效地激活和扩增 T 细胞。”

自此，我们拥有了第一个强大的 T 细胞培养系统。

二、痛失爱人

1986 年 6 月，朱恩离开西雅图，回到海军医学研究所。此时，正值 20 世纪 80 年代，艾滋病在美国流传之快，范围之广令人震惊。由于没有特效药，社会各阶层都笼罩于恐慌之中，军队也视艾滋病为头号威胁。在这种时代背景之下，朱恩的研究再次受到海军需求的支配。

艾滋病病毒侵入人体，能破坏人体免疫系统的 T 细胞，从而引起人体免疫缺陷。因此，人体易于感染各种疾病，并易发恶性肿瘤，病死率较高。

朱恩想到的第一个思路是：如何恢复艾滋病患者的免疫系统？在上一段研究旅程中，不是发现了一种强大的 T 细胞培养系统吗？它正好派上用场了。朱恩与博士后布鲁斯·莱文（Bruce Levine）合作开发了 T 细胞扩增利器：CD3-CD28 抗体偶联磁珠。原理如下：CD3 抗体与 CD3 分子结合而激活 T 细胞（第一信号），CD28 抗体协同刺激增强激活效果（第二信号），这样就能在体外扩增 T 细胞了。“我们扩增了艾滋病患者的 T 细胞，然后回输患者体内。”朱恩说，“他们的 T 细胞数量增加了，免疫功能也得到了改善！”

朱恩想到的第二个思路是：如何清除 HIV 感染的细胞，从而治疗艾滋病？他打算对 T 细胞进行基因改造，使其在回输患者体内时更加有效。此时，伊萨哈刚发明 CAR-T 技术不久。朱恩敏锐地感觉到，这个新技术可以用来增强 T 细胞识别 HIV 感染的细胞。就这样，朱恩与合作者共同发起了人类第一个 CAR-T 临床试验。很多人都不知道，首个 CAR 临床试验其实是用于艾滋病患者，而非癌症患者。对于结果，朱恩保持乐观，因为它起作用了：CAR-T 细胞在体内具有长期持久性，并且提高了患者的免疫功能。

不过，前进的道路总会有未知与崎岖。20 世纪 90 年代后期，美国药监局批准了多款艾滋病的特效药（蛋白酶抑制剂）。从此以后，艾滋病就像高血压一样，只要每天按时吃药，就是一种可防可治的慢性病。于是没有人在乎什么 CAR-T 疗法了，朱恩的临床试验被迫叫停。他的事业将何去何从？

1996 年，朱恩完成了 12 年的义务兵役。此时，他自由了，可以自己选择职业方向。但同一年，上帝给他开了一个大玩笑：爱妻辛西娅被诊断为卵巢癌。当传统治疗对辛西娅无效时，朱恩为妻子制定了癌症疫苗（见第十节）的治疗方案。虽然有一些疗效，但是肿瘤还是复发了。

后来，他知道艾利森正在研发免疫检查点抑制剂（见第十三节），治疗效果可能会更好。但该药物当时还没有获批上市，也就意味着这种救命药无法送达辛西娅手中。为了与癌症抢时间，朱恩一边申请药物特许，一边四处求助。这一次，命运显得格外冷酷无情。他没能从死神手中夺回妻子的生命。2001 年，辛西娅去世，留下了朱恩以及三个孩子。

他目睹妻子饱受癌症以及接受治疗时各种不良反应带来的痛苦。爱人的生命在一点一点流逝，而自己却无计可施。癌症的残酷，狠狠击中了朱恩，他感到很无力，很悲痛。在度过一段最为灰暗的岁月后，他重整旗鼓，拿起手中的免疫学研究成果作为武器，正式向癌症宣战。

“经历了妻子的事情后，我开始全心研究癌症。”多年以后，朱恩的声音中仍旧透露出无尽的悲伤。他立志要实现 CAR-T 技术的临床转化，攻克癌症。

三、基因疗法的至暗时刻

为了追寻治愈癌症的梦想，朱恩来到了宾夕法尼亚大学（简称宾大）。过去十多年，朱恩对艾滋病病毒和T细胞都有深刻的理解。艾滋病病毒天生就善于向T细胞插入基因，它能感染T细胞，并把自身基因整合到T细胞里。

我们能借助艾滋病病毒把CAR基因导入T细胞，重编程T细胞以对抗癌症吗？

至于艾滋病的担忧，只要我们删除病毒的活力和复制基因，它就不会引起艾滋病。在好奇心的引导之下，朱恩又拿了一个第一名。人类首次采用艾滋病病毒载体改造T细胞来治疗癌症。但是，临床转化的困难远远超过了想象。宾大对基因疗法的临床试验十分谨慎，其实是有历史原因的。

1999年，就在朱恩基因改造T细胞时，同样是在宾大，詹姆斯·威尔逊（James Wilson）野心勃勃。他是人类基因治疗研究所的所长，大胆开展基因疗法的临床试验。这一年，杰西·基辛格（Jesse Gelsinger）来到宾大，寻求希望。他患有鸟氨酸氨甲酰转移酶（ornithine transcarbamoylase deficiency, OTC）缺乏症，蛋白质代谢出了问题，一吃蛋白就有生命危险。这是一种由单基因功能障碍引发的疾病，使得它成为了基因治疗的理想试验对象。

1999年9月13日，医生将腺病毒浓缩液注入杰西的肝动脉。病毒颗粒携带着OTC基因，涌入了他的肝脏。当天晚上，杰西发高烧。次日，杰西出现黄疸，神志不清，肾衰竭。第四天，医生宣布杰西已经脑死亡。

《华盛顿邮报》报道了杰西的故事，引发了社会的广泛关注。美国药监局、参议院、众议院以及检察院等监管机构，都调查了杰西事件。调查结果显示，该临床试验缺乏基础理论的支持，在开展过程中出现了各种失误与怠慢。此外，威尔逊参股的公司从这项基因治疗试验中获利，存在动机不纯的嫌疑。尽管威尔逊坦承自己急于求成，导致疏忽大意。但是在利益和金钱之间，安全才是第一位。从此，威尔逊声名狼藉，丢掉所长之位，不能再开展人体临床试验。如果你无情地抛弃了安全，安全就会绝情地报复你。

由于基因治疗的安全风险，美国药监局几乎中止了所有基因治疗的临床试验。基因治疗领域还没有翱翔天空，就坠入了万丈深渊。生物伦理学家鲁思·麦克林说："基因治疗不是一种成熟的治疗手段。"谁也没有想到，基因治疗的成熟，还需要等待10年。从1999年至2009年，大多数人都放弃了，只有少数人坚持下来。朱恩、萨德莱恩、罗森博格在黑暗中寻找微光，也遇到了诸多困难和怀疑。

2006 年，罗森博格与萨德莱恩合作研发第三代 HER2 CAR-T，而负责这个项目的人则是赵阳兵。为规避安全性风险，他想选择一个成熟可行的抗体来重编程 T 细胞。赫赛汀是靶向 HER2 的单抗药物，拯救了数十万名乳腺癌患者，表现出很小的毒性（见第二十节）。根据单抗的经验，这个靶点是比较安全的。基于赫赛汀抗体，赵阳兵开发了全球第一款 HER2 CAR-T 疗法。3 年后，这项研究推进到临床阶段，用于治疗 HER2 阳性的黑色素瘤。

2009 年，第一例患者接受了高剂量的 CAR-T 细胞（100 亿）。几分钟后，患者感觉极为痛苦，很快陷入昏迷。5 天后，患者死亡。病理分析发现，患者全身遍布 CAR-T 细胞，肺部最为严重。进一步分析显示，肺部上皮细胞弱表达 HER2，这可能是导致肺部 T 细胞浸润，并引发死亡的主要原因。

对此，赵阳兵感觉十分困惑：为何 HER2 单抗没有肺组织的致死性毒副作用？一个重要的原因是，CAR-T 疗法的灵敏度比传统抗体药物高得多。此外，它还能随着血液循环在体内长期存续，这就很容易引起脱靶毒性。

四、安全第一条

是药三分毒，但医药安全无小事。HER2 CAR-T 引起患者死亡的事件，对细胞和基因治疗行业的影响很大。罗森博格因此也大受打击，他曾在公开场合表示失望："CAR-T 治疗，没有前途。"当然，并非所有人都会因为失败就放弃。朱恩也在反思：CAR-T 靶点选择需要谨慎，最好是肿瘤特异性靶点。这个靶点最好在肿瘤细胞表面高表达，但是至少不在重要的正常细胞中表达。

CAR 这个英文单词，有小车的意思。在朱恩看来，CAR-T 仿佛冲向癌症的战车。这种战车火力威猛，但若是行车不规范，也会很危险。正所谓：道路千万条，安全第一条，行车不规范，亲人两行泪。

如果把 CAR-T 当作冲击癌症的战车，那么其靶标是什么？ CD19 在正常 B 细胞表达，而且在大多白血病和淋巴瘤细胞中高度表达。由于人体可以耐受 B 细胞被清除，这让 CD19 成为理想的靶标。

2007 年、2008 年、2009 年，萨德莱恩、朱恩和罗森博格实验室分别报道了

CD19 CAR-T 的临床前研究结果。小鼠研究说明，CD19 CAR-T 是比较安全且有效的。然而，从临床前到临床，这中间仿佛间隔一座大山。2008 年，朱恩团队准备启动首次 CAR-T 治疗白血病的临床试验。然而，资金问题这个老大难，再一次横亘在眼前。当时，所有人都认为，"CAR-T 疗法可以治愈癌症"只是一群疯子的胡言乱语。加上杰西事件的影响，美国国立卫生研究院不愿支持 CAR-T 临床研究。都说，坚持的人运气不会太差。慈善，再一次拯救了朱恩的研究事业。

2001 年，金伯利与乳腺癌斗争 11 年，不治去世。看到儿媳饱受癌症之苦，又无药可用，这刺痛了芭芭拉和爱德华夫妇的心。2002 年，他们听了一场基因疗法的学术报告后，决定成立肿瘤基因疗法联盟，以支持肿瘤基因疗法的研究。在朱恩的努力下，团队争取到了 100 万美元资助。这些钱刚好可以支持 3 名慢性淋巴细胞白血病（CLL）患者的 CAR-T 治疗。

2010 年 8 月，朱恩团队终于确定了第一位 CAR-T 细胞治疗的患者——比尔·路德维希（Bill Ludwig）。比尔是一名退休狱警，患有慢性淋巴细胞白血病。过去 10 年，他经过化疗等治疗依旧没法好转，最终对化疗产生了耐药。比尔万念俱灰，别无选择，把希望寄托于未知的实验疗法。比尔在接受 CAR-T 治疗后不久开始高烧，化验结果显示，比尔的体内出现了强烈的免疫反应。朱恩十分担忧：这会不会危及比尔的生命？

幸运的是，比尔熬过来了，不良反应消失了，肿瘤也随之消失了。

第二名患者也得到了完全缓解，第三名患者得到部分缓解。可是，已经没有资金再拓展临床试验了。3 名患者中有 2 人获得了完全缓解，但病例太少，不能在统计学上证明有效性。朱恩只好以病例报告形式来发表论文。2011 年，朱恩在《新英格兰医学杂志》发表了一例 CD19 CAR-T 的治疗案例。患者体内的 CAR-T 扩增 1000 多倍，逐渐产生溶瘤反应，最后完全缓解。然而，患者体内细胞因子升高，出现发热、寒战和头痛等症状。

在宾夕法尼亚大学，朱恩见识过"杰西事件"的影响之大，也深感压力。眼前的成功没有冲昏他的头脑，他反而每天在紧张思考：这 3 个病例具有代表性吗？是否存在不可预测的毒副作用？是否有办法干预强烈的毒性反应？……医学的残酷就在不确定性，你永远不知道这项研究的风险有多高。

任何新药的一期试验，都可能会发生意想不到的毒性反应。糟糕的是，将致命的毒性反应与可治疗的毒性反应区分开来，通常需要时间，甚至付出生命的代价。

不久后，一位小女孩差点因此而失去生命。

五、人生没有白走的路

2012 年 4 月，艾米丽成为第一位接受 CAR-T 疗法的儿童。当她注射完 CAR-T 细胞后，产生了强烈的免疫反应。她开始发烧、呼吸衰竭、低血压、休克、器官衰竭……为了与时间抢跑，加急的细胞因子检测显示：白介素 –6 是正常值的一千多倍。免疫系统仿佛燃烧的大火，以致艾米丽来到了生死边缘。

没有人知道，是不是白介素 –6 引起了细胞因子风暴。机缘在此刻发挥了重要的作用。由于女儿患有少年类风湿关节炎，朱恩知道托珠单抗可以抑制白介素 –6。托珠单抗可以抑制细胞因子风暴吗？艾米丽已没有时间等待，只能冒险超适应证用药了。当天晚上，艾米丽用上了托珠单抗。几小时之内，不良反应就开始缓解。效果来得太快，以至于医生差点儿没能及时停掉升压药。

祸兮福之所倚，福兮祸之所伏。

祸时不自我放弃，一切皆有可能；福时要注意安全，小心驶得万年船。好在，奇迹发生了，艾米丽不但被救活了，而且被治愈了。这一切，看似是运气和偶然，但没有充足的科学基础和未雨绸缪，奇迹是不会发生的。

在历史的拐点上，平凡之人也有可能扇动翅膀，造就历史闪耀的瞬间。在生与死之间，朱恩承认自己也无法做到自信满满：“如果艾米丽走了，恐怕 CAR-T 事业也搞不下去了。”

一个系统越复杂，它出错的方式就越多。免疫系统承担的任务非常多样和精细，只有通过平衡与协作，才能保障健康与和平。如果监管系统过度反应，坚持与每一个异己开战，和平与生存反而会受到反噬。自身免疫病和炎症等免疫系统疾病，正是这种模式结出的恶果。因此，虽然免疫疗法正在取得显著的进步，但我们也要小心翼翼地向前迈进。

新技术的背后会蕴含一些新风险。就像发明飞机、火药或原子弹一样，预测风险并防止误用是至关重要的。

艾米丽的成功案例轰动了整个学界，更是更新了社会大众对免疫疗法的认知。“春江水暖鸭先知”，资本的嗅觉总是最灵敏的。2012 年 8 月，诺华公司获得了朱恩发明的专利许可，致力于CAR-T的商品化。这开启了CAR-T的“群雄争霸”时代。罗森博格与凯特制药合作，萨德莱恩与巨诺医疗合作，就看谁最先把 CAR-T 产品推向市场了。在资本的加持之下，还有成百上千的公司入局 CAR-T 疗法。几十年来，T 细胞疗法纯粹是学术性的，制药界对此没有兴趣。但是，现在一切都变了。有生之年还能看到如此盛况，朱恩很兴奋：“在那之前，人们认为这只是骗子的忽悠或狂热者的执念。突然之间，人们相信了它。现在，癌症治疗将其视为重要的选择。”

对于这个转变，朱恩感触良多。人老了，也喜欢回忆。他常常想起，十余年海军生涯，到处漂泊，研究方向也身不由己。但一个人要想发展，最有效的方法是，无论命运把你抛在了哪一个地方，你就地展开搜索，做自己力所能及的事，这就是人生的最好方向。在研究癌症之前，他踏实研究移植物抗宿主病，从中发现了一种强大的 T 细胞培养系统；他踏实研究艾滋病病毒，从中发现了一种高效的 T 细胞基因传递系统……朱恩觉得自己很幸运：“旅程的每一步，最终都为我目前开发免疫疗法的工作，提供了关键线索。”

人生没有白走的路，每一步都算数。

六、治愈癌症

2017 年 8 月 30 日，美国药监局正式宣布：诺华 CAR-T 细胞疗法（Kymriah）获批上市，用于治疗复发性或难治性儿童、青少年急性淋巴细胞白血病。在接受该 CAR-T 疗法儿童中，超过八成患者的癌细胞在 3 个月内完全消除。这些都是已经无药可医的患者，疗效如此之好，即使是医生也会觉得难以置信。美国药监局宣称：“今天，我们做了一个历史性的决定，在美国批准了第一个基因治疗产品，给癌症患者开辟了一条全新的治疗途径。”

然而，该疗法的费用是 47.5 万美元（300 多万元人民币）。对于患者来说，这是一种让人难以接受的毒副作用：“经济毒性”。**经济毒性是指昂贵治疗费用给患者和家庭带来了沉重的经济负担和心理压力。**

2017 年 10 月，第一款 CAR-T 药物获批的 3 个月后，美国药监局批准凯特制药的 CAR-T 疗法（Yescarta）上市，用于治疗复发或难治弥漫大 B 细胞淋巴瘤。罗森博格团队研发的这款 CAR-T 疗法，对于淋巴瘤患者来说真是一种福音：超过八成患者有效，超过五成患者完全缓解。

2017 年，被称为 CAR-T 元年。这一年，上市了两个产品，有一个人也非常激动，他就是赵阳兵。2006 年，当他在罗森博格团队研发 HER2 CAR-T 时，同时指导詹姆斯·科琴德弗（James Kochenderfer）构建了后来凯特使用的 CD19 CAR-T。2009 年，他加入朱恩团队，参与 CD19 CAR-T 的研发工作。与改变世界的人同行，夫复何求。

2017 年，就在第一个 CAR-T 细胞疗法上市之际，朱恩和林温德（Wendell Lim）合写了一篇名为《改造免疫细胞治疗癌症的基本原则》的论文，为细胞免疫疗法指明了发展方向。“CAR-T 疗法展现了强大疗效，但早期的临床实践也警告我们必须确保更安全有效的 T 细胞疗法。好在合成生物学和基因工程给我们提供了大量有用的工具。”林温德这位华人科学家充满想象力，开创性地将合成生物学的思想引入了免疫疗法。他不但利用化学小分子来充当调控 CAR-T 功能的开关，而且改造细胞内部通路使 CAR-T 在同时识别两个靶点时才发挥作用，提高了 CAR-T 的可控性和安全性。

历经 30 年的奋斗旅程，曲折又漫长，朱恩仍饱含热情，坚持探索。2020 年 4 月，66 岁的朱恩不幸感染新冠病毒，他感到整个肺部好像都在“咳嗽”。即使是在生病期间，他依然保持思考：“过度的免疫反应是如何产生？如何控制好免疫毒性？ CAR-T 技术真的能治愈癌症吗？”第二年，朱恩的第一位 CAR-T 治疗的患者比尔也遭受新冠病毒的感染，死于肺炎并发症。听闻这个消息，朱恩感到十分难过：“比尔无癌生存 11 年，我们真的治愈了癌症。”

比尔的去世也让朱恩想起了亡妻辛西娅，一晃已是 20 年。庭院中的小树已成参天大树，CAR-T 技术也从概念走向现实。蓦然回首，一路走来，朱恩有过太多的遗憾。正是那些生命中的遗憾，让内心变得更加柔软又充满力量。

“我们必须找到新方法治愈患者，最好是一次性给药就能长久缓解。CAR-T细胞在人体内可以存活很多年，是一种有生命的‘活药物’和‘连环杀手’，是一种非常有效的癌症疗法。”2019 年 11 月 3 日，在北京北展剧场上，朱恩向台下的听众说出了自己的期盼。1 个月后，赵阳兵告诉朱恩：“我马上要回中国创业了，我打算用这项先进的细胞治疗技术，惠及祖国的癌症患者。”

中国能为世界做出最好的抗癌药吗？其实，在赵阳兵回国之前，已经有一群科学家在追寻这个问题的答案。

第二十四节　直道超车

中国人也能为世界做出创新药吗？

虽千万人，吾往矣。

——孟子《孟子·公孙丑上》

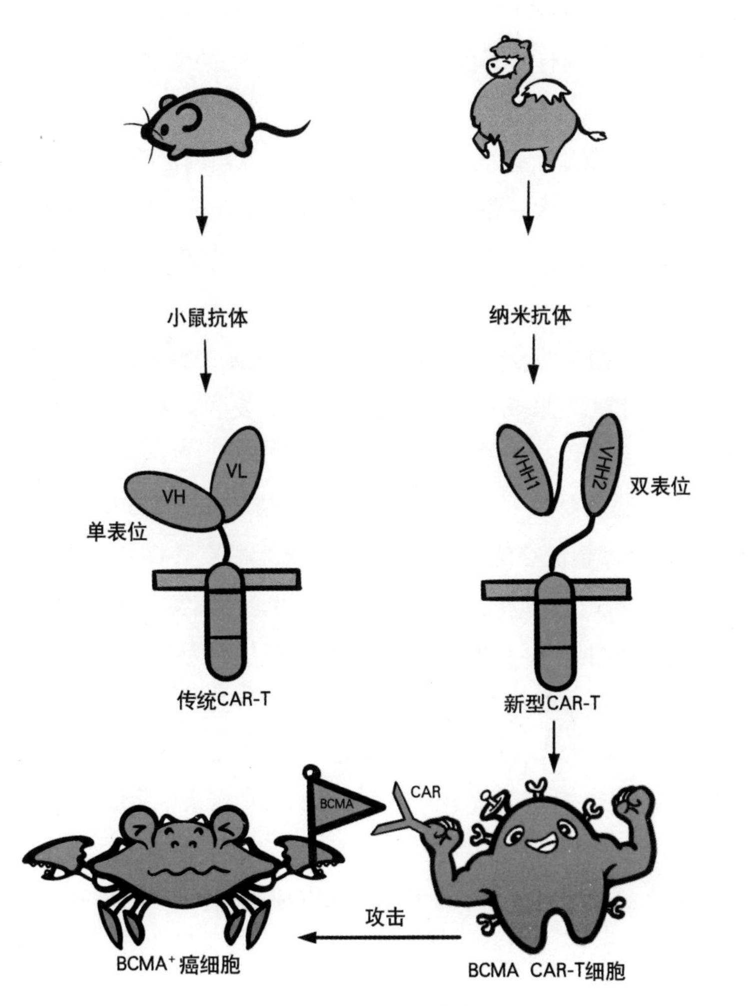

小小细胞也是硬核科技

一、金陵追梦

2019 年 11 月 3 日，腾讯科学 WE 大会于北京举行。在超大屏幕下，“CAR-T 之父”朱恩目光闪动道：“中国有一家叫作南京传奇的公司，开发了针对多发性骨髓瘤的 CAR-T 细胞。该疗法在美国等国家将会获得批准，这非常令人振奋。”

中国人也能为世界做出创新药吗？

早在 20 世纪，欧美药物研发就开始与癌症“死磕”。就在朱恩演讲的前一年，美国药监局批准的 59 个新药中，共有 17 款抗肿瘤新药。但在朱恩演讲时，中国在世界药品体系中，还没有留下自己的笔墨。朱恩提到的南京传奇，会在世界创新药史上写上一笔吗？

2014 年 7 月，南京这个屹立在长江之畔、历经风雨的沧桑古城，热浪滚滚。45 岁的范晓虎博士从加拿大一路辗转，终于来到了南京。不久前，他毅然辞去加拿大阿尔伯塔大学的工作。走出机场，热浪扑面而来，他踌躇满志：“我一定要在这里闯出一番自己的天地！”

范晓虎加入位于南京的金斯瑞公司，最初负责的是为客户提供抗体药物研发服务的部门。几个月后，他跟时任金斯瑞董事长章方良说：“我想专注研发 CAR-T 细胞免疫疗法。”

当时，免疫疗法刚获得 2013 年度十大科学突破之首。章方良博士在 2013—2014 年都参加了 JP 摩根医疗健康大会，了解到艾米丽接受 CD19 CAR-T 治疗后获得完全缓解的故事。他与范晓虎开始了深入的讨论。其实，早在 20 世纪 90 年代末，范晓虎就开始用 CAR-T 技术依赖的慢病毒载体作为工具，开展科学研究。2007 年，他和学生申请 T 细胞基因疗法的科研基金，但因为概念太超前并没有得到政府资助。如今，他从学术界来到了工业界，有机会重拾转化医学的旧梦吗？

“T 细胞和基因疗法是全新技术，我觉得能给公司带来巨大的机会。”范晓虎信心满满地对章方良说，“这也跟我的学术研究背景非常相符，CAR-T 技术实质上就是利用慢病毒载体基因转导 T 细胞嘛，我有技术积累，给我投资和支持一定能做成。”

章方良经过与范晓虎、公司管理层等人员多次讨论，最后在 2015 年上半年拍板:“我们成立的传奇生物公司，就是应该做自主创新药，就专注于 CAR-T 细胞疗法吧。”就这样，范晓虎开心地辞去金斯瑞抗体与蛋白工程部总监的职位，从头开始创业之旅。可是，创业维艰，万事开头难。最初，范晓虎只要到了一个仓库储存间和 7 名员工的资源。范晓虎说服了金斯瑞一名年轻员工——庄秋传加盟传奇生物之后，并开始对外招聘了几名南京的应届毕业生。

在资源极其有限的情况下，他们踏上了 CAR-T 细胞疗法的自主研发之路。

当时，CAR-T 细胞治疗三巨头（美国的诺华、凯特和巨诺）已经证明：CAR-T 在血液肿瘤方面具有神奇疗效。三巨头的背后分别是朱恩、罗森博格以及萨德莱恩等肿瘤免疫界的泰斗，并获得了数十亿美元的资本加持。相比巨头而言，范晓虎团队实在太弱小了。但范晓虎有自己的傲气，他常激励大家:“巨诺和凯特这些公司起步虽然早，但我们只要坚持自主原创研发，不跟随主流技术，不受已有文献影响，我们有实力也一定有机会做出最好的产品和这些领先公司一较高下。”

几位新加入的员工有些茫然，私下问庄秋传:“师兄，范博是不是在给我们画饼啊？”谁能想到，5 年后公司在美国纳斯达克上市时，他们都提起这块大饼:“啊，真香！”当然，范晓虎的本意不是“画饼”，只是个性使然，要么不做，要么就做到最好。

当时，学术界有不少专家认为，CAR-T 技术只适用于 CD19 这个靶点（见第二十三节），其他靶点要么不安全，要么就没有效。很多公司也不愿冒险尝试新靶点，所以当时几乎所有 CAR-T 公司都在做 CD19 CAR-T。范晓虎很纳闷:“大家都在做 CD19 CAR-T，我们再做这个还有什么意思呢？”

“我们一定要有勇气做创新药物，但具体做什么疾病的产品开发呢？”范晓虎突然有个想法，“我们应该去医院和一线的临床医生交流，说不定就能找到一个未被满足的医疗需求作为突破口。”

2015 年初，范晓虎来到了南京军区总医院。血液科主任介绍了多发性骨髓瘤的概况。目前，多发性骨髓瘤仍被认为是无法治愈的血液系统恶性肿瘤，患者会经历多次复发，治疗以疾病控制为主。医生望着范晓虎，无奈道:“多发性骨髓瘤很复杂，患者很容易复发难治。我很头疼，但不知道怎样才能帮到这些患者。”

“偶尔治愈，常常帮助，总是安慰。”范晓虎曾做过医生，对于这样无奈的“医学真相”，他感同身受。以前他无能为力，但如今在工业界，他有机会做转化研究了。他暗下决心：“谁说多发性骨髓瘤是一种无法治愈的癌症？我偏偏要挑战一下。”

自此，范晓虎心无旁骛，带着小团队，专注于创新产品的攻关。

二、小小细胞也是硬核科技

2015 年，中国医药行业的政策改革由此开始（见第十八节），资金陆续流入创新药赛道。在政府和资本的推动之下，各地生物医药产业园纷纷建立，大量生物公司如雨后春笋般拔地而起。

身处这一波浪潮之中，范晓虎和章方良隐约感觉到：“中国创新药的春天要来了。”

2015 年，当几乎所有细胞治疗公司都一窝蜂涌向 CD19 这个靶点时，范晓虎却选择走一条人迹稀少、布满荆棘的原创道路——寻找治疗多发性骨髓瘤的新靶点。那时，多发性骨髓瘤的主流治疗靶点是 CD138 和 CD38 等。在茫茫文献中寻找新靶点，犹如大海捞针。但冥冥之中，命运早有安排。由于多年的 B 细胞研究经历，范晓虎将目光锁定在了浆细胞（又称效应 B 细胞）上，并发现了一个鲜有人关注的靶点——BCMA（B 细胞成熟抗原）。经过文献调研和大数据分析，他越发坚定：“这个冷门靶点非常有前景。”

然而，当时没有任何公开信息显示，有公司在开发靶向 BCMA 的 CAR-T 产品。范晓虎也想到最坏的情况：“会不会因为这是一个坑呢？或许做这个靶点的人，都掉进坑里面，杳无消息了。”但他相信自己的专业判断，他决定冒险创新，并把所有的研发力量都集中在这个靶点的开发上。

这真是一场冒险，没人知道这个靶点行不行。唯有踏实做事，时间会告诉答案。

癌细胞具备“欺骗”T 细胞的技能，能逃避 T 细胞的识别。为了解决这个问题，科学家将抗体的识别功能与 T 细胞的杀伤功能结合在一起，仿佛给 T 细胞装上“导航系统”，使其能够精准地找到并消灭癌细胞。抗体识别和 T 细胞激活是 CAR-T 技术的两个核心。所谓“CAR-T 三巨头”都是 T 细胞研究的专家，而范晓虎则有着抗体研发的背景。这推动他走上了一条与众不同的创新之路。

单链抗体片段（scFv）是所有 CAR-T 研究者的必选。为了差异化创新，基于金斯瑞多年纳米抗体研发经验，传奇生物在世界上首次把纳米抗体应用于 CAR-T 产品开发。纳米抗体是骆驼科动物血液中发现的一种小型抗体，直径只有 2.5 纳米，所以被称为纳米抗体。纳米抗体具有相对分子质量小、亲和力高、人源化简单、免疫原性低等优势。

2015 年年底，这款拟用于治疗多发性骨髓瘤的 BCMA CAR-T 产品终于诞生了。它靶向的是一个创新的靶点，首次采用纳米抗体，而且能结合靶点的两个位置，如同“双手抓篮球”一般，让 CAR-T 细胞更加紧密和准确地结合靶点。

这小小细胞，也是硬核科技。

2015 年冬，寒气逼人。范晓虎连续跑了多家医院，但没有一家医院愿意测试这个新型免疫疗法。有的主任医生比较保守，有的医院伦理委员会怕有风险，有的医院院长怕担责任。面对医生的拒绝，范晓虎觉得自己明明是科学家，搞得像是来求着推销药的。

范晓虎来时满满的希望，被无情地敲碎。他拖着似乎有千斤重的脚走出医院，抬头望去，天也灰蒙蒙的，这冬天真是冷到了骨头里。有温度的医者，有情怀的医生在哪里？

无奈之下，范晓虎在大学同学群里发了一个消息：“哪位同学是搞血液病的，愿不愿意合作开展 CAR-T 技术的临床研究？”他差点就写上，“急，在线等”。距离南京一千公里的西安交大第二附属医院，赵万红医生看到了范晓虎的信息。30 年前，在西安医科大学，他们曾是一个大班的同学。30 年后，他们的命运再次发生了交集。

很快，范晓虎回到了梦开始的地方。在西安，他见到了许多老同学，他们大多成为了主任或者院长。对于范晓虎离开医学界去了公司，不少同学都表达惋惜。范晓虎没有说话，嘴角微微一笑。回想起过去的求学经历与行业选择，有什么好后悔的？

三、细胞治疗行业寒冬

1993年夏，范晓虎完成医学教育后，留校在西安医科大学第一附属医院，担任新建立的肾移植中心住院医师。然而，在那个医疗水平和物质匮乏的时代，他怀揣着治病救人的梦想，每天却看到很多患者因为买不起药、看不起病而放弃治疗。太多的患者因为省钱和没钱看病，无情地遭受病痛的折磨。即使少数有钱人能做得起肾脏移植手术，也不一定能得到好的治疗。

由于20世纪90年代医学免疫学还处于非常早期的阶段，器官移植医生能够依赖的免疫学理论和检测技术手段非常有限。这严重影响了器官移植后的免疫监测和治疗。不少患者做完肾移植后，按照方案服用免疫抑制药物环孢素，却引起了慢性肾毒性。范晓虎目睹如此种种，心里不安，在某一刻，他突然意识到：中国人的体型和遗传背景与外国人不同，照搬国外用药方法，说不定就会要人命。

药的背后是一整套复杂的知识体系。只有对疾病的整体认知水平提高了，才能给患者提供安全、有效、不良反应小的药物。

为了实现这个念头，他放弃了当时所拥有的一切。由于他是主动辞职的，所以他不得不按照规定筹资缴纳了7500元的培养费。在当时，这是一笔“巨款”。就这样，稳定又有前景的铁饭碗没有了，他也几乎“倾家荡产”。

1995年年底，范晓虎背上行囊，开始了漂泊的求学生涯。在日本攻读医学博士学位期间，他一边做临床，一边做研究，并开始接触基因治疗和免疫学。他的课题是利用腺病毒载体转导免疫抑制因子，诱导免疫耐受，防止器官移植排斥反应。当他觉得应用免疫学越搞越有意思时，他决定拿到博士学位以后到加拿大继续博士后研究。2004年，范晓虎在《自然医学》发表论文，首次阐明了人类B细胞免疫耐受机制，论证了婴幼儿在器官移植前无须考虑ABO血型相合。这一成果改变了临床指南，多年来挽救了大量患儿的生命。范晓虎也因此获得国际关注，得到包括国际器官移植学会授予的“新关键意见领袖”在内的很多学术奖项。

在研究器官移植排斥反应的过程中，范晓虎开始对免疫系统的力量有了新的认识。非我族类，其心必异。T细胞就像“战士”一样，能够发现、抵御和消灭“异族”。T细胞甚至能摧毁体积巨大的异体移植器官。

我们能否利用T细胞的威力，来对抗寄居于器官之内的肿瘤呢？

这个想法，在范晓虎的心中播下了一颗种子。当他在西安开始利用T细胞对抗肿瘤时，这颗种子便开始生根发芽了。

时间来到2016年3月，在西安交大附属医院的一个采血室里，范晓虎焦急地等待护士长为患者采血。在窄小的房间里，床上躺的是CAR-T临床试验的第一位患者，而范晓虎就在患者旁边陪坐了一个上午。当血液采集完成后，他小心翼翼地提着细胞运输箱子和医院证明，坐飞机赶回南京。但在过安检时，他遇到了新问题——血液样品不能过X光机。范晓虎费了很大的劲，终于说服机场安检人员顺利把血液样品带回南京。

很快，庄秋传他们就把血液中的T细胞分离出来，安装上导航系统（识别BCMA的纳米抗体和激活按钮）。将这些升级的“战士”回输到患者体内，“导航系统”会指引它们找到并消灭癌细胞吗？让人惊喜的是，在接受BCMA CAR-T细胞回输后，第一位患者的病情很快得到了好转，第二位患者的癌细胞竟然消失了。“癌症消失”听起来就像天方夜谭，但这就是CAR-T的神奇之处。范晓虎和赵万红激动不已：BCMA CAR-T在更多的患者中，能保持安全有效的结果吗？

然而，“魏则西事件”发生了。2016年4月12日，肉瘤患者魏则西在咸阳去世。在此之前，魏则西接受4次虚假“细胞免疫疗法”，花费20余万元后，既没有疗效，又耽误了病情。在去世以前，魏则西在网上发出人性拷问：“你认为人性最大的恶是什么？”经过媒体宣传持续发酵，“魏则西事件”在社会上造成巨大的影响。

在历史的长河里，普通人也可能在更长的跨度里留下生命印记。

“魏则西事件”后，部分不良企业和医疗机构滥用细胞治疗牟利的“盖子”被揭开。国家卫计委全面整顿和叫停了细胞治疗的临床应用，并要求细胞治疗技术按临床研究规定执行。第二年，国家食品药品监督管理总局发布了《细胞治疗产品研究与评价技术指导原则》，要求细胞治疗产品研发要符合药品管理规范。由于魏则西事件的社会影响力实在太深远，至今不少人都认为：“免疫疗法是骗人的。”

一夜之间，寒冬即至。政府严格监管，不再允许违规收费，只有少数正规做研发和临床试验的公司继续前行。魏则西事件让很多细胞治疗公司措手不及，但传奇生物却意外收获一个马上可以投入使用的细胞治疗生产研发设施。这个设施的前公司因为无法收费而退出行业，传奇团队仅用 1 天时间就完成了相关手续和设施接收。团队鸟枪换炮，欣喜不已。对于踏实做事的人来说，危机也是机遇。

为了顺利转危为机，范晓虎紧急联系赵万红："我们的 CAR-T 细胞治疗技术，属于临床科学研究，没有违规收费，能够继续开展吗？"

四、一鸣惊人却被质疑

陕西省卫健委一看，这本来就没收费，挺合规的，而且初期的效果不错，同意备案后可继续开展研究。

2016 年 10 月，苏州满城桂花飘香，中国血液学学术会议在此召开。赵万红报告了 9 例骨髓瘤 CAR-T 治疗的研究成果，一下子就吸引了全国血液病同行的关注。这么惊艳的数据，是真的吗？陈竺院士（前卫生部部长，著名血液病专家）也很快了解到这个成果，他带领专家调研团前往南京传奇和西安的医院进行了深入严谨的调研。

2017 年 1 月，陈竺一下飞机，便直接来到西安交大第二附属医院血液内科病房。医院的医护人员看到陈竺院士亲自带领专家团前来调研，他们激动又紧张地拿出所有研究资料和患者病历给调研团审阅。在参与临床试验的患者病房里，他们汇报了患者的治疗情况。陈竺与接受 CAR-T 治疗的患者进行了直接沟通，对我国在多发性骨髓瘤治疗领域的这一创新性突破性进展激动不已："在（20 世纪）60 年代建造的普通病房里，也能创造世界奇迹，真是了不起。"

在总结会议上，陈竺指出："多发性骨髓瘤治疗的研究是全人类共享的，在这方面取得的成绩，将为全人类健康事业的发展，提供中国智慧和中国方案。"范晓虎坐在台下，听到陈竺的鼓励后，他的视野变得更开阔了。

药物无国界，我们不应该局限于自我，我们要走向世界，惠及更多的人群。

2017 年春，范晓虎开始考虑开发国际市场，他把目光投向了美国临床肿瘤学会（American Society of Clinical Oncology, ASCO）年会。不过，当范晓虎准备妥当投稿时才发现，截止日期就在当天。而且 ASCO 有自己的规则，只有会员或会员推荐才能投稿。情急之下，他借用大学同学提供的会员推荐，在截止时间前的最后一刻匆忙提交了摘要。

这篇摘要险些与学术界擦肩而过，却为中国生物医药开辟了一条新道路。

2017 年 6 月，在 ASCO 年会上，群雄并起，此时的创新药研究已经进入了风起云涌的时代。在 ASCO 大会主会场，范晓虎和赵万红报告了传奇 BCMA CAR-T 的早期数据，向世界发出了“中国声音”。在 35 例复发耐药的多发性骨髓瘤患者中，获得了 100% 的总有效率，且高达 74% 的患者达到了严格的完全缓解。

100% 总缓解率对于癌症是什么概念？近年来火爆的“抗癌神药”PD-1 抗体药物，其有效率 20% ~ 30%。对于这项中国原创的细胞疗法，朱恩教授评价道：“在临床试验中有如此高的响应率，实属罕见。”由于数据惊艳，ASCO 官方将其作为最新突破性成果，安排为大会主旨报告，并安排了官方新闻发布会。美联社等媒体积极报道，中国黑马，一鸣惊人。

在 ASCO 大会上，范晓虎发现了一位直接竞争对手——美国蓝鸟（Bluebird）公司。报告显示，其 CAR-T 疗法 bb2121 也是针对 BCMA 蛋白，15 例患者中有 4 例患者达到了完全缓解，整体反应率为 89%。那时，蓝鸟有一个强大的合作伙伴叫作新基公司（Celgene），它靠反应停（沙利度胺）老药新用治疗多发性骨髓瘤起家，成为医药巨头。巨头强强联合，范晓虎团队会是对手吗？

当记者采访蓝鸟高管时，他们对传奇生物表现出毫不掩饰的不屑与质疑。他们怀疑这个中国试验选择的患者病情比较轻，比较好治疗。传奇生物只不过是中国一个名不见经传的小公司，更何况创新药物研发的投入大、周期长、风险高……质疑不无道理，即使在巨大的投入之后，也可能颗粒无收。

毕竟，研发新药是充满冒险的旅程。

当时，强生公司的很多高管也在会场，其第一反应也是怀疑。但强生团队的专业性毋庸置疑，在会议退场时他们立即找到范晓虎，邀请他到强生公司做深入交流。几天之后，范晓虎来到了强生公司总部。一个月后，强生高管共 20 多人亲自飞往南京，实地调研。

当时，南京传奇员工人数竟然还略少于调研团人数。面对实力强大的强生团队，他们认真严谨地展示实验记录和回答问题。最终，强生调研团队心悦诚服地相信这款 100% 有效的产品是真的。

2017 年 12 月，强生子公司杨森生物与传奇生物签订全球合作和共同开发的许可协议。在合作之初，杨森即支付 3.5 亿美元（约合 23 亿人民币）的首付款。随着开发与监管等里程碑的达成，杨森将支付相应的款项。这项合作创下当时中国药企对外专利授权首付款最大金额与合作最优条件纪录。中国一家名不见经传的初创公司，在百年制药巨头前做到了平等互惠的合作。

当传奇团队和杨森团队在中美两地推动大规模临床研究时，范晓虎也没有想到，商场如战场。在国内，竟然有机构公开提出了很多质疑：临床试验的数据客观性和可信度较低；范晓虎出身外科医生，怎么会有这么强的创新研发能力……

“魏则西事件”的阴影依然笼罩在人们心中，范晓虎团队能打破质疑吗？

五、孤儿药

在南京传奇的会议室里，范晓虎摘下眼镜，望向日夜奋战的团队：“他们莫须有地质疑我的能力，大家不用受这些质疑所影响。是的，我并非出身什么诺贝尔奖名门，也没有什么院士或学者的头衔，但 20 年来我在应用免疫学领域做出了诸多开创性成果，也改变了临床指南。**研发和转化医学是一门脚踏实地的良心活。**我们凭着良心，踏实做事，合作创新，平凡的人也能做出改变世界的事情来。大家安心做好自己工作，我们用事实来说话。”

虽千万人，吾往矣。

范晓虎相信：在科学领域，证据为王。评估一个药好不好，证据就摆在患者和医生面前。

2016 年 4 月，张琦第一次产生了放弃治疗的念头。过去 5 年，他积极与多发性骨髓瘤做斗争，但病情一而再地复发，折腾地让人看不到头。机缘巧合，他在西安交大第二附属医院接受了 BCMA CAR-T 的临床试验。几个月后，赵万红医生告诉张琦：“检查结果确定转阴。”张琦深知病痛给一个人、一个家庭带来的灾难，所以他一直都希望同患癌症的人能跟他一样，找对方法得到更好的治疗。当他在网上得知传奇 CAR-T 被质疑疗效不实的消息时，他感到义愤填膺。在中国，一般患者都对自己的病史讳莫如深，但他主动将自己的经历公之于众。他说：**“能治好患者的药就是好药。我们就是活生生的证据。”**

2017年，当陈竺带着糜坚青等血液病专家到西安调研和确认后，他们联合上海瑞金医院、上海长征医院以及江苏省人民医院，与南京传奇合作并拓展了进一步的多中心临床研究。在不同医院产生的惊人疗效，使更多专家坚信南京传奇取得的成就。糜坚青说：“国内的制药企业能够研发出这样优秀的成果，实属不易，的确值得国人骄傲。希望大家能够尊重科研成果、尊重临床医学研究，共同推动中国CAR-T疗法走向国际顶尖水平。”

2018年，正值国庆佳节，靡坚青在朋友圈分享了一位患者的故事。“好友太太患骨髓瘤近十年，多次复发，去年勇于尝试CAR-T细胞治疗，也是我们中心临床试验的第一位患者，已是一年半载始终完全缓解，微小残留病变持续阴性。今相聚国庆，赋诗一首以记之。”

十年生死河边走，几度沧桑几度愁。丁酉喜欣得好药，相约岁岁数春秋。(《七绝·重生》)

范晓虎看到这首诗时，感触很深：“虽然面对恶意的诋毁和无底线的造谣中伤，但每次听到有患者摆脱病痛的折磨，我们心中就倍感欣慰，和团队一起日夜的努力就有了真正的意义。”

事实的真相，会迟到，但绝不会缺席。

正如范晓虎预期的一样，中国CAR-T疗法走向了世界。2020年6月5日，传奇生物在美国纳斯达克上市，成为中国CAR-T细胞疗法领域第一家上市的公司。西达基奥仑赛（即上述的BMCA CAR-T）的药物审批也捷报频传：美国药监局先后授予孤儿药资格、突破性药物资格、优先审评资格；欧洲药品管理局先后授予孤儿药资格、优先药物资格……

什么是孤儿药？孤儿药又称为罕见药。由于罕见病患病人群少、市场需求少、研发成本高，很少药企研发罕见药。罕见病患者仿佛“医学孤儿”，所以罕见药也叫“孤儿药”。**罕见病并非单纯的医学术语，它包括社会学的涵义，需要全社会的共同努力。**

为了促进生命享受平等健康生活的权利，美国在1983年就通过了《孤儿药品法案》。这一法案直接推动孤儿药的研发，也受到了世界各国的推崇。我国也在 2018 年发布了第一批《罕见病目录》。有机构统计，78 种罕见病在中国尚无药可治。残酷的是，在少数有药可治的罕见病里，特效药几乎都是天价进口药。

中国何时才能在世界医药史上留下浓墨重彩的一笔?

2022 年 2 月 28 日，美国药监局批准西达基奥仑赛上市，用于治疗复发难治多发性骨髓瘤患者。2022 年 5 月 26 日，西达基奥仑赛获得欧盟上市许可。这是中国研发的第一个细胞免疫创新药，获批进入欧美市场。欧美药监局之所以在如此短的时间内加速其批准上市，是基于其优越的临床结果。2021 年 12 月，第 63 届美国血液病年会在亚特兰大举行。西达基奥仑赛临床研究结果公布：总缓解率为 97.9%，其中 83% 的患者达到严格意义的完全缓解。这个数据在医学史上也是罕见的，即使是医生也会觉得难以置信。

一个复发难治型的癌症，已经无药可治了，单次注射的单一疗法，且无须长期服药，竟然有超过八成的完全缓解率!

六、未来药物

国产创新药，终于扬帆出海。对于产品获批，范晓虎内心很平静："这款药品的上市是意料之中，我们已经把精力转移到了下一代技术和产品的开发上。"传奇团队创造了一个药物史上的"传奇"：七年奋战，始于中国、创于中国、服务人类。

中国智造的创新药，也能让全世界的患者获益。这是范晓虎最近几年的新认识。回想 1995 年，他刚出国时，觉得国外的科技真是先进啊！如今，他变得越来越自信，中国的月亮其实也很圆。当公司基层员工们的个人照片显示在美国纳斯达克主楼时，范晓虎在朋友圈感慨："虽然他们很多人还是基层研发人员，但他们都有着中国人的美德，技术扎实，勤勉努力，拙言敏行，同时也勇于创新，他们很多将会是撑起中国生物科技的脊梁。"

2021 年 9 月，范晓虎荣获国际医药权威媒体评出的"全球 Top20 药物研发领袖"荣誉。入选标准是：推动的创新技术和理念改变了新药开发的轨迹，让不可能成为可能。这代表着国际上对中国新药研发科学家的认可，但范晓虎却很谦虚："这是团队的荣誉。"

纵观癌症治疗史，无论是手术、放化疗，还是靶向疗法，我们的思路总是"杀杀杀"。30 年的沉淀，范晓虎从器官移植研究到应用免疫学，逐渐重塑了药物观。我们一直在找杀死癌细胞的药物，但是实际上我们应该培养一些细胞：让免疫细胞来做自己应该做的事情。

未来的药物是怎样的？

过去的药物（如小分子或抗体药物）进入人体后，遍布全身，寻找目标，然后杀死目标。这些药物是死的东西，人体不但能够把药物代谢和消除，而且癌细胞还能逃脱和迁移。可见，这不是一个等维的打击。不同的是，CAR-T 细胞是"活药物"。它们可以在人体内长期存在，还可以实现敌强我强（扩增），敌弱我弱（休眠）的自我调节。这正是 CAR-T 技术能够治愈癌症的关键原因。未来的药物中，细胞药物将占据重要的地位。如今，细胞和基因疗法蓬勃发展，正以前所未有的速度将更多突破性疗法带给患者。

2021 年，中国的细胞疗法迎来了商业化元年。2021 年 6 月 22 日，复星凯特（与凯特制药合作）的阿基仑赛获批上市。2021 年 9 月 3 日，药明巨诺（与巨诺医疗合作）的瑞基奥仑赛获批上市。这两款都是 CD19 CAR-T，都用于复发或难治弥漫大 B 细胞淋巴瘤的治疗。

2021 年 8 月 26 日，淋巴瘤患者陈阿姨从上海瑞金医院出院。她是中国首位接受了商业化 CAR-T 治疗后，获得完全缓解的患者。与此同时，CAR-T 疗法的天价费用曝光，120 万元 / 袋（还不包括其他配套治疗费用），引起了社会的热议。一针注射，即可完全缓解，这称得上"神药"，但又有多少老百姓用得起？

虽然细胞免疫疗法在血液肿瘤取得显著疗效，但有两大问题：一是价格昂贵，二是"欺软怕硬"（实体瘤治疗还没有突破）。当然，这只是暂时的。为了让更多患者获益，传奇团队潜心研发"现货型"以及治疗实体瘤的细胞疗法。目前，临床研究已经展示了一些振奋人心的进展。临床医生反馈："细胞治疗实体瘤的疗效，是我从医 30 年最猛的震撼。"

"如果我们可以集体推动细胞疗法向前发展，开发出能够治疗实体瘤的技术，那么这不仅是技术的更新迭代，更将是医学史上最具有颠覆性的创新。”范晓虎相信，“技术改进和政策利好，一定会让老百姓用得起细胞疗法。”

就像在25年前，人们普遍认为单克隆抗体疗法的风险和价格过高，不切实际；就像在2018年，进口PD-1疗法一年费用40万元人民币，如今中国PD-1药物年治疗费用已降至三四万元人民币。虽然现在细胞疗法的价格是天价，但是未来的价格一定会降低。更何况中国目前有许多同质化CAR-T产品，在排队进场。当大家都快速跟进，选择同样的路时，早已注定这条路是多么的拥挤和“内卷”。

细胞和基因治疗的时代已来，我们该怎么做？

中国人总喜欢讲“弯道超车”，但这在制药领域可能不适用。毕竟，做药是个高技术、长周期的系统工程，需要原始积累。当我们认为自己落后于人时，还老想着走捷径和抄近道，结果往往在心态和技术上容易弯道翻车。实际上，无论是解决什么问题，我们为什么不能从零到一做原始创新呢？聚焦未被满足的需求，在关键的地方下大功夫，说不定就能闯出一条新路来。

中国科技，不仅能跟随仿制，也能开天辟地；不仅能弯道超车，也能直道超车。

帷幕
冉冉升起

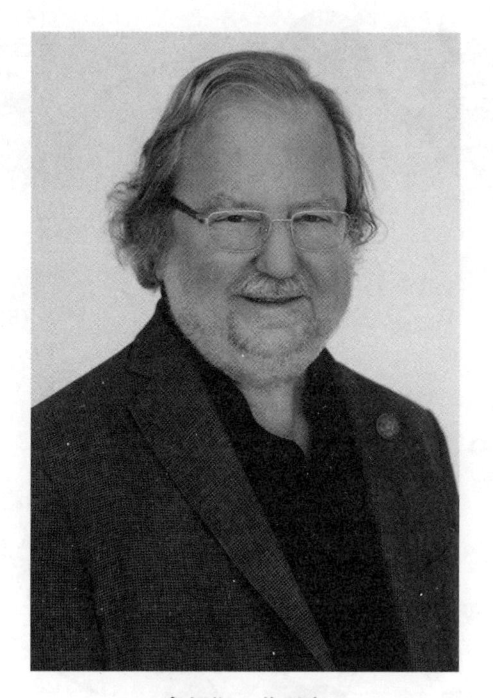

詹姆斯·艾利森

（图片来源：ALLISON J, NEILL U S. A conversation with James Allison [J]. J Clin Invest, 2016, 126(1): 3-4.）

第二十五节　以终为始

免疫疗法的未来如何？

知者行之始，行者知之成。

——王阳明《传习录》

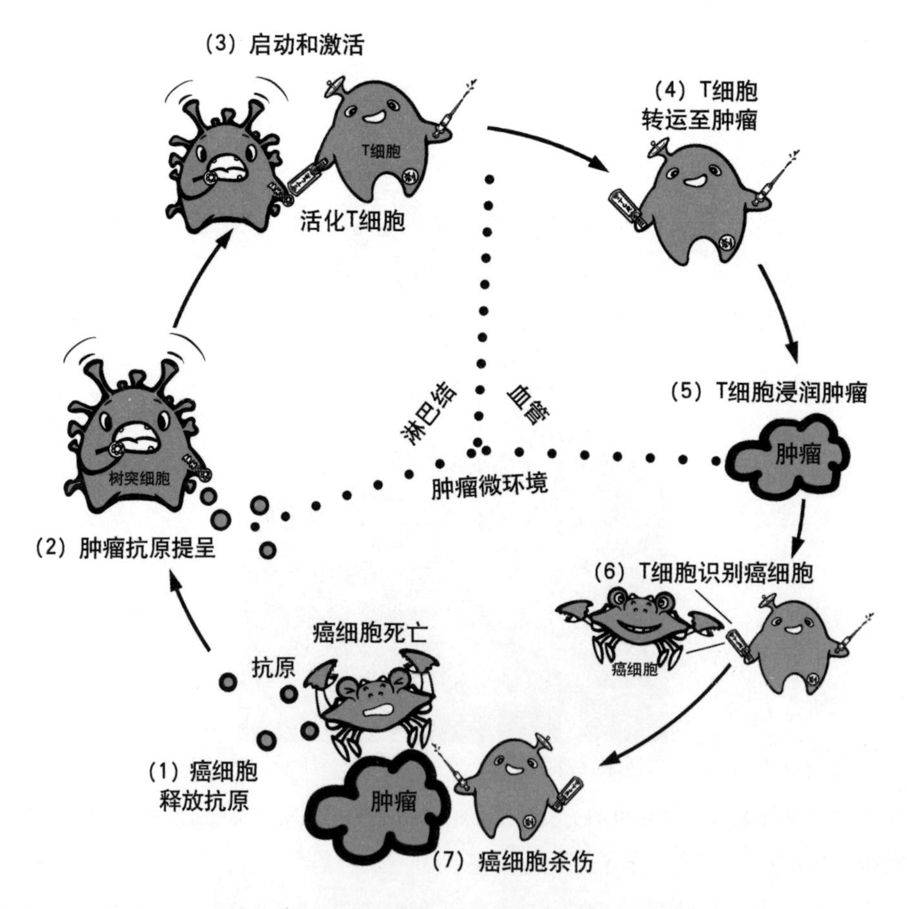

免疫系统：癌症不饶人，我又何尝饶过癌症

一、时间就是生命

2012 年的一天，在旧金山一个小酒吧里，一张桌子旁坐着两个人。他们一边兴致勃勃地讨论，一边在餐巾上涂鸦，看起来都很亢奋。

这两位散发学术味道的人，正是陈丹（Chen Daniel）和梅尔曼（Ira Mellman）。他们都喜欢音乐和葡萄酒，更重要的是他们志同道合——免疫系统能够对抗癌症。这一年，PD-1 临床试验取得突破（见第十五节）。他们意识到，**癌症免疫领域正处于一个转折点，如何加快癌症免疫药物的研发速度呢？**

陈丹迫切想解决这个问题，和他的成长经历有很深的渊源。陈丹不但是一名医生，也是一名科学家。他的父母从中国台湾移民到美国，从事科学研究工作。他们一家富有人文主义，崇尚理性和科学精神，强调教育对人成长的意义。在这样的环境之下，陈丹一路从麻省理工学院，到南加州大学，再到斯坦福大学，先后获得了免疫学和医学的博士学位。医学科学家的双重角色，让陈丹能够接触癌症患者，也能在实验室研究癌症。陈丹刚做住院医师时是 2003 年，那时癌症免疫治疗还处在早期阶段，转化研究少有突破。在这个时间点上，陈丹在斯坦福大学癌症中心开展了新型癌症疫苗的临床试验。布莱德是陈丹最早的一批试验患者，所以陈丹对他十分用心。

千禧年初，科技蓬勃发展。布莱德拥有一家科技公司，他相信科技和努力能够解决所有问题，包括他脚上的黑色素瘤。他先后接受了手术、放疗和干扰素治疗。但他对尖端疗法的渴望引导他找到了陈丹。治疗期间的每一周，陈丹都在布莱德后背的皮下，注射实验性癌症疫苗。布莱德通常挂最后一个号，这样就可以在完成治疗后，与陈丹一起吃饭、讨论科学。两人都热爱运动、电吉他和威士忌、都是野心勃勃的专业人士。一来二往，两人很快成为了好友。

但两人结下的友谊，也为日后的痛苦埋下了伏笔。

陈丹认真观察布莱德接种的部位，就像一个火山口，溃烂凹陷，看起来是免疫反应非常激烈。布莱德非常激动："快看，我的免疫系统在狠狠地踢肿瘤的屁股。"疫苗试验的后 3 年里，布莱德保持无癌状态。2005 年，当布莱德和妻子艾米莉一起庆祝无癌周年纪念日时，陈丹带来了几瓶索诺玛的好酒。他们举杯庆祝布莱德战胜了癌症。这对癌症战争而言，可能有些“虚张声势”。几个月后，陈丹接到布莱德的电话：“我的癌症复发了。”

陈丹向布莱德提出了一个建议：“有一种新型癌症免疫疗法，叫作免疫检查点抑制剂，你可以尝试参加这种药物的临床试验。”多年来，陈丹一直关注艾利森发现的 CTLA-4 抗体，并对此药的潜力感到兴奋。2005 年 10 月 5 日，布莱德开始注射 CTLA-4 抗体。一周内，布莱德身上出现了大面积的皮疹。长时间的腹泻，也让其体重爆减 20 千克。

这是坏消息，也是好消息，因为免疫疗法的毒性反应可能与疗效正相关。

CTLA-4 抗体松开了免疫刹车，在他的体内诱发了一场免疫暴动。这是否足以完全清除体内的癌细胞呢？三年后的 2008 年，布莱德写信给陈丹：扫描显示体内依然没有癌细胞。这次，他们不再打算高调庆祝无癌纪念日了。此外，他们也知道陈丹现在特别忙碌。陈丹不但忙着照顾三个孩子，忙着肿瘤诊所，还忙着新工作。

此时，陈丹已经加入了基因泰克公司，从事抗血管生成与免疫药物。2009 年秋天，陈丹很高兴地收到布莱德的来信：“我的女儿诞生了。”

2010 年，基因泰克公司还在讨论，是否应该加入免疫疗法的竞赛。陈丹和梅尔曼努力说服高管开展 PD-L1 抗体研发：“如果现在不做，可能永远就没有机会了。”激烈的争议持续了好几个小时，最后他们争取到这样的结果：“6 个月内展示进展，如果这种药物无效，我们就在影响最小的情况下放弃它。”幸好，进展很顺利，陈丹和梅尔曼推动 PD-L1 抗体研发从临床前进入了临床阶段。

2012 年 2 月，陈丹团队拿到了临床试验的第一次扫描结果：第一位患者对药物产生响应，他叫杰夫。陈丹手舞足蹈：“这是一个激动人心的时刻。”

2012 年 5 月，就在陈丹取得初步成果时，布莱德的扫描结果显示：癌症复发了，癌细胞已经转移到肝脏。布莱德希望陈丹能够利用 PD-L1 抗体来拯救自己的性命。陈丹耐心解释道：“你之前参加过干扰素、癌症疫苗、CTLA-4 抗体等免疫疗法，不符合 PD-L1 抗体临床试验的入组条件……”

但布莱德的求生欲很强，这也让他和陈丹的关系变得紧张。在他眼里，如果陈丹能用自身的影响力，帮他搞到新药，或者提供新选择，他会非常感激。陈丹也很无奈，他们之间早就跨越了医患关系，真挚的友谊也让布莱德有了过高期望。陈丹怎么可以无能为力呢？布莱德感到愤怒，可是病情还在快速发展。

时间就是“生命”。

布莱德远赴休斯敦，参加 MD 安德森癌症中心一项肿瘤浸润淋巴细胞的临床试验。这并非陈丹建议的选择，但布莱德决心再赌一把。前后 12 年，他与整个癌症免疫治疗现代史狭路相逢。他尝试过 4 代实验性免疫疗法，如今他需要一款真正触手可及的药物。很遗憾，科学的进展没有赶上死神的脚步。

“谢谢你的建议。”那是布莱德给陈丹的最后一封信。每每想起这段友谊，陈丹都感觉好难过。如果布莱德再坚持一年，等到 PD-1 药物上市，他可能还活着。

陈丹发誓：“我一定要加快癌症新药的研发速度。”

二、癌症免疫循环

癌症十分复杂，免疫系统更复杂。癌症免疫学仍然是一个新生事物，有很多协同或拮抗的因素交互作用。陈丹和梅尔曼已经做了很多次讨论：是否有可能总结整个癌症免疫学的过程呢？这样我们就可以从整体视角去思考肿瘤免疫疗法。

他们逐渐找到目标——**我们需要一张肿瘤免疫路线图，让药物研发变得简单。**

陈丹和梅尔曼一拍即合，就在办公室里展开头脑风暴。一开始，两人都没头绪，毕竟癌症免疫网络太复杂了。他们发挥创意、自由畅谈、不断交换想法，思想不断迭代升级。办公室的白板上，画满了涂鸦、单词和概念。到了晚上，陈丹和梅尔曼达成共识：信息都很完整了，但还是太复杂。如何将整个复杂的思路变得优雅？

于是就有了酒吧的一幕。这一天的头脑风暴结束后，他们感到有些疲惫。他们去了公司附近的酒吧，这是他们打开思路的地方。“我们喝了不少之后，各种零散的概念都聚在一起。”陈丹笑道，“这是我们两个人将想法、概念、图形集中在一起的完美时刻。”几个小时之后，这些想法慢慢变成草图。两人一边喝酒，一边看着草图。突然，陈丹茅塞顿开：“我认为这个过程应该是一个循环。我们可以描绘清晰，让免疫疗法能有更多的解决方案。”

他们在酒吧讨论了一晚上。第二天，他们把一张蘸有红酒的餐巾，交给公司的平面设计师。餐巾上，是一个箭头组成的圈，箭头之间有 7 个圆，每个圆都是一幅图。这是以简单的卡通形式描绘免疫系统如何识别和杀死癌细胞的路径，梅尔曼将之称为“癌症免疫循环”。陈丹十分认同：“当这个词从他嘴里说出来的时候，我知道我们找到了想要的名字。”

2013 年，陈丹和梅尔曼在《细胞》杂志上介绍了“癌症免疫循环”的理论。自此，“癌症免疫循环”为科学家提供了一张清晰明了的路线图，能帮助科学家寻找提高免疫系统攻击能力的方法，从而发现最有效的药物或组合疗法。

癌症免疫循环可以分为 7 个主要步骤：①死亡癌细胞释放抗原；②肿瘤抗原提呈；③抗原呈递细胞向 T 细胞报告敌情，激活 T 细胞；④ T 细胞扑向肿瘤区域；⑤ T 细胞渗入肿瘤内部；⑥ T 细胞识别癌细胞；⑦ T 细胞释放武器，杀死癌细胞。死亡癌细胞释放更多肿瘤抗原，新的循环周期又开始。如此反复循环，直至所有癌细胞都消失。

影响免疫治疗的关键点是什么？

陈丹和梅尔曼给出了清晰的答案：“在任何一个患者中，这个循环都可能在任一步骤失败。如果我们可以弄清楚患者治疗失败的点是什么，那么我们就知道该为患者做些什么改进。”在这张“癌症免疫循环”上的每个步骤，都有相应的正和负调控因子。其中，鼎鼎大名的 CTLA-4 和 PD-1，分别是第三步和第六步的负调控因子。在每一个步骤里，通过抑制负调节信号或加强正向信号，可以激活整个免疫循环，从而达到治疗癌症的目的。

从死亡癌细胞释放抗原开始，以杀死癌细胞结束。以终为始，分而治之。

自此，科学家知道了应该从哪个环节入手，针对哪些因子。大量免疫疗法在快速推进，包括癌症疫苗、溶瘤病毒、检查点抑制剂和细胞疗法等。陈丹研发的是检查点抑制剂——PD-L1 抗体。陈列平发现了肿瘤微环境中的 PD-L1 是一种免疫抑制分子。肿瘤上的 PD-L1 与 T 细胞上的 PD-1 握手言和：“我是个好人，不要攻击我。”PD-L1 抗体能够揭穿癌细胞的迷惑，让 T 细胞“不忘初心，牢记使命”。

在陈丹的推动下，PD-L1 抗体在多个癌种的临床上，不断开疆拓土。让他印象最深刻的，还是第一个对 PD-L1 抗体产生响应的患者。和布莱德的故事不同，杰夫顺利入组，并发现癌细胞完全消失。陈丹说："我永远不会忘记杰夫，我差点就要拒绝他的申请，因为他病得太重了。治疗一个月后，当我看到杰夫的检查结果时，我忍不住流泪了。这个患者在开始临床试验之前，几乎下不了床。没想到一个月后，已经能够上健身房，每周 3 次。重要的是，这种药让他的生活与工作恢复了正常。"这是陈丹最靠近"科利时刻"的体验。

2016 年 5 月 19 日，美国药监局批准了第一个 PD-L1 抗体药物泰圣奇（Tecentriq）上市。6 年前，在基因泰克的会议上，那些质疑陈丹的高管们终于相信免疫疗法真的有效。

三、肿瘤免疫临界点

当泰圣奇获批上市时，陈丹的心情比较平静。他想起了布莱德，也想起了很多无法从免疫疗法获益的患者。PD-1/L1 疗法只对 20% 的患者有效，即使是同一种免疫药物，治疗不同癌种或者不同患者，效果差异很大。我们在临床终点看到了不及预期的结果，应该回过头来，以终为始，从中学习，继续前进。

陈丹不断思索：**免疫治疗的差异是否与肿瘤微环境有关？**

2017 年，陈丹根据肿瘤细胞与免疫细胞的空间分布，将肿瘤分为三大类：炎症型（inflamed）、围城型（immune-excluded）和沙漠型（immune desert）。癌细胞千方百计想要抑制或逃逸免疫系统的攻击，因而演化出至少以下三种不同策略。

（1）炎症型：免疫细胞已经冲进肿瘤内部，与癌细胞展开激战。这就像西瓜瓤中的西瓜籽一样分布其中，也有人称之为"热肿瘤"。非小细胞肺癌、黑色素瘤和肾细胞癌等癌种，以"炎症型"为主。在这类肿瘤的微环境中，众多抑制分子阻碍了免疫细胞的杀伤作用。

（2）围城型：免疫细胞出现在肿瘤边缘，但围而不攻，没有渗入肿瘤内部。这就像围城一样，周围还有护城河。胃癌、肠癌和胰腺癌等癌种，以"围城型"为主。在这类肿瘤的周围，成纤维细胞、基质细胞及其分泌的抑制分子（如 TGF-β 信号），建立起牢固的围墙，导致免疫细胞无法穿透。

（3）沙漠型：这类肿瘤的内部和周边没有免疫细胞，寸草不生、名副其实的

“免疫沙漠”。沙漠型和围城型，人们称为“冷肿瘤”。小细胞肺癌、激素受体阳性的乳腺癌和前列腺癌等癌种，以“沙漠型”为主。这类肿瘤形成低氧、酸性的微环境，或者掩盖住了具有免疫原性的抗原，以致免疫系统“看不见”癌细胞。

在此基础上，陈丹和梅尔曼又提出了“肿瘤免疫临界点”的概念。这个概念认为每个人都有一个免疫临界点，免疫疗法要产生疗效，患者的免疫状态必须越过一个门槛。药物的目的就是要增加免疫刺激或减少免疫抑制，推动免疫状态越过这个平衡点，T 细胞被重新激活进入攻击状态。影响肿瘤免疫临界点的因素包括：癌症免疫循环每个环节的影响因素、用药情况、年龄、基因组和微生物组等。如何将无效患者转变为有效状态，将是未来肿瘤免疫学的重要方向。**“肿瘤免疫临界点”成为开发免疫疗法新药及其组合疗法的一个概念框架。**

概念上的突破促使生物学成为实际应用的工具。自此，陈丹的思路变得越来越清晰。面对炎症型肿瘤，我们要重振免疫雄风；面对围城型肿瘤，我们要打破屏障；面对沙漠型的肿瘤，我们要突入围城。在新概念框架的指导下，PD-L1 药物泰圣奇的联合疗法，不断攻城拔寨。

2020 年 2 月 13 日，中国药监局批准泰圣奇联合化疗用于一线治疗广泛期的小细胞肺癌。这是泰圣奇在中国获批的第一个适应证，标志着罗氏（已收购基因泰克）在中国正式进入肿瘤免疫治疗领域。它打破了中国 30 年“药荒”的窘境，中国的小细胞肺癌患者从此不再无药可医。

2020 年 10 月 28 日，中国药监局批准泰圣奇联合抗血管生成药物（破坏癌症支持系统以饿死癌细胞的药物）用于治疗晚期肝癌患者。肝癌是“中国特色”高发癌种。在中国，每年有超过 30 万人死于肝癌，占全球肝癌死亡人数的一半左右。这项免疫疗法将为中国肝癌患者带来新希望。2021 年 6 月 22 日，中国药监局批准泰圣奇联合化疗用于转移性非小细胞肺癌患者的一线治疗。

随着免疫疗法的不断探索和扩展，未来癌症患者的治疗将有更多选择。

四、肿瘤免疫的未来

岁月一晃，陈丹进入免疫治疗领域已有 20 年。如今，免疫疗法不再是一个天真的梦想。虽然免疫疗法已成为癌症治疗的支柱，但肿瘤免疫只是其无限可能的冰山一角。陈丹一直在思考：寻求癌症治愈的终点，还要翻越哪些大山？

2020 年 1 月，陈丹在《免疫学》杂志上发表了癌症免疫疗法的十个关键挑战：**改良免疫治疗的临床研究终点**；揭示肿瘤免疫的主要驱动因素；理解特定器官的肿瘤免疫；揭示原发和继发免疫逃逸的机制；通过标志物来最优化个体化治疗；通过联合治疗策略来最优化长期生存……

这些关键问题的解决，都要依赖**基础科学研究的原始创新，来催生和发展下一代癌症疗法**。下面举一个例子，以说明原始创新的重要性。

2018 年 11 月 4 日，就在陈丹所在的城市——旧金山，科学突破奖颁奖典礼隆重举行。陈志坚捧起了生命科学突破奖。该奖项用于表彰全球顶级科学家，奖金高达 300 万美元，江湖传言此乃豪华版诺贝尔奖。

陈志坚出生于福建省安溪县南斗村。他个子不高，总是背着个大书包，里头装很多书，一有空就读书。12 岁那一年，他听大人说，学好数理化，走遍天下都不怕。对于这位小山村的小孩来说，“走遍天下都不怕”意味着走向大千世界，走向未来。于是，他以楼梯为书桌，刻苦读书。1985 年，他从福建师范大学毕业后，孤身赴美，并闯出了一番事业。

陈志坚站在科学突破奖的领奖台上，微笑着演讲：“我认为我是一个活生生的例子，证明教育能够改变命运。教育不仅让我摆脱了贫困，还让我得以探索这个世界，这个奇妙的科学世界。教育让我和同事们探索我们自己的内在，并发现一些从未有人见过的分子。为此，我要感谢一路上帮助和支持我的许多人。我还想对全球的所有年轻人说：‘嘿，如果我能做到，你们也可以做到。’”

话说回来，陈志坚的重要发现是什么呢？陈志坚发现了一种 DNA 感知酶 cGAS（cGMP-AMP synthase）。DNA 是生命的遗传物质，通常在细胞核中，异常定位于细胞质的 DNA 与肿瘤发生和病毒感染有关。细胞如何感知和应对细胞质的 DNA，是科学界的百年谜题。陈志坚敏锐地抓住了 DNA 能激活干扰素反应这个现象，开始探索。2013 年，他发现了 cGAS。cGAS 就像一个报警器，当它感知到不应该出现在细胞质中的 DNA 时，就会发出报警信号（cGAMP）给免疫警察，最终激活免疫细胞来对抗敌人。

陈志坚发现，对付癌症我们可以加强这个警报器的作用，对于自身免疫性疾病我们可以减弱这种警报器的作用。他正在努力搞清楚如何控制这种机制，并用它来对抗癌症和自身免疫疾病。陈志坚发现了 cGAS 通路，使人类对免疫系统、癌症和自身免疫疾病有了深刻的理解，并因此荣获了肿瘤免疫学顶级大奖——威廉·科利奖。

自 2013 年起，围绕 cGAS 通路的研究成果，如雨后春笋般出现。在这条通路主要组分的发现过程中，华人科学家的贡献非常突出。北京大学的蒋争凡和武汉大学的舒红兵实验室同期发现了 cGAS 通路下游的接头蛋白（STING）。STING 就像一个“转换器”，将警报信号转化为免疫信号，激活 T 细胞对抗敌人。

陈志坚多次去北京大学与蒋争凡深入交流。蒋争凡动力满满，不断取得新发现。2018 年起，蒋争凡团队发现了锰离子在激活 cGAS-STING 通路中的重要作用和分子机制。鉴于扎实的临床前研究，蒋争凡和韩卫东合作发起了原创性的“锰免疫疗法”。一期临床结果显示，针对多种复发难治性上皮源肿瘤，锰离子联合 PD-1 疗法获得了显著疗效（客观缓解率达 45.5%，疾病控制率达 90.9%）。锰溶液制备简单、成本低廉。锰免疫疗法在临床上展示的有效性和安全性，预示了不错的转化前景。cGAS-STING 激活剂（如锰离子）就像是在给免疫系统“踩油门”。

陈志坚说，我们要为人类健康寻找更多的“刹车”和“油门”。只要我们把这些机制搞清楚，就有助于开发更好、更特异的药物来治疗疾病。如果把肿瘤的免疫治疗看成是一辆汽车，那么 PD-1 抗体相当于松开了刹车。但只是松刹车的话，PD-1 疗法的药效有限（20% 左右）。尤其是针对围城型和沙漠型的癌症，这辆免疫汽车就像是在爬坡，还需要“踩油门”才行。

“松刹车”并且“踩油门”，才能驱使免疫治疗这辆汽车爬坡过坎，继续前行。

五、破局的关键

“松刹车”也好，“踩油门”也好，只要免疫细胞冲进肿瘤，始终都要面临复杂多变的肿瘤微环境。肿瘤并不是一个孤岛，肿瘤微环境由多种多样的细胞共同组成：有输送养料的血管，有扮演“保护伞”的成纤维细胞，还有各种叛变的免疫细胞……一直以来，科学家都想研究清楚肿瘤微环境的每个组分，尤其是肿瘤微环境中的免疫细胞组成，这可能会决定免疫疗法的成败。但受限于技术原因，人们长期无法精细区分每种细胞，也就无从深入研究了。

“假如你的亲人得了癌症，你会怎么帮他？”

北京大学的张泽民教授在每年的研究生入学时，都会问学生这个问题。这曾是张泽民的人生考题。当时，他还在基因泰克，身边有很多像陈丹这样的顶级癌症专家。当得知姐姐得了乳腺癌时，他努力帮姐姐找到最好、最前沿的疗法。然而，受限于当地医生的水平，姐姐没有按照他的预想开展治疗。即使多年后再想起，张泽民还是很难过。学有所成，却未能让亲人受益，是何等遗憾？于是，他开始考虑回国，尽绵薄之力，为祖国癌症研究做出贡献。

2017 年起，张泽民陆续在《自然》和《细胞》等顶级期刊发表了肝癌、肺癌和肠癌肿瘤微环境中的免疫图谱。他应用单细胞测序技术和生物信息学方法，来阐明肿瘤浸润免疫细胞的精确组成和功能状态。新技术的引入，将带来海量的数据，有助于发掘新机制和新靶点，并开拓新疗法。

如今，人工智能、合成生物学、基因编辑和纳米机器人等新技术，已经引入肿瘤免疫领域。集结所有科学的精华，我们将告别药物研发“十年磨一剑”的时代。展望未来 10 年癌症研究的发展，张泽民表示：“我希望，未来和 PD-1 同样重要的抗癌新靶点，可以在中国出现。”

张泽民有这个信心，因为他从美国回到中国后，看见了很多回国的科学家都做出了世界一流的创新。印象最深刻的便是北京生命科学研究所的邵峰。2015 年起，邵峰在细胞焦亡领域做出了一系列的原创性发现。焦亡是一种新发现的细胞死法，具体表现为细胞膜穿孔并不断胀大，直至最终细胞膜彻底破裂。在此过程中，细胞内容物释放，并引起强烈的免疫反应。这会不会诱导免疫系统对抗癌症呢？ 2020 年起，邵峰发现细胞焦亡可改善肿瘤微环境，促进免疫细胞浸润肿瘤组织，让“冷肿瘤”变成“热肿瘤”；而且，T 细胞诱导癌细胞的死亡竟也是焦亡。这就意味着靶向细胞焦亡的通路，有望开发出新的免疫治疗药物。

总之，邵峰在研究细菌的免疫反应时发现了细胞焦亡现象，并发现了细菌的免疫反应对抗癌症的分子机制。这岂不是回答了 130 多年前科利毒素为何能治疗癌症的困惑？命运的齿轮悄然运转，将邵峰推到了威廉·科利奖（肿瘤免疫学顶级大奖）的领奖台。

回国前，张泽民好奇又渴望："到底是什么机制，能让他们做得那么好？"如今，他找到了答案：宽松的学术环境、丰富的临床资源、政策和资本的支持、医生和患者的高配合度……"川广者鱼大，山高者木修"。

为了攻克复杂多变的癌症，新技术和新设备固然重要，但营造创新环境，吸引和培养人才更加重要。我们需要更宏观的视角去看待癌症，但我们对肿瘤微环境、免疫微环境以及人体环境的理解只是冰山一角。

破局的关键在于创新。

六、以终为始

目前，针对 PD-1/L1 通路的药物开发，以及联合治疗的临床试验，已经达到了内卷化的程度。对此，陈列平有些不同的看法："几年前我预计，肿瘤微环境中还有那么多的靶点没有发现，无论是公司还是投资者，如果能大规模投入其中，把微环境中的问题搞清楚，免疫疗法一定会有大发展。但现在看起来，大方向有一点偏，不大像我预测的方向。"

免疫联合治疗的临床试验如火如荼，陈列平表示需谨慎看待："因为目前的联合治疗更多的是一些随机的甚至是有些盲目的联合。比如，某药企恰好有个其他什么药，他们希望和热门的 PD-1/L1 抗体联合，期待能有好的效果。这些联合治疗大多是由药物公司在导向，很多都缺乏科学依据。"药厂或许在期盼一石二鸟。即：以 PD-1 药物作为基础药物，顺便"清仓"自家仓库里的其他药物。

"如无必要，勿增实体"，因为医学充满着不确定性，药物越多，隐患越多。只有在充分认知免疫逃逸机制的基础上，再去看热闹喧嚣的联合策略，才能够透过乱象看到实质。这也引出了一个重要的问题：**临床试验的终点指标是什么？**

在免疫疗法的临床试验上，传统临床研究的终点指标并不是很适用于评估免疫治疗。如何确定免疫治疗的临床研究终点指标，需要更多的探索和优化。在公司研发药物的终点指标设定上，不同的公司可能有不同的期待。有的公司以销售为导向，或被资本挟持，期待积极的临床试验带来丰厚的经济效益（如公司上市、股票大涨、药物大卖）。在利益的驱动下，中国已有近百家企业争相涌入PD-1赛道。

面对PD-1临床试验出现同质化和内卷化的问题，2021年11月，国家药监局出台了《以临床价值为导向的抗肿瘤药物临床研发指导原则》。这个原则的核心就是“把临床患者的需求作为新药研发的出发点”。中国还有很多未被满足的临床需求，与其把所有资源集中于PD-1赛道，不如寻找其他创新路径。

这里举一个“新兴”靶点为例来说明，新靶点和新疗法将引导我们走向更美好的未来。紧密连接蛋白18.2（CLDN18.2）在胃腺癌、食管胃结合部癌、胰腺癌、胆道肿瘤等多种癌症高表达，这些癌症都是中国高发癌种。2021年欧洲肿瘤内科学会大会上，沈琳团队报告了全球首创CLDN18.2 CAR-T细胞（CT041）的临床进展。该中国智造的细胞疗法总体安全性较好，疗效突出：31例患者观察到不同程度的目标病灶缩小，总客观缓解率为48.6%，疾病控制率为73.0%。不久的将来，CAR-T疗法可能是治疗胃癌的“重磅炸弹”。实际上，CAR-T免疫疗法具有强大的可延伸性，在艾滋病、自身免疫疾病、心脏病、糖尿病和衰老等领域，都具有广阔的应用空间。

临床试验最需要保证的目标是，患者能够从中获取最大的生存效益。大到一个行业，小至一个项目，我们都应该认真设计有价值的终点指标。从终点出发考虑问题，再决定当下的选择。**以终为始，才能赢得未来。**

在抗癌战争中，我们处于何处？陈丹说：“我们正处在抗癌战争的突破点上，但这只是一个开始。”陈列平也认为，肿瘤免疫治疗正处于一个很微妙的时机，他称之为“序幕的结束”（the end of beginning）。确实，任何颠覆性创新不仅是解决了一个问题，还带来了很多的可能性。因此，这不是结束，只是一个序幕的结束。

免疫疗法的序幕已终结，正在走向未来。

第二十六节　以道取胜

人类如何才能攻克癌症？

道者，令民与上同意也，故可以与之死，可以与之生，而不畏危。

——孙子《孙子兵法·始计篇》

免疫智慧

1.记忆性

2.学习性

细菌

癌症

3.协作性

免疫系统

病毒

4.多样性

5.平衡性

6.特异性

7.适应性

广义免疫

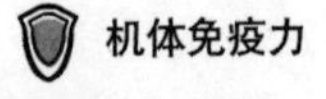

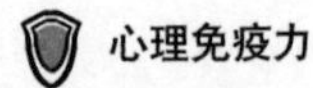

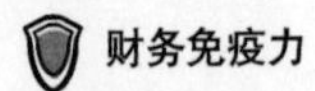

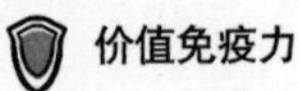

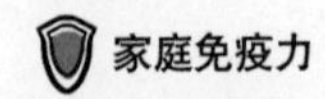

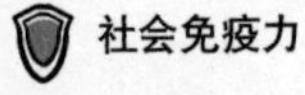

癌症很聪明，免疫系统更聪明

一、薪火相传

西周的《周礼天官篇》记载："疡医专管医治肿疡、溃疡、金创、骨折等病。"疡医即外科医生，肿疡即肿瘤和溃疡。这是中国最早的癌症记录。癌症不是现代文明的产物，它是人类最古老的敌人，它的名字让人感觉恐慌。几千年来，人类在呼唤的，始终是治愈。

怎样才能攻克癌症？这是人类一直追寻的问题。一代又一代人，薪火相传、砥砺奋进。

2005 年，艾利森（见第十三节）发现自己得了前列腺癌。他有点慌了，因为这一年，他的一位哥哥因前列腺癌刚去世。在此之前，他的母亲和舅舅也因癌症去世。癌症就像宿命一般，让人无法逃避。每当他想起过去种种往事时，心痛一阵一阵的涌上心头。当艾利森得了癌症时，他再次感受到了危险。他发誓："我一定要攻克癌症。"

为了推动免疫检查点药物的临床试验，艾利森从伯克利分校来到了 MSK 癌症中心。在这里，他很开心结识了欧德（见第五节）。对于这位"现代肿瘤免疫学之父"，艾利森说："我很幸运能把欧德当成朋友和导师。他的口头禅——我们必须向每位患者学习——至今仍然能引起共鸣。"

在欧德的介绍之下，艾利森认识了帕德马纳·夏尔马（Padmanee Sharma）和沃夏克（见第十七节）。他们都是欧德的学生，是负责 CTLA-4 抗体临床试验的研究员。在紧密合作的过程中，夏尔马在患者护理、临床试验和免疫学方面的经验，让艾利森印象深刻。有时候，他的心跳甚至感到了加速的感觉。但不久后，夏尔马远赴 MD 安德森癌症中心，开始独立的职业生涯。

2007 年的一天，艾利森在实验室里分析数据。突然，电话响起，沃夏克来电："你马上过来我这边，有位患者想见你。"当艾利森来到沃夏克的办公室时，眼前是一位年轻女子以及她的家人。2004 年，22 岁的莎伦·贝尔文（Sharon Belvin）正准备结婚的时候，却检查出晚期黑色素瘤。莎伦尝试了各种治疗手段均告失败，肿瘤已转移到了肺部、肝脏和脑部。医生认为，莎伦可能只有几个月的生命了。人生才刚要起飞，生命却要面临死亡威胁。走投无路之际，莎伦毫不犹豫地参加了 CTLA-4 抗体的临床试验。

6 个月后，奇迹出现了。莎伦的肿瘤竟然全部消失了。2007 年，莎伦在肿瘤痊愈一周年的纪念日，见到了艾利森。此时，艾利森的心情也非常激动。第一位因他研发的药物而获得痊愈的患者，正活生生地站在眼前。所有冰冷的研究数据，如今有了炽热的意义。这是他一生感到最值得的一刻。他们彼此拥抱，莎伦哭了，用力抱紧艾利森，差点把他的眼镜都弄掉了。艾利森的眼里也饱含泪水。

绝处逢生的莎伦，不仅对生活有了期待，还对孕育生命有了渴望。两年后，莎伦寄给艾利森一张照片，是她第一个孩子出生的照片。几年后，她又寄给艾利森第二个孩子的照片。如今，距离当初参加药物临床试验已经过了 16 年，莎伦依然健在。**免疫治疗，带来了超级幸存者。**

2011 年 3 月，CTLA-4 药物在美国获批上市。当艾利森把这个好消息告诉欧德时，欧德因为前列腺癌身体已经极度虚弱。过去 50 多年，欧德全心全意推动肿瘤免疫的发展。没想到，如今事业未竟，却饱受癌症的折磨。

虽不能至，然心向往之，未来靠年轻人了。2011 年 10 月 1 日，艾利森从欧德手上接过梦想接力棒，担任癌症研究所科学主任。沃夏克则接替了欧德在路德维希癌症研究所的位置。自科利开始，海伦和欧德之后，一代又一代人薪火相传，只为同一个信念：利用免疫系统治愈癌症。

2011 年 11 月 28 日，欧德去世，科学还是没有跟上他逝去的脚步。此时，艾利森意识到，虽然免疫治疗是有机会治愈癌症的疗法，但是现阶段具有局限性——不能帮助每个人，不是对大多数癌症都有效。**癌症是人类面临的最大健康挑战之一，人类需要广泛地合作与创新才能破解这个顶级难题。**

2012 年，MD 安德森癌症中心提出了“癌症登月计划”，并向艾利森抛来了橄榄枝。那里是他职业生涯的起点，那里还有夏马尔。很快，艾利森就把实验室搬回了 MD 安德森癌症中心。他和夏尔马开展了深度合作，共同建立了癌症免疫治疗平台。他也与其他科学家开展广泛的合作，为“癌症登月计划”发光发热。

“癌症登月计划”能带领人类攻克癌症吗？

二、癌症登月计划

2013 年 8 月，也是在 MD 安德森癌症中心，时任美国副总统拜登的大儿子博·拜登确诊为脑胶质瘤。拜登带着儿子积极治疗，先后进行了手术、放疗和化疗。顶尖华人专家容医生（Wai Kwan Yung）积极开展治疗，“全球最富医生”黄馨祥也给拜登提供了专业建议。为了筹措诊费，拜登打算卖掉自己的房子。总统奥巴马得知此事后，对拜登说：“美国不能让国家的副总统为了救自己的儿子，不得不去卖房子。”于是，奥巴马提供了资金支持。各路人马纷纷来支援，但博还是因为癌症复发而离世。

痛失儿子，是一种怎样的痛呢？拜登说：“当你失去自己所爱的人时，内心好像开了一个深深的黑洞，你会感到自己正被吞噬。”后来，拜登在回忆录中写道：“博走了以后，我觉得自己不会再笑了。”癌症，真是每个家庭和每个人都得面对的宿命。其实，早在 1988 年 2 月，拜登就患有脑动脉瘤。此后，他经历了两次开颅手术，最终战胜了疾病。痊愈后的拜登说道：“这次患病的经历，给了我一个最为重要的经验教训——与生死相关的事情，才是真正紧急的事情。”如今，儿子去世了，**但世界上还有无数癌症患者的生命需要守卫。**

在 MD 安德森癌症中心这段时间里，拜登接触了“癌症登月计划”，并期望自己也能为此做出贡献。虽然早在 1971 年美国就将抗癌上升为国家战略，但拜登觉得人类与癌症的斗争是时候提高到一个更高层面了。

尤其是在 2015 年，儿子的去世让拜登悲痛不已。为此，拜登决定不参加 2016 年总统大选，并将在剩余的副总统任期内投身抗癌事业。拜登呼吁发起政府层面的“癌症登月计划”——**打破孤岛，让所有抗癌战士团结起来，并肩作战，加强沟通，最终战胜癌症。**

这项提议得到了奥巴马的支持。2016 年 1 月 28 日，奥巴马在华盛顿宣布，成立“癌症登月计划”特别工作小组，并由拜登领导。2016 年 4 月 4 日，“蓝丝带顾问委员会”成立，包括 28 位顶尖癌症研究者（艾利森、容医生、黄馨祥和候丽芳等）。他们将协助政府制定目标和实施方案。不久后，“癌症登月计划”公布了六大主攻方向：**免疫疗法及组合疗法**、**癌症疫苗研发**、高灵敏度癌症早期检测、对癌细胞和周围细胞的单细胞水平分析、加强数据共享、治疗儿童癌症的新方法。

2017年奥巴马卸任后，“癌症登月计划”等科学规划，特朗普政府没有将之好好延续下去。《科学》杂志指出，削弱公共卫生法规和对科学的尊重是一场灾难。面对这种情况，拜登心里着急啊，唯有再度出马了。2020年11月8日，美国大选决出胜负，拜登将成为美国新一届总统。《自然》杂志发表文章称：“拜登赢得总统选举，科学家们松了一口气。”

拜登表示，他将会重启“癌症登月计划”，支持科学。如今，科学研究已经不是20世纪以前科学家的自主探索性活动。由于现代科学与人类社会发展密不可分，科学研究成为了一项必须由政府和社会大力支持的事业。癌症作为人类健康的重大挑战，给人类带来的阴影面巨大。**科学是一盏烛光，一直照亮人类心灵中黑暗和恐惧。**

2022年2月，拜登总统正式重启了“抗癌登月计划”。目标是未来25年内把癌症的死亡率降低50%，同时提升癌症患者的生活体验。如今，老龄化加剧，癌症高发，要把癌症死亡率降低50%，是不切实际的空想吗？

三、以道取胜

事实证明，这并非空想。

最新数据显示，与癌症的持久战，人类终于在黑暗中看到了光明。《2022年癌症统计》报告显示，从1991年到2019年，美国所有癌症死亡率下降了32%。这是有史以来癌症死亡率降幅最大的一次，也意味着数百万生命得到了拯救。报告指出，这一巨大的成功很大程度上归因于预防、筛查和治疗技术的进步；其中，吸烟人数与癌症死亡人数有直接关系，突出了控烟的重大贡献。

20世纪50年代，科学家就建立吸烟与癌症之间的关联。20世纪60年代，美国开展了轰轰烈烈的禁烟运动。让人成瘾的香烟，竟然含有70多种致癌物（如亚硝胺、苯、甲醛）。20世纪，美国的癌症死亡率呈上升趋势，其中很大一部分原因是抽烟导致的肺癌，而肺癌占据了癌症死亡人数的近一半。像禁烟等公共卫生行动已经成为减少癌症死亡率的重要策略。

公共卫生能够帮助人类战胜癌症。

当美国癌症死亡率逐渐下降时，中国走势却不容乐观。近 10 多年来，中国癌症发病率和死亡率每年保持 2%~4% 的增幅，而且还没有看到增长的天花板。据统计，中国烟民数量超过 3 亿，超过 7 亿人还受二手烟的危害。这会给多少人带来肺癌呢？控烟工作需要极大的决心才行。而且，共同卫生行动的效益并非即时显现，此乃长远之道。

终结癌症，不能仅靠科学家。

癌症每年在全世界夺走千万人的生命，不只是因为缺乏科学进展。抗击癌症的战斗不仅仅是在实验室和医院里展开，学校、公共卫生系统、政府部门以及社会各阶层也是战场。然而，从这些战场传来的信息，就远没有那么令人鼓舞了。癌症是一个社会性问题，癌症防控是一项社会系统工程，提高社会免疫力尤为重要。科学界、医学界、政府、经济、社会各界，以及广大群众都积极参与。八仙过海，各显神通，这才是正道。那么，道是什么呢？

“道者，令民与上同意也，故可以与之死，可以与之生，而不畏危。”

通俗来讲，道就是大家有共同的愿景和追求，可以同生死共患难，不畏惧任何危险。人类如何攻克癌症？答案在此——以道取胜。不是科学改变了世界，而是科学背后的愿景让世界变得更好。

2020 年 11 月，世界卫生组织发布了包括中国在内的 194 个国家共同签署的《加速消除子宫颈癌全球战略和 2030 年的阶段性目标》，承诺 90% 的女孩在 15 岁前完成 HPV 疫苗接种，70% 的成年女性至少在 35 岁和 45 岁接受 2 次高准确度的子宫颈癌筛查，90% 确诊子宫颈癌前病变或浸润癌的女性接受规范治疗或管理。**人类跟癌症已经抗争千年了，这是首次承诺能够消除的癌症。**

为什么说人类能消除宫颈癌？首先，宫颈癌有很好的预防性疫苗（见第十二节），这能够防住新发宫颈癌。其次，宫颈癌有很好的筛查手段，可以早发现、早治愈。此外，靶向疗法和免疫疗法等新兴技术，将会给宫颈癌患者带来新希望。要想达成消除宫颈癌这个愿景，还有一个前提：需要世界各地的人都积极参与，才能达成群体保护效应。群体保护效应指的是当疫苗接种率达到一定水平时，就会直接保护接种人群，间接保护未接种人群。

治疗不能从根本上解决癌症的问题，但预防有助于人类战胜癌症。

预防永远大于治疗。但癌症预防并没有得到足够的重视和投入。在老龄化的时代，在广泛人群中普及防范措施来战胜癌症，将是一项全球公共卫生的系统工程。无论是通过疫苗、营养饮食还是其他措施，发挥免疫系统在癌症预防、治疗和护理中的作用，潜力巨大。

人类在面临病原体或疾病时，并非只能被动地依赖生理免疫系统抵御危险。人类还能在免疫系统应答前，就主动采取措施预防危险。从更广泛角度来看，人类有两套防御机制，除生理免疫系统外，还有包括认知、情感和行为在内的行为免疫系统。例如，当机体察觉到病原体时（如发霉食物、腐烂垃圾、脓），会立即诱发厌恶心理机制，并伴随一系列生理反应和行为模式，以帮助个体提早回避感染源，降低感染风险。人的一生会面对很多致癌因素，包括：感染因素（致癌细菌和病毒），环境因素（辐射、甲醛、PM 2.5），饮食因素（发霉食物、腌制食品、烟酒和烫食）等。这引出了一个有趣的问题：人类能否利用行为免疫系统来预防癌症，并降低整个社会的癌症人群比例呢？

预防是最经济有效的策略。有了正确的愿景，所有人共同努力，人类将有望战胜癌症（见附录九）。

四、人类命运共同体

癌症只是人类的威胁之一。从更广泛的层面，社会上甚至地球上，类似癌症这种复杂多变的威胁实在太多了。如何提高“社会免疫力”抵御重大危害，已成为全人类共同面对的难题。例如，2019 年年底，新冠疫情暴发，人类意识到：疾病没有国界，人类在健康问题上命运与共。

癌症作为人类健康事业的难题之一，我们怀着对人类现实命运的忧伤，以及对人类共同未来的憧憬，理应同命运，相融通。但构建人类命运共同体的背后，隐含着一个重大课题，即不同文化的互鉴和互融。在抗癌领域，有没有中西文化互融的范例？

1972 年，40 岁的张亭栋来到黑龙江省的一个偏远山村。这位哈尔滨医科大学的医生，打算寻找一位传说中能治癌症的老中医。经调查，老中医的偏方是砒霜、轻粉和蟾酥。显然，这个偏方的毒副作用不小。莫非这是中国医学中的“**以毒攻毒**”？张亭栋既学过传统中医，又学过现代医学。他们开始利用科学研究方法，探索偏方中起效的成分。1979 年，张亭栋在《新医药杂志》和《黑龙江医药》报道了急性粒细胞性白血病的治疗效果：55 例的缓解率为 70%。他指出：有效成分为三氧化二砷，并明确对早幼粒型白血病效果最好。张亭栋是一位“三无”医生（无博士学位、无留学经历、无院士头衔），而科学界讲究出身资历和英文论文。此后长达 20 年的时光里，张亭栋和砷剂疗法在科学界鲜有人知，但他一直默默拯救了无数白血病患者。

1978 年，当张亭栋在研究砷剂疗法时，上海交大医学院的王振义突然产生了一个灵感：用化疗去杀死白血病细胞容易导致耐药和治疗失败，能否用“**改邪归正**”的办法？随后王振义便从中国哲学中“改邪归正”的理念出发，尝试各种办法让白血病细胞转化为正常细胞。1986 年，5 岁白血病小女孩，化疗失败，生命垂危。王振义探索全反式维甲酸的治疗，小女孩获得痊愈，至今活着。这是“诱导分化理论”让癌细胞“改邪归正”的首个成功案例。随后，王振义治疗了更多的患者，并于 1992 年报道 544 例急性早幼粒细胞白血病病例，早期完全缓解率高达 84%。

王振义不仅是一位医术精湛的医者，也是一位桃李芬芳的伯乐。最为人称道的是，“一门四院士”，师徒接力攻克白血病的故事。当全反式维甲酸普及一段时间后，出现了一个新问题：药物缓解的大部分患者，在半年后出现不同程度的复发。在法国深造的陈赛娟和陈竺，夫妻双双把家还，毅然担当起这个问题。经过多年研究，他们首创形成了“全反式维甲酸和砷剂联合疗法”。该疗法疗效显著，让患者经治疗后的 5 年生存率达到了 92%。他们还利用科学的方法揭示了联合靶向治疗的作用机制，为临床试验提供科学依据。2014 年，该“上海方案”成为国际治疗早幼粒细胞白血病的首选治疗方案。

癌症是全人类共享的，经过几代追梦人的不懈努力，他们创造了第一个从中国走向世界的“治愈性”药物。谁说癌症是绝症？三氧化二砷和维甲酸这对“天作之合”，加上中西医学文化的互鉴互融，为人类健康事业提供了中国智慧和中国方案。

抗癌这条路好漫长，可总有人怀着大爱，在这条路上砥砺前行，哪怕已经白发苍苍，依然坚持与癌症斗争到底。他们叫作张亭栋、王振义、陈竺、陈赛娟、吴一龙、陈列平……

他们的名字合在一起，叫作“未来”。

五、未来是星辰大海

解决人类难题，以前靠的是坚持不懈，未来靠的还是坚持不懈。

2015 年，拜登打电话给黄馨祥，咨询脑癌的诊治。这位祖籍广东梅州的外科医生，参与了一些诊断，但爱莫能助。博 · 拜登去世后，黄馨祥写了一份加速癌症免疫疗法的白皮书，后来成为了“癌症登月计划”的宣言蓝本。2016 年 1 月，时任美国总统奥巴马发起寻找癌症治愈疗法的“登月计划”。2 个月后，美国前总统卡特宣布，在接受免疫疗法后，癌症全部消失。有趣的是，治愈卡特的免疫药物（K 药），曾在国际空间站实验室解决了纯化与结晶的问题。在微重力下，K 药晶体的尺寸和分布更加均匀。免疫疗法走向太空，是“太空肿瘤计划”的一部分。当人类开始向太空宇宙迈开步伐时，人类身体宇宙也不再是一团迷雾。

免疫疗法的未来，是星辰大海吗?

黄馨祥是这么认为的。他创立了美国免疫治疗联盟，并以领袖的身份奔走斡旋，努力联合政府、工业界和学术界力量，共同向让人望而生畏的癌症宣战。黄馨祥的父亲是一名中医，虽然他之后一直攻读西医，但他懂得两者之间的互通之理，懂得平衡的智慧。“中医所讲的阴阳平衡对人类治疗癌症、维护健康非常重要。”黄馨祥说，“人体的免疫系统处于平衡状态，这是千真万确的。免疫系统失去平衡意味着人失去了保护系统，就可能患癌症。解决问题的办法就是恢复平衡，使免疫系统能消灭癌细胞。”

癌症异常的古老，存在于人类出现之前。只要生命存在，细胞和基因就会受到损伤，就会有癌变的可能。因此，有一种悲观论调认为，癌症是长在生命的基因组里，是生命的一部分；人类无法控制基因突变，所以永远也无法战胜癌症。从更广泛的层面来说，癌症不是人类独有的。几乎所有多细胞生物（如动物、植物和大型真菌）都会得肿瘤，甚至社会也有“毒瘤”一说。**如何解决癌症这种复杂多变的难题，需要更大的视角，更多的“道”。**

千百年以来，癌症的治疗依靠手术、放疗、化疗和靶向治疗，通过“外力”杀死癌细胞。这条道路总有走到尽头的时候，手术无能为力的情况太多，药物治疗又会因为患者身体承受能力和耐药性问题而止步不前。于是，极少数的科学家把希望寄托于“内力”——人类自身的免疫系统。

癌症和免疫系统有着古老的联系。

癌症是一种古老的疾病，从多细胞生命诞生后，便已经存在。癌症在人类诞生之前很久就已经存在了。例如，在 1.5 亿年前侏罗纪时期的恐龙化石上，科学家发现了肿瘤的痕迹。而免疫系统则有着更古老的历史。早在数十亿年前的单细胞生命时代，免疫系统就已经诞生。**如果说癌症很古老，那免疫系统更古老。**

生命诞生之初，病毒可谓是地球的主人。为了抵抗病毒的攻击，古细菌进化出独特的防御系统（如 CRISPR/Cas9）。这是一种适应性免疫防御系统，对“入侵者”的遗传物质产生“免疫记忆”。如果这个细菌幸存下来，它的后代就对这种“入侵者”有了记忆，并在它们再次入侵时展开强烈的抵抗。有趣的是，在张锋等科学家的推动下，CRISPR 免疫系统在癌症的研究诊断和治疗中都具有广泛的应用。

在漫长的进化史上，人类祖先与多变的环境不断互动，免疫系统不断进化。如今，人体免疫系统进化成了一个“超级智慧系统”。它指向衰老、损伤、病变（感染和癌变）等多细胞生存的重要问题。

神奇的是，免疫系统能够“感知”“决定”“反应”“交流”“记忆”……免疫系统对世界的“感知”，并不是固定不变或者由遗传决定的。免疫系统开始也不知道在世界上会遇到什么，但是它能够不断学习。它是非常动态的，能视具体情况而具有“适应性”。从这个角度而言，免疫系统有点像大脑神经系统。有趣的是，免疫系统与神经等系统的紧密联系，也不断拓展了人类的认知。展望未来，调节免疫系统预防和治疗癌症还有很多思路，例如肠道微生物、情绪压力、营养和代谢等维度。

诚然，癌症很可怕，尤其是癌细胞能够不断变异和进化。因此，传统的单一药物很难攻克不断变化的癌症。别忘了，我们身体有一个小宇宙。和传统药物不同，免疫系统就像人脑一样，具有很强的“学习力”“记忆力”“适应性”，能对每一种威胁做出针对性的反应。这就是免疫系统的智慧。

如果说癌症很聪明，那免疫系统更聪明。

免疫系统是生命在数十亿年的进化过程中，形成的一种对抗损伤和疾病的防御机制。所有医疗行为的本质，是支持生命的自我修复。医生切除恶性组织、缝好伤口，止痛消炎，或者通过药物清除入侵者等，都是为了恢复身体的平衡状态，最终还是要鼓励免疫系统，发挥那与生俱来的能力来对抗疾病。

从古至今，人们常常赞叹星空之大、德行之高，却很少真正地赞叹和珍爱自己的身体。可是，没有健康的身体，即使有再深邃的思想，生命的质量也会大大降低。因此，真正的人文关怀不仅重视思想，而且关爱生命。

免疫系统是生命健康的底层逻辑。它是人类攻克癌症的希望吗?

六、穷其道者，归处亦同

1971年，尼克松签署了《国家癌症法案》，人类针对癌症的全面战争正式打响。技术蓬勃发展的时代，人类对于这样的“科技攻坚战”有着足够的信心。大家都认为，攻克癌症总不会比登月还难吧？ 50年过去了，攻克癌症居然真的比登天还难。在依旧肆虐的癌症面前，人们依然谈癌色变。比起头顶上那月球，癌症却近在眼前，真实却难以逃避。

近年来，以卡特和艾米丽为代表的患者，在免疫疗法的治疗下，获得了治愈。他们为“癌症登月计划”做了背书：治愈癌症的计划并非异想天开。正是这些患者不惜生命的付出，以及医生破釜沉舟的冒险尝试，促成了当今癌症治疗领域最有效的手段。

如今，癌症免疫这个江湖，衍生出许多门派：抗体疗法、细胞疗法、肿瘤疫苗、溶瘤病毒、免疫调节剂（见附录二）。每个门派里，都有一些狠角色，一些新技术。以术取胜，还是以道取胜，这是一个战略问题。

“穷其道者，归处亦同”，相信每一种免疫治疗都会殊途同归。

自130年前，科利开始探索免疫疗法以来，一代又一代人不断积累，人类对癌症的认识终于发生了天翻地覆的变化（见附录三）。虽然免疫疗法来晚了，但并未缺席。肿瘤免疫学是一场受人怀疑又让人憧憬的旅程，多少人以梦为马、奋勇争先。在这个旅程中，有人凝视过深渊，有人看到过星辰大海，征途漫长又有些孤单。但是，有那么一群人，坚持信念，在癌症的雾霾中，为生命点亮一盏灯，照亮前行的路。

在这个旅程上，艾利森信念坚定。尽管免疫疗法已经治愈了无数人，但还有更多的人，更多的癌症类型有待受益。夏尔马说：“每次遇到他的药所救治的患者时，艾利森总会热泪盈眶。”夏尔马从事临床应用研究，从临床得到假设命题，然后艾利森开展基础科学研究。两人紧密合作，互得裨益。

2014年，这位留着胡子、面带皱纹的“老男孩”，向夏尔马求婚：“我们几乎成天都在交流工作。除了彼此之间，没有其他人能容忍我们了。既然如此，我们为何不在一起生活呢？”真爱是可以跨越年龄的。这一年，“老男孩”66岁，他与志同道合的知己爱人，携手步入婚姻的殿堂。

2016年年初，夏尔马发现艾利森的鼻子上有个肿块。在夏尔马的督促之下，他抽空去看了皮肤科医生。噩耗传来，艾利森得了黑色素瘤。医生告诉他：“在你不得不服用你自己研发的药物之前，我们希望能把病治好。”艾利森扼住命运的咽喉，继续与癌症斗争。因为他明白：生死可能就是一瞬间的事情，而医学的努力就是为了研究出更好的方法挽救生命，同时也为后面的患者留下了生的希望。

2018年10月1日，诺贝尔奖宣布的那天，艾利森在纽约陪伴夏尔马。凌晨五点，香槟在酒店房间里爆开。那天早上，艾利森的电话响起，拜登发来贺电：“祝贺你，感谢你所做的一切。我为你感到高兴，你应该得到认可。我向上帝祈祷，你将拯救很多生命。”

2018年10月5日，艾利森回到休斯敦的MD安德森癌症中心。他也没想到，迎接他的是人山人海，一个伴着他进入大楼的游行乐队，几十个标语写着“祝贺”“你让我们感到自豪”……数百人在走廊和过道上欢呼，艾利森从人群中走过，和人们握手或合影。艾利森感到很开心，但心里又有一丝乐极生悲。有时候，艾利森在夜里会因思虑过度而失眠。因为他知道，与癌症的斗争还没有结束。“这不是一个已经完成的故事，我们还有很多工作要做。”他对欢呼的人群说，“这是一个正在进行中的旅程。”

在抗癌的道路上，不仅有艾利森，还有千千万万的生命守卫者。他们坚持为生命奋斗，永不放弃。

艾利森参与组建的“检查点”乐队，成员都是肿瘤免疫的大咖。他们都将青春奉献给了肿瘤免疫学，也都见证了这个领域的诞生、崛起与壮大。他们志趣相投，工作之余一起玩音乐。聚是一团火，散作满天星。

直到现在，检查点乐队每场演出都以旋程乐队的名曲《不要停止相信》（*Don't Stop Believin*）作为结束，因这首歌是他们的最佳写照。每当音乐声响起，艾利森都觉得身体里有种迫切的热情，把血液里的神秘力量变成温暖的浪潮。每场演出的最后，最后一句歌词缓缓道出：

坚持信念，继续前行，就算路灯昏暗，人潮拥挤。

附录

（一）免疫疗法的上市药物清单

中国已上市的进口免疫药物信息表（更新到 2023 年 3 月）

类型	通用名	商品名	厂商	获批时间	获批适应证	医保
PD-1单抗	纳武利尤单抗	欧狄沃(O 药)	百时美施贵宝	2018 年 6 月	二线治疗，非小细胞肺癌	否
				2019 年 1 月	一线和二线治疗，头颈部鳞癌	
				2020 年 3 月	三线治疗，胃或胃食管连接部腺癌	
				2021 年 6 月	一线治疗，恶性胸膜间皮瘤（联合伊匹木单抗）	
				2021 年 8 月	一线治疗，胃癌、胃食管连接部癌或食管腺癌（联合化疗）	
				2022 年 6 月	辅助治疗，食管癌或胃食管连接部癌	
				2022 年 6 月	一线治疗，食管鳞癌	
	帕博利珠单抗	可瑞达(K 药)	默沙东	2018 年 7 月	二线治疗，黑色素瘤	否
				2019 年 3 月	一线治疗，非鳞状非小细胞肺癌（联合化疗）	
				2019 年 10 月	一线治疗，非小细胞肺癌	
				2019 年 11 月	一线治疗，鳞状非小细胞肺癌（联合化疗）	
				2020 年 6 月	二线治疗，食管鳞癌	
				2020 年 12 月	一线治疗，头颈部鳞癌	
				2021 年 6 月	一线治疗，结直肠癌（MSI-H, dMMR 型）	
				2021 年 9 月	一线治疗，食管癌	

续表

类型	通用名	商品名	厂商	获批时间	获批适应证	医保
PD-L1单抗	度伐利尤单抗	英飞凡（I 药）	阿斯利康	2019 年 12 月	二线治疗，非小细胞肺癌	否
				2021 年 7 月	一线治疗，小细胞肺癌（联合化疗）	
	阿替利珠单抗	泰圣奇（T 药）	罗氏制药	2020 年 4 月	一线治疗，小细胞肺癌（联合化疗）	否
				2020 年 10 月	一线治疗，肝细胞癌（联合贝伐珠单抗）	
				2021 年 4 月	一线治疗，非小细胞肺癌（单药治疗）	
				2021 年 6 月	一线治疗，非小细胞肺癌（联合化疗）	
				2022 年 3 月	辅助治疗，化疗后的 II-IIIA 期非小细胞肺癌	
CTLA-4单抗	伊匹木单抗	逸沃（Y 药）	百时美施贵宝	2021 年 6 月	一线治疗，恶性胸膜间皮瘤（联合欧狄沃）	否

中国已上市的国产免疫药物信息表（更新到2023年3月）

类型	通用名	商品名	厂商	获批时间	获批适应证	医保
PD-1单抗	特瑞普利单抗	拓益	君实生物	2018年12月	二线治疗，黑色素瘤	乙类
				2021年2月	三线治疗，鼻咽癌	
				2021年4月	二线治疗，尿路上皮癌	
				2021年11月	一线治疗，鼻咽癌	否
				2022年5月	一线治疗，食管鳞癌（联合化疗）	
				2022年9月	一线治疗，非鳞状非小细胞肺癌（联合化疗）	
	信迪利单抗	达伯舒	信达生物	2018年12月	三线及以上治疗，霍奇金淋巴瘤	乙类
				2021年2月	一线治疗，非鳞状非小细胞肺癌（联合化疗）	
				2021年6月	一线治疗，鳞状非小细胞肺癌（联合化疗）	
				2021年6月	一线治疗，肝癌（联合贝伐珠单抗）	
				2022年6月	一线治疗，食管鳞癌（联合化疗）	新增
				2022年6月	一线治疗，胃或胃食管交界处腺癌(联合化疗）	
	卡瑞利珠单抗	艾瑞卡	恒瑞医药	2019年5月	三线及以上治疗，霍奇金淋巴瘤	乙类
				2020年3月	二线及以上治疗，肝癌	
				2020年6月	一线治疗，非鳞状非小细胞肺癌（联合化疗）	
				2020年6月	二线及以上治疗，食管鳞癌	
				2021年4月	三线治疗，鼻咽癌	新增
				2021年6月	一线治疗，鼻咽癌（联合化疗）	

续表

类型	通用名	商品名	厂商	获批时间	获批适应证	医保
PD-1单抗	卡瑞利珠单抗	艾瑞卡	恒瑞医药	2021 年 12 月	一线治疗，鳞状非小细胞肺癌（联合化疗）	新增
				2021 年 12 月	一线治疗，食管癌（联合化疗）	
				2023 年 1 月	一线治疗，肝癌（联合阿帕替尼）	否
	替雷利珠单抗	百泽安	百济神州	2019 年 12 月	三线及以上治疗，霍奇金淋巴瘤	乙类
				2020 年 4 月	二线治疗，尿路上皮癌	
				2021 年 1 月	一线治疗，鳞状非小细胞肺癌（联合化疗）	
				2021 年 6 月	一线治疗，非鳞状非小细胞肺癌（联合化疗）	
				2021 年 6 月	既往接受过治疗的不可切除肝癌	
				2022 年 1 月	二线或三线治疗，晚期或转移性非小细胞肺癌	新增
				2022 年 3 月	MSI-H/dMMR 实体瘤患者	
				2022 年 4 月	二线治疗，食管鳞癌	
				2022 年 6 月	一线治疗，鼻咽癌患者（联合化疗）	
				2023 年 3 月	一线治疗，胃癌（联合化疗）	否
	派安普利单抗	安尼可	康方 & 正大天晴	2021 年 8 月	三线及以上治疗，霍奇金淋巴瘤	否
				2023 年 1 月	一线治疗，鳞状非小细胞肺癌（联合化疗）	
	赛帕利单抗	誉安	誉衡 & 药明生物	2021 年 8 月	三线及以上治疗，霍奇金淋巴瘤	否

续表

类型	通用名	商品名	厂商	获批时间	获批适应证	医保
PD-1单抗	斯鲁利单抗	汉斯状	复宏汉霖	2022 年 3 月	MSI-H 晚期实体瘤患者	否
				2023 年 1 月	一线治疗，广泛期小细胞肺癌（联合化疗）	
	普特利单抗	普佑恒	乐普生物	2022 年 7 月	MSI-H 或 dMMR 的晚期实体瘤患者	否
				2022 年 9 月	黑色素瘤	
PD-L1单抗	恩沃利单抗	恩维达	思路迪 & 康宁杰瑞 & 先声药业	2021 年 11 月	标准治疗失败的 MSI-H/dMMR 晚期结直肠癌、胃癌等实体瘤（皮下注射）	否
	舒格利单抗	择捷美	基石药业	2021 年 12 月	一线治疗，非鳞状非小细胞肺癌（联合化疗）	否
				2021 年 12 月	一线治疗，鳞状非小细胞肺癌（联合化疗）	
				2022 年 6 月	巩固治疗，放化疗后的Ⅲ期非小细胞肺癌	
	阿得贝利单抗	艾瑞利	恒瑞医药	2023 年 3 月	一线治疗，广泛期小细胞肺癌	
PD-1 & CTLA-4 双抗	卡度尼利单抗	开坦尼	康方生物	2022 年 6 月	复发或转移性宫颈癌	否
CAR-T 细胞	阿基仑赛	奕凯达	复星凯特	2021 年 6 月	复发或难治弥漫大 B 细胞淋巴瘤	否
	瑞基奥仑赛	倍诺达	药明巨诺	2021 年 9 月	复发或难治弥漫大 B 细胞淋巴瘤	否
				2022 年 10 月	复发或难治性滤泡淋巴瘤	

缩写：高度微卫星不稳定型（MSI-H），错配修复缺陷型（dMMR）。

备注：中国患者选择免疫疗法请遵医嘱，更详细和实用的信息请参考《中国临床肿瘤学会（CSCO）免疫检查点抑制剂临床应用指南 2022》。

美国药监局批准的主要免疫药物清单（更新到2023年3月）

类型	通用名	商品名	厂商	获批适应证	国内是否上市
PD-1单抗	纳武利尤单抗（Nivolumab）	欧狄沃(O药)	百时美施贵宝	晚期非小细胞肺癌，头颈部鳞癌，胃癌、胃食管连接部癌或食管腺癌，恶性胸膜间皮瘤	是
				晚期黑色素瘤，晚期肾癌，晚期肝癌，晚期膀胱癌，经典型霍奇金淋巴瘤，晚期结直肠癌（MSI-H/dMMR型）	否
	帕博利珠单抗（Pembrolizumab）	可瑞达(K药)	默沙东	黑色素瘤，晚期非小细胞肺癌，头颈部鳞癌，晚期食管癌，晚期结直肠癌（MSI-H/dMMR型）	是
				高级非肌肉浸润膀胱癌，晚期肾癌，MSH-H/dMMR的实体瘤，高危早期三阴乳腺癌，晚期三阴乳腺癌，经典型霍奇金淋巴瘤，晚期胃癌，晚期宫颈癌，原发性纵隔B细胞淋巴瘤，晚期肝癌，皮肤鳞状细胞癌，晚期默克尔细胞癌，肿瘤突变负荷高的实体瘤	否

续表

类型	通用名	商品名	厂商	获批适应证	国内是否上市
PD-1单抗	西米普利单抗	Libtayo	辉瑞	转移性皮肤鳞状细胞癌，非小细胞肺癌	否
	多塔利单抗	Jemperli	葛兰素史克	错配修复缺陷(dMMR)复发或晚期实体瘤	否
PD-L1单抗	度伐利尤单抗	英飞凡	阿斯利康	非小细胞肺癌，小细胞肺癌，胆道癌	是
	阿替利珠单抗	泰圣奇	罗氏制药/基因泰克	广泛期小细胞肺癌，肝细胞癌，转移性非小细胞肺癌	是
				局部晚期或转移性尿路上皮癌，晚期黑色素瘤，转移性三阴乳腺癌	否
	阿维单抗	Bavencio	默沙东	膀胱癌，默克尔细胞癌，晚期肾细胞癌	否
CTLA-4单抗	伊匹木单抗	逸沃	百时美施贵宝	黑色素瘤	是
	替西木单抗	IMJDO	阿斯利康	联合抗PD-L1抗体(度伐利尤单抗)，治疗肝癌	否
LAG-3单抗	瑞拉利单抗	Opdualag	百时美施贵宝	联合PD-1抗体(纳武利尤单抗)，治疗黑色素瘤	否

续表

类型	通用名	商品名	厂商	获批适应证	国内是否上市
CD19 CAR-T	Tisagenlecleucel	Kymriah	诺华	复发或难治性B细胞急性淋巴细胞性白血病，复发或难治弥漫大B细胞淋巴瘤，复发/难治性滤泡性淋巴瘤	否
	Axicabtagene ciloleucel	Yescarta	Kite制药	复发或难治弥漫大B细胞淋巴瘤；复发或难治性滤泡细胞淋巴瘤	否
	Brexucabtagene autoleucel	Tecartus	吉利德科学	复发或难治性套细胞淋巴瘤，老年急性淋巴细胞白血病	否
	Lisocabtagene maraleucel	Breyanzi	百时美施贵宝	复发或难治弥漫大B细胞淋巴瘤	否
BCMA CAR-T	Idecabtagen vicleucel	Abecma	蓝鸟	复发或难治多发性骨髓瘤	否
	西达基奥仑赛	Carvykti	传奇生物/杨森	复发或难治多发性骨髓瘤	否
TCR-T疗法	Tebentafusp-tebn	Kimmtrak	Immunocore	转移性葡萄膜黑色素瘤	否
双特异抗体	Blinatumomab	Blincyto	安进	CD19×CD3双抗：前B细胞急性淋巴细胞白血病	否
	Mosunetuzumab	Lunsumio	罗氏	CD20×CD3双抗：复发/难治性滤泡性淋巴瘤	否
	特立妥单抗	Tecvayli	杨森	BCMA×CD3双抗：复发/难治性多发性骨髓瘤	否
溶瘤病毒	T-VEC	Lmlygic	安进	黑色素瘤	否

（二）人类抗癌武器库与免疫疗法的“五大门派”

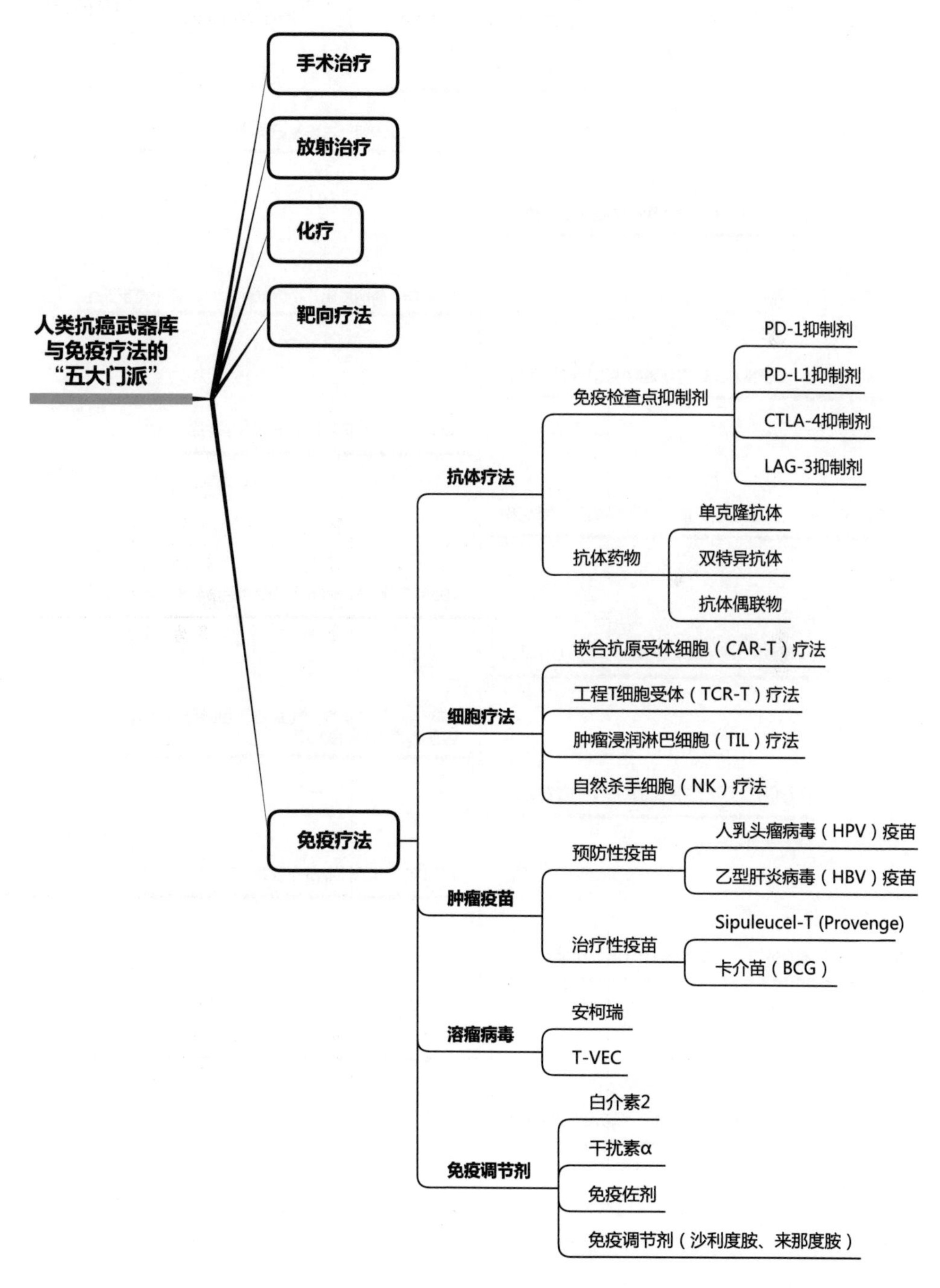

（三）免疫疗法的历史里程碑

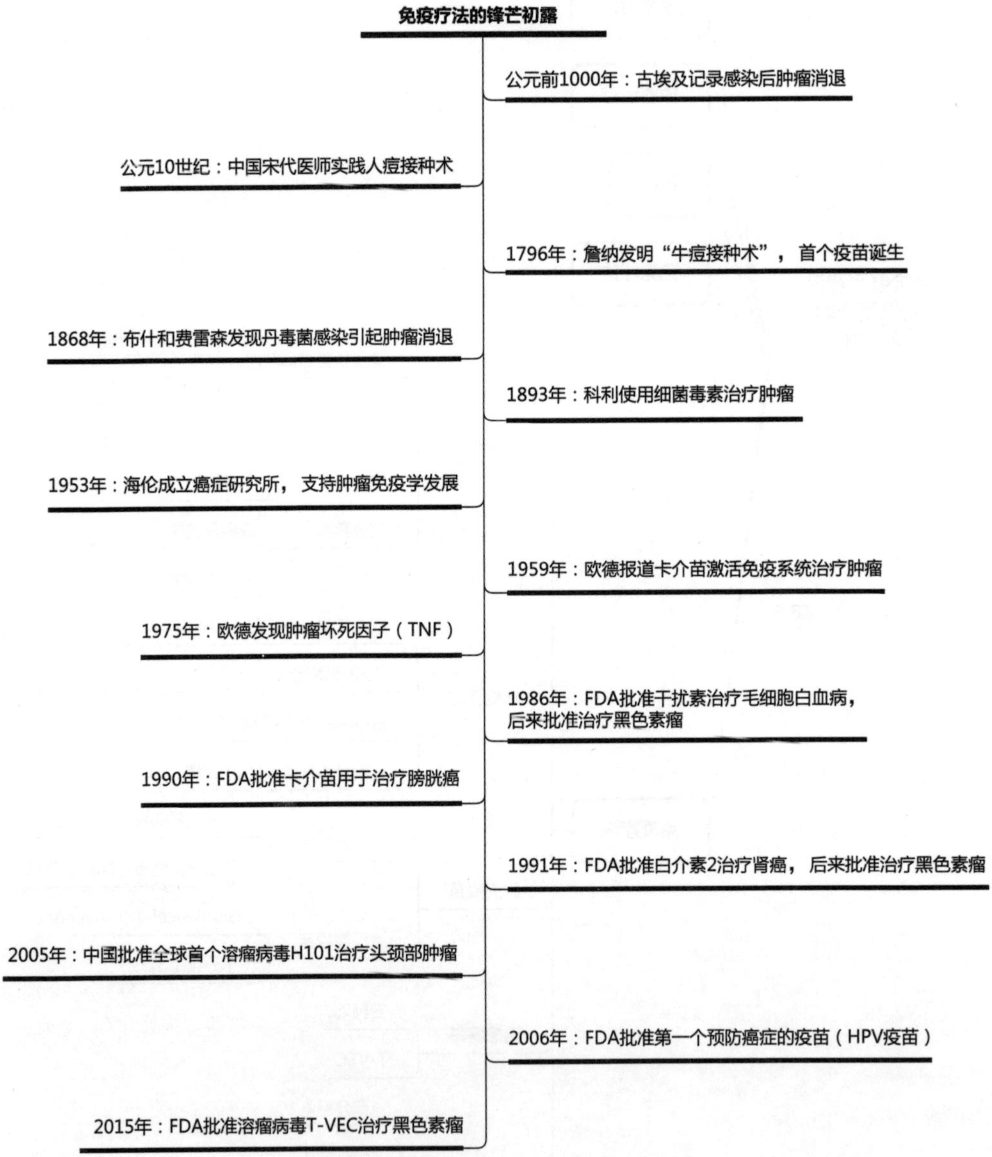

免疫疗法的锋芒初露

- 公元前1000年：古埃及记录感染后肿瘤消退
- 公元10世纪：中国宋代医师实践人痘接种术
- 1796年：詹纳发明“牛痘接种术”，首个疫苗诞生
- 1868年：布什和费雷森发现丹毒菌感染引起肿瘤消退
- 1893年：科利使用细菌毒素治疗肿瘤
- 1953年：海伦成立癌症研究所，支持肿瘤免疫学发展
- 1959年：欧德报道卡介苗激活免疫系统治疗肿瘤
- 1975年：欧德发现肿瘤坏死因子（TNF）
- 1986年：FDA批准干扰素治疗毛细胞白血病，后来批准治疗黑色素瘤
- 1990年：FDA批准卡介苗用于治疗膀胱癌
- 1991年：FDA批准白介素2治疗肾癌，后来批准治疗黑色素瘤
- 2005年：中国批准全球首个溶瘤病毒H101治疗头颈部肿瘤
- 2006年：FDA批准第一个预防癌症的疫苗（HPV疫苗）
- 2015年：FDA批准溶瘤病毒T-VEC治疗黑色素瘤

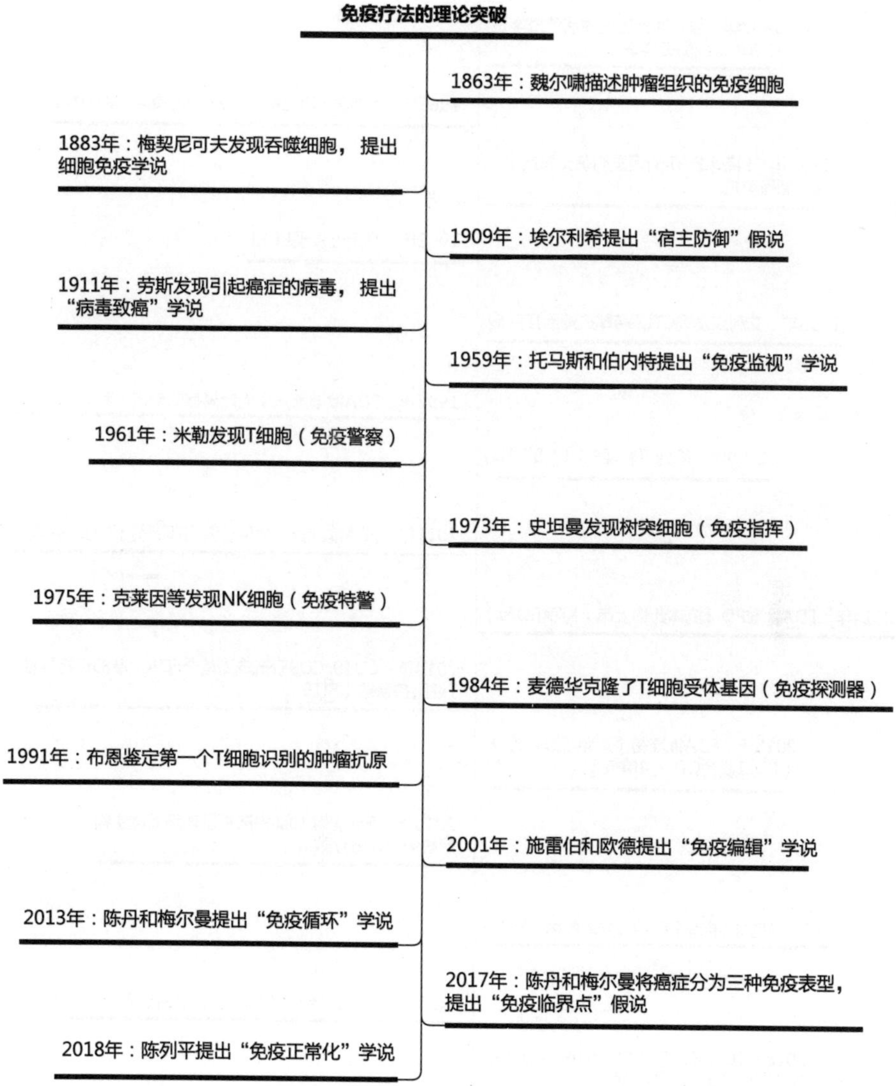

免疫疗法的理论突破

1863年：魏尔啸描述肿瘤组织的免疫细胞

1883年：梅契尼可夫发现吞噬细胞，提出细胞免疫学说

1909年：埃尔利希提出“宿主防御”假说

1911年：劳斯发现引起癌症的病毒，提出“病毒致癌”学说

1959年：托马斯和伯内特提出“免疫监视”学说

1961年：米勒发现T细胞（免疫警察）

1973年：史坦曼发现树突细胞（免疫指挥）

1975年：克莱因等发现NK细胞（免疫特警）

1984年：麦德华克隆了T细胞受体基因（免疫探测器）

1991年：布恩鉴定第一个T细胞识别的肿瘤抗原

2001年：施雷伯和欧德提出“免疫编辑”学说

2013年：陈丹和梅尔曼提出“免疫循环”学说

2017年：陈丹和梅尔曼将癌症分为三种免疫表型，提出“免疫临界点”假说

2018年：陈列平提出“免疫正常化”学说

抗体疗法的风起云涌

- 1890年：冯·贝林和北里柴三郎发现抗体，建立血清疗法
- 1897年：埃尔利希提出体液免疫学说和抗体形成侧链学说
- 1965年：库珀发现B细胞（该效应细胞能产生抗体）
- 1975年：科勒和米尔斯坦发明杂交瘤技术，用于制备单抗
- 1992年：本庶佑发现PD-1
- 1996年：艾利森发现CTLA-4单抗能治疗肿瘤
- 1997年：FDA批准第一个治疗癌症的单抗（利妥昔单抗）
- 1999年：陈列平发现PD-L1(B7-H1)
- 2011年：FDA批准首个免疫检查点抑制剂（CTLA-4单抗）
- 2014年：FDA批准PD-1抗体药物上市（K药和O药）
- 2014年：CD19*CD3双抗成为首个FDA批准的双特异性T细胞接合器（BITE）
- 2015年：FDA批准首个双免疫联合疗法（PD-1联合CTLA-4单抗）
- 2015年：劳伦斯和加耶夫斯基发现肠道微生物影响免疫疗法疗效
- 2016年：FDA批准首个PD-L1抗体药物（T药）
- 2018年：PD-1药物在中国上市，中国免疫疗法元年
- 2018—2022年：国产PD-1和PD-L1药物陆续在中国上市，纳入医保
- 2022年：FDA批准首款LAG-3抗体疗法
- 2022年：中国批准全球首款PD-1/CTLA-4双抗

细胞疗法的江湖传奇

- 1956年：托马斯成功利用骨髓移植治疗白血病
- 1976年：加洛发现T细胞生长因子IL-2，实现T细胞体外培养
- 1984年：罗森博格利用IL-2治愈一位晚期黑色瘤患者
- 1987年：罗森博格发现TIL细胞疗法能引起黑色素瘤消退
- 1993年：伊萨哈和帕特里克·胡构建了第一代CAR-T技术
- 2002年：萨德莱恩报告了第二代CAR-T技术
- 2006年：罗森博格发明TCR-T细胞疗法治疗黑色素瘤
- 2010年：自体细胞免疫疗法的治疗性癌症疫苗（Provenge），获得FDA批准
- 2010年：罗森博格首次报道CD19 CAR-T技术治疗淋巴瘤
- 2011年：朱恩改进CAR-T技术，治疗白血病取得突破
- 2012年：艾米丽成为首个接受CAR-T疗法的儿科患者并获得治愈
- 2017年：FDA批准CD19 CAR-T细胞药物上市
- 2021年：中国批准CD19 CAR-T疗法上市，中国CAR-T元年
- 2021年：FDA批准蓝鸟生物BCMA CAR-T疗法上市
- 2022年：FDA批准传奇生物BCMA CAR-T疗法上市（中国智造）
- 2022年：FDA批准首个双特异性TCR疗法（Kimmtrak）

（四）免疫系统的组成与功能

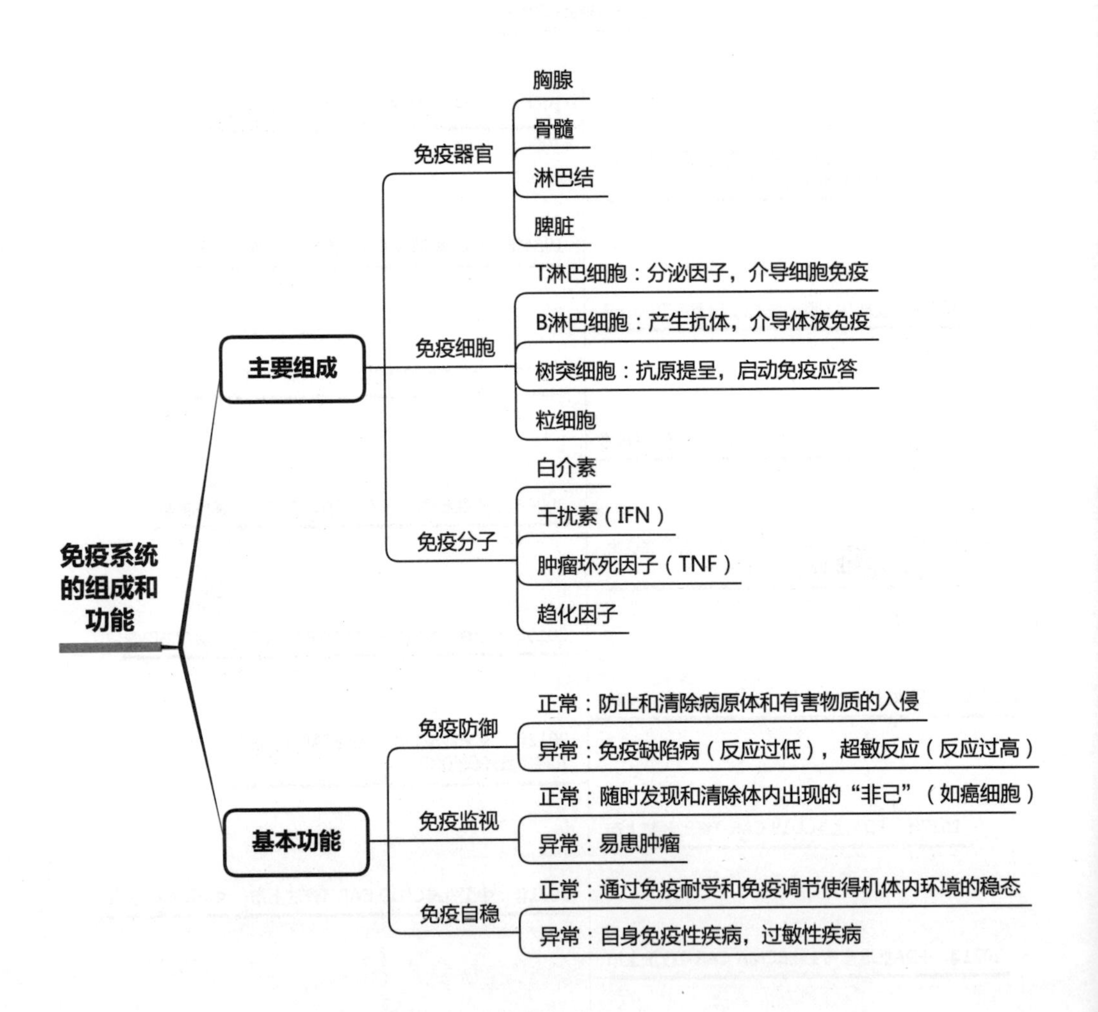

（五）免疫疗法的预测指标

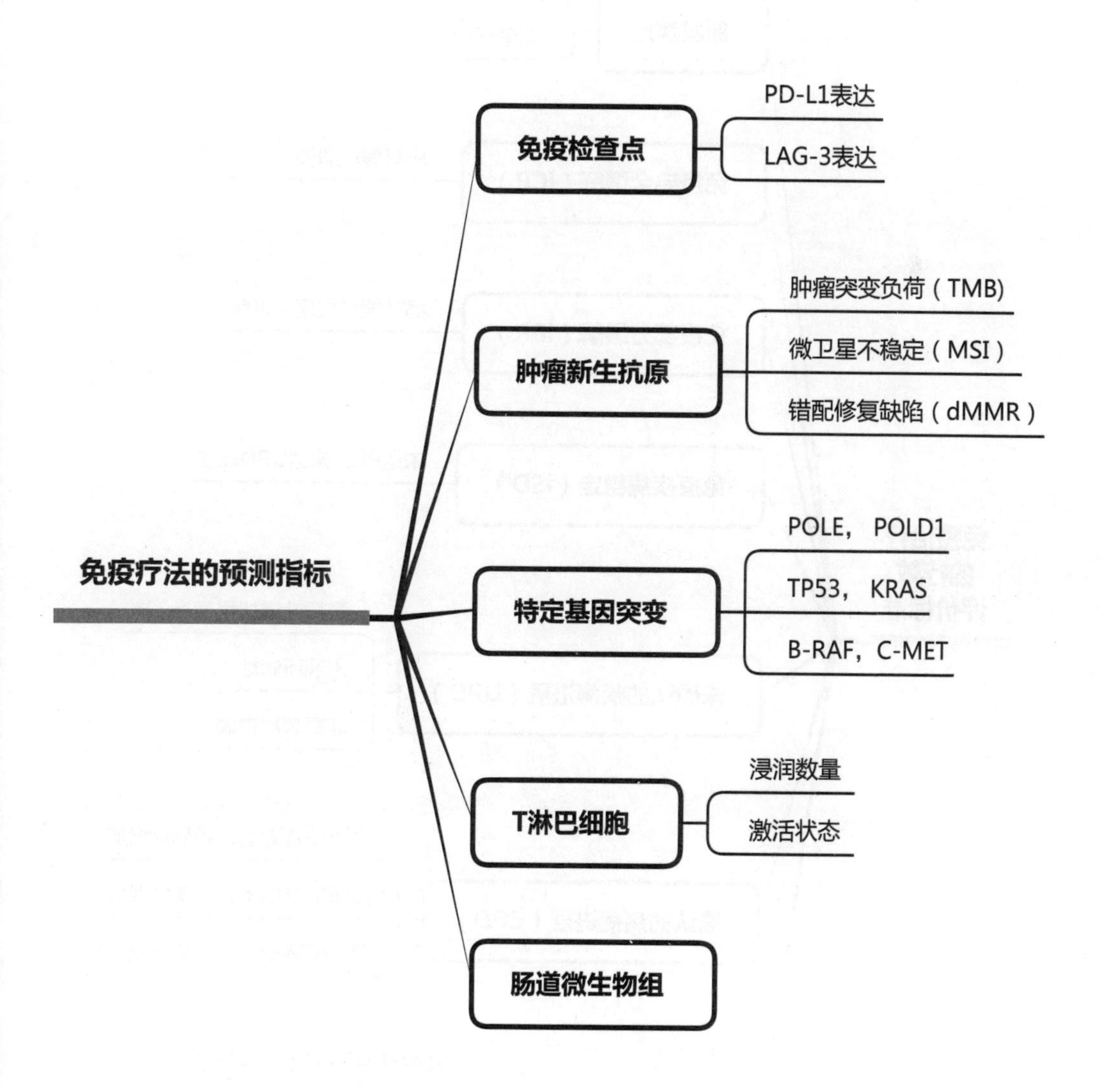
免疫疗法的预测指标
免疫检查点
PD-L1表达
LAG-3表达
肿瘤新生抗原
肿瘤突变负荷（TMB)
微卫星不稳定（MSI）
错配修复缺陷（dMMR）
特定基因突变
POLE，POLD1
TP53，KRAS
B-RAF，C-MET
T淋巴细胞
浸润数量
激活状态
肠道微生物组

（六）免疫治疗的疗效评价标准

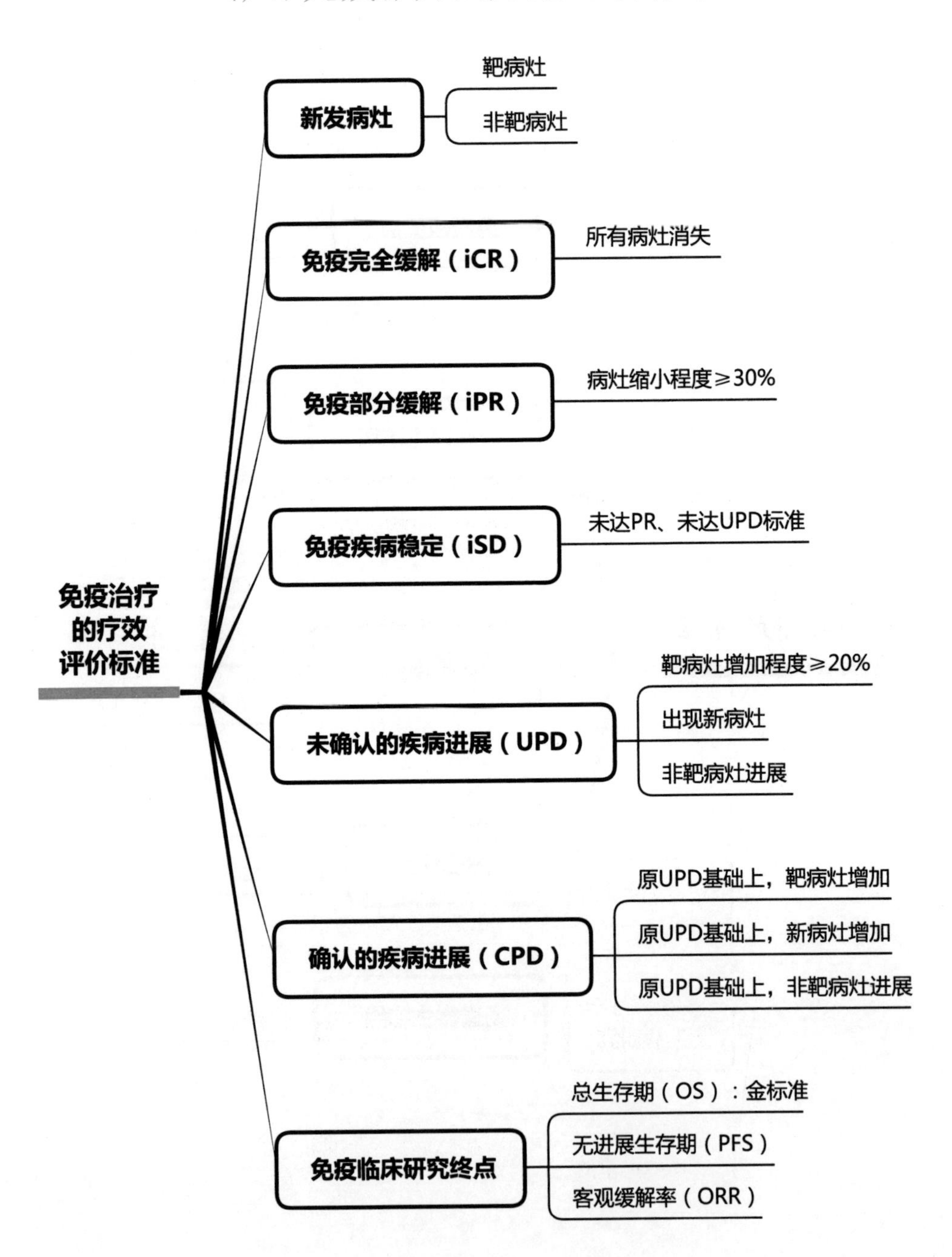

(七)新药从研发到上市的全流程

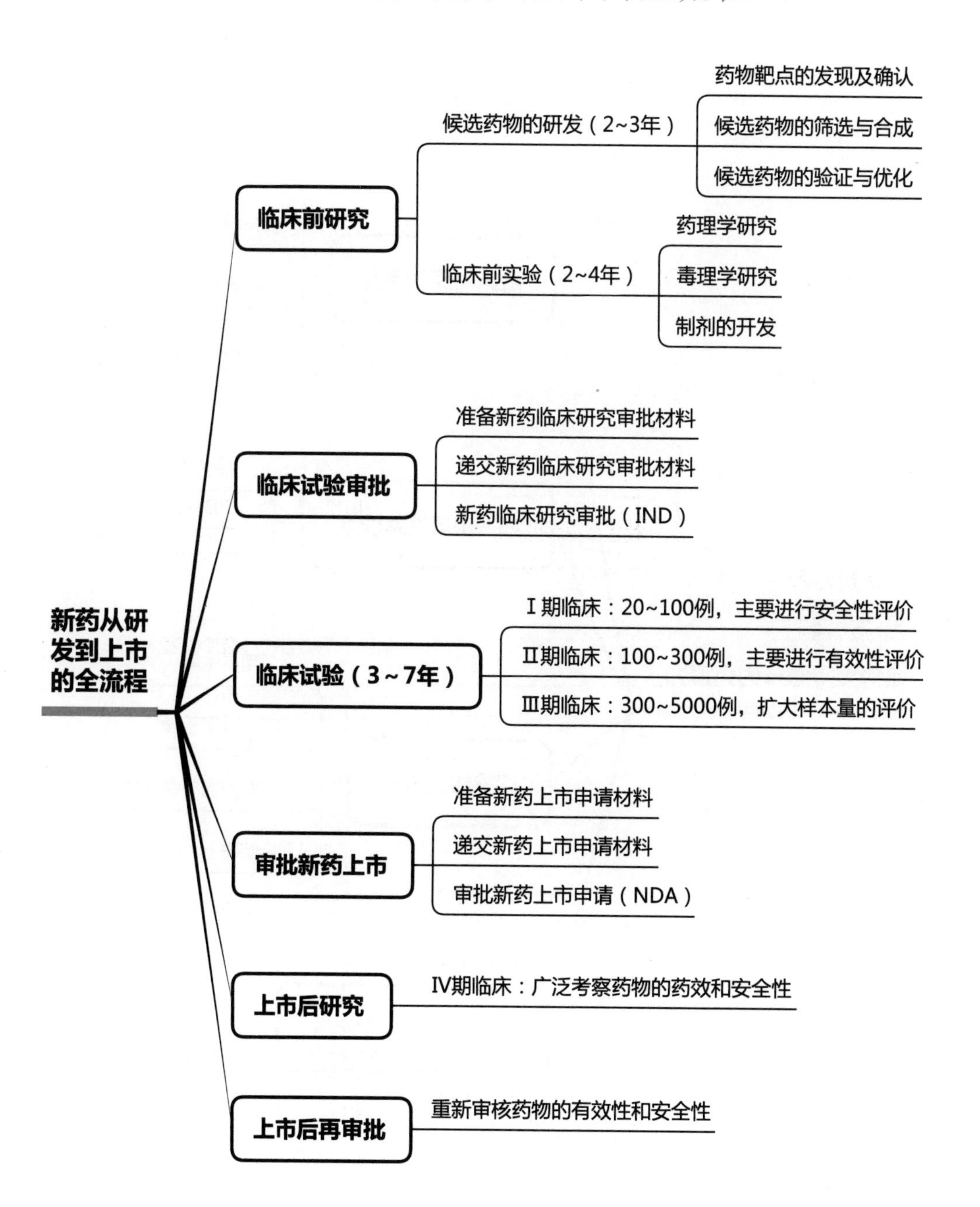

（八）如何维持健康的免疫力

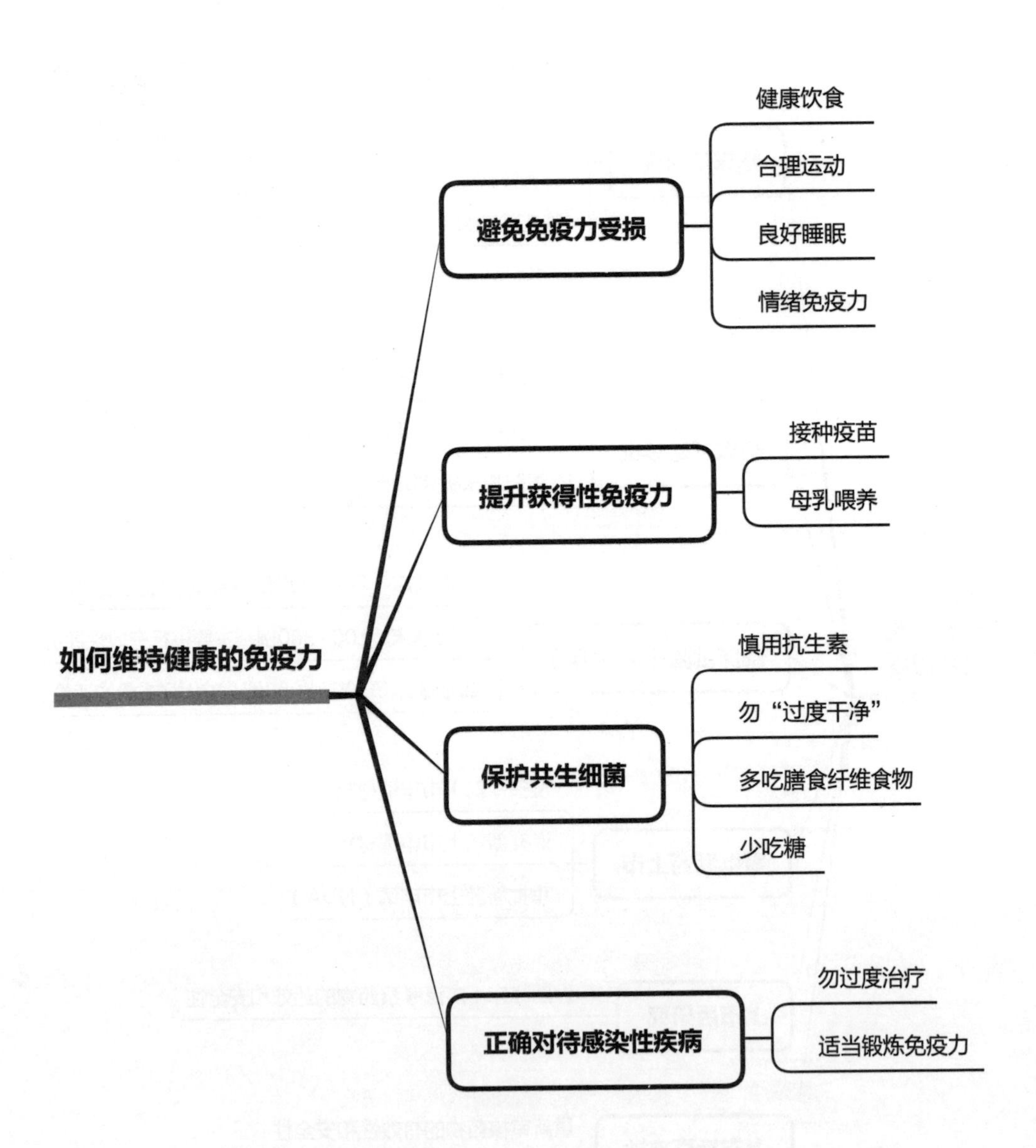

（九）如何预防癌症

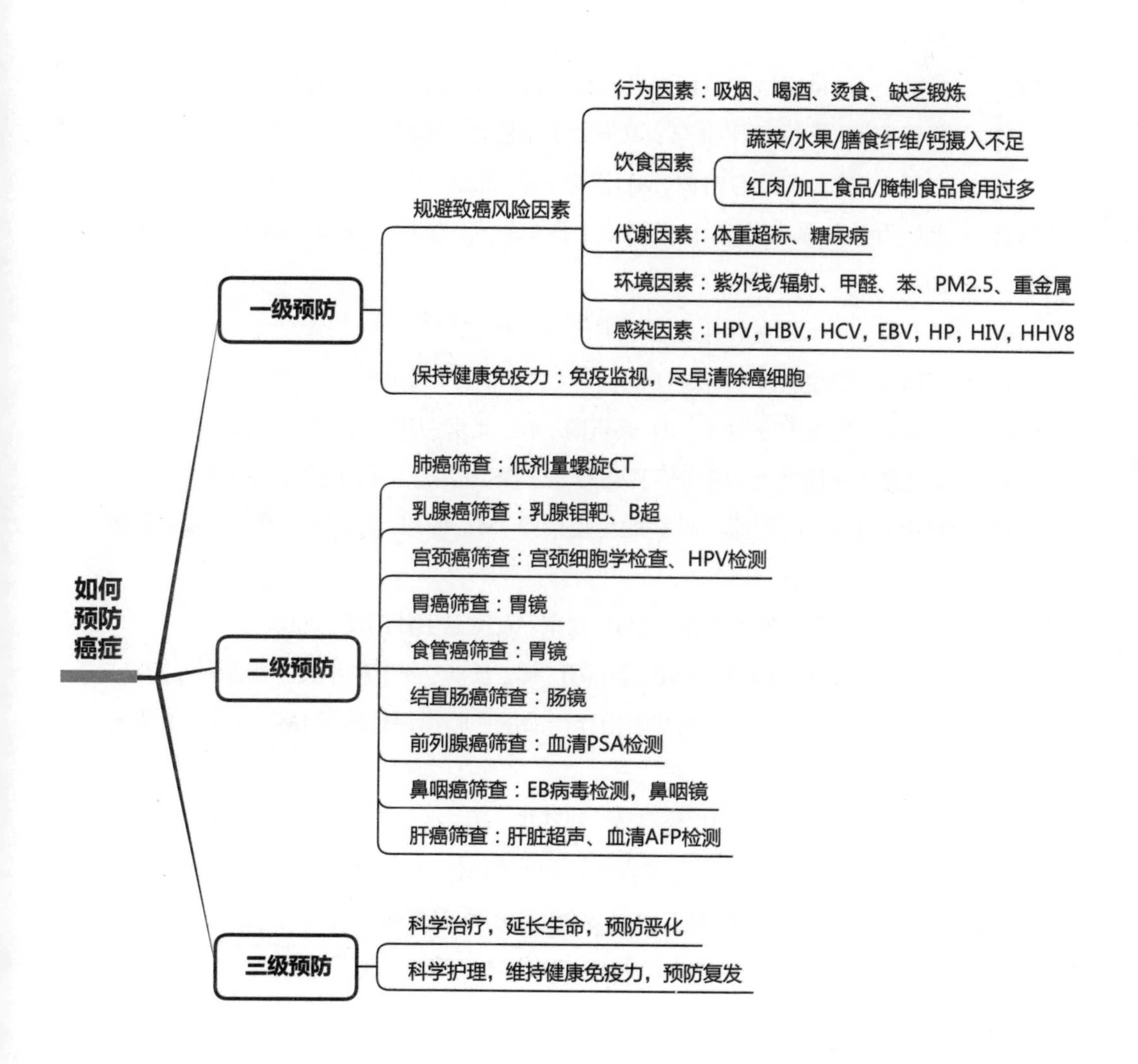
如何预防癌症
一级预防
规避致癌风险因素
行为因素：吸烟、喝酒、烫食、缺乏锻炼
饮食因素
蔬菜/水果/膳食纤维/钙摄入不足
红肉/加工食品/腌制食品食用过多
代谢因素：体重超标、糖尿病
环境因素：紫外线/辐射、甲醛、苯、PM2.5、重金属
感染因素：HPV，HBV，HCV，EBV，HP，HIV，HHV8
保持健康免疫力：免疫监视，尽早清除癌细胞
二级预防
肺癌筛查：低剂量螺旋CT
乳腺癌筛查：乳腺钼靶、B超
宫颈癌筛查：宫颈细胞学检查、HPV检测
胃癌筛查：胃镜
食管癌筛查：胃镜
结直肠癌筛查：肠镜
前列腺癌筛查：血清PSA检测
鼻咽癌筛查：EB病毒检测，鼻咽镜
肝癌筛查：肝脏超声、血清AFP检测
三级预防
科学治疗，延长生命，预防恶化
科学护理，维持健康免疫力，预防复发

主要参考文献

[1] 巴拉克 . 我们为什么还没有死掉 [M]. 傅贺 , 译 . 重庆：重庆大学出版社 , 2020.

[2] 薄世宁 . 薄世宁医学通识讲义 [M]. 北京：中信出版社 , 2019.

[3] 菠萝 . 癌症真相 [M]. 北京：清华大学出版社 , 2015.

[4] 金奇 . 癌症 · 免疫与治愈 [M]. 任烨 , 译 . 北京：中信出版社 , 2021.

[5] 卡纳万 . 自愈之路 [M]. 贾廷页 , 译 . 北京：生活 · 读书 · 新知三联书店 , 2020.

[6] 李开复 . 向死而生 [M]. 北京：中信出版社 , 2015.

[7] 李治中 . 癌症新知 [M]. 北京：清华大学出版社 , 2015.

[8] 里克特 . 优雅的守卫者 [M]. 秦琪凯 , 译 . 北京：中信出版社 , 2020.

[9] 穆克吉 . 众病之王：癌症传 [M]. 李虎 , 译 . 北京：中信出版社 , 2013.

[10] 普伦德加斯特 , 扎菲 . 癌症的免疫治疗 [M]. 鲁翔 , 苏东明 , 译 . 南京：东南大学出版社 , 2019.

[11] 粟明鲜 , 瞿佳 . 英才济苍生 [M]. 北京：人民卫生社出版 , 2008.

[12] 托马斯 . 最年轻的科学 [M]. 李绍明 , 译 . 长沙：湖南科学技术出版社 , 2011.

[13] 王全军 , 王庆利 . 细胞和基因治疗产品的非临床评价研究 [M]. 北京：清华大学出版社 , 2021.

[14] 温伯格 . 癌生物学 [M]. 詹启敏 , 刘芝华 , 译 . 北京：科学出版社 , 2018.

[15] 中国科学院 . 中国学科发展战略 , 免疫学 [M]. 北京：科学出版社 , 2016.

[16] 中国临床肿瘤学会指南工作委员会 . 中国临床肿瘤学会（CSCO）免疫检查点抑制剂临床应用指南 2022[M]. 北京 : 人民卫生出版社 , 2022.

[17] ALLISON J P. Checkpoints [J]. Cell, 2015, 162(6): 1202-1205.

[18] BANCHEREAU J, COHN F, INABA K, et al. Remembering Ralph Steinman [J].

Journal of Experimental Medicine, 2011, 208(12): 2343-2346.

[19] BINNEWIES M, ROBERTS E W, KERSTEN K, et al. Understanding the tumor immune microenvironment (TIME) for effective therapy [J]. Nat Med, 2018, 24(5): 541-550.

[20] BRUNET J F, DENIZOT F, LUCIANI M F, et al. A new member of the immunoglobulin superfamily: CTLA-4 [J]. Nature, 1987, 328(6127): 267-270.

[21] CARSWELL-RICHARDS E A, WILLIAMSON B D. A man of vision and the discovery of tumor necrosis factor [J]. Cancer Immun, 2012, 12(12): 4.

[22] CHARLES G. The Breakthrough: Immunotherapy and the Race to Cure Cancer [M]. New York: Twelve, 2018.

[23] CHEN D S, MELLMAN I. Oncology meets immunology: the cancer-immunity cycle [J]. Immunity, 2013, 39(1): 1-10.

[24] CHEN D S, MELLMAN I. Elements of cancer immunity and the cancer-immune set point [J]. Nature, 2017, 541(7637): 321-330.

[25] CHEN W, XIA C, ZHENG R, et al. Disparities by province, age, and sex in site-specific cancer burden attributable to 23 potentially modifiable risk factors in China: a comparative risk assessment [J]. Lancet Glob Health, 2019, 7(2): 257-269.

[26] CHEN Y T. The journey from autologous typing to SEREX, NY-ESO-1, and Cancer/Testis antigens [J]. Cancer Immun, 2012, 12(12): 8.

[27] COOPER M D. A life of adventure in immunobiology [J]. Annu Rev Immunol, 2010, 28: 1-19.

[28] COOPER M D. The early history of B cells [J]. Nat Rev Immunol, 2015, 15(3): 191-197.

[29] COOPER M D, PETERSON R D, GOOD R A. Delineation of the Thymic and Bursal Lymphoid Systems in the Chicken [J]. Nature, 1965, 205: 143-146.

[30] COOPER M D, RAYMOND D A, PETERSON R D, et al. The functions of the thymus system and the bursa system in the chicken [J]. Journal of Experimental

Medicine, 1966, 123(1): 75-102.

[31] CULLIN N, AZEVEDO ANTUNES C, STRAUSSMAN R, et al. Microbiome and cancer [J]. Cancer Cell, 2021, 39(10): 1317-1341.

[32] DECKER W K, DA SILVA R F, SANABRIA M H, et al. Cancer Immunotherapy: Historical Perspective of a Clinical Revolution and Emerging Preclinical Animal Models [J]. Front Immunol, 2017, 8: 829.

[33] DOBOSZ P, DZIECIATKOWSKI T. The Intriguing History of Cancer Immunotherapy [J]. Front Immunol, 2019, 10: 2965.

[34] DOMINGUEZ-ANDRES J, NETEA M G. Impact of Historic Migrations and Evolutionary Processes on Human Immunity [J]. Trends Immunol, 2019, 40(12): 1105-1119.

[35] DOROSHOW D B, BHALLA S, BEASLEY M B, et al. PD-L1 as a biomarker of response to immune-checkpoint inhibitors [J]. Nat Rev Clin Oncol, 2021, 18(6): 345-362.

[36] DUDLEY, M E. Cancer Regression and Autoimmunity in Patients After Clonal Repopulation with Antitumor Lymphocytes [J]. Science, 2002, 298(5594): 850-854.

[37] DUNN G P, BRUCE A T, IKEDA H, et al. Cancer immunoediting: from immunosurveillance to tumor escape [J]. Nature Immunology, 2002, 3(11): 991-998.

[38] DUNN G P, OLD L J, SCHREIBER R D. The three Es of cancer immunoediting [J]. Annu Rev Immunol, 2004, 22: 329-360.

[39] ESFAHANI K, ROUDAIA L, BUHLAIGA N, et al. A review of cancer immunotherapy: from the past, to the present, to the future [J]. Curr Oncol, 2020, 27(Suppl 2): 87-97.

[40] ESHHAR Z, WAKS T FAU - GROSS G, GROSS G FAU - SCHINDLER D G, et al. Specific activation and targeting of cytotoxic lymphocytes through chimeric single chains consisting of antibody-binding domains and the gamma or zeta

subunits of the immunoglobulin and T-cell receptors [J]. Proc Natl Acad Sci U S A, 1993, 90(2): 720-724.

[41] FANE M, WEERARATNA A A-O. How the ageing microenvironment influences tumour progression [J]. Nat Rev Cancer, 2020, 20(2): 89-106.

[42] FITZHUGH D J, LOCKEY R F. History of Immunotherapy: The First 100 Years [J]. Immunology and allergy clinics of North America, 2011, 31(2): 149-157.

[43] GLICK G, CHANG T S, JAAP R G. The Bursa of Fabricius and Antibody Production [J]. Poultry ence, 1956, 35: 224-226.

[44] GOPALAKRISHNAN V, SPENCER C N, NEZI L, et al. Gut microbiome modulates response to anti-PD-1 immunotherapy in melanoma patients [J]. Science, 2018, 359(6371): 97-103.

[45] GROSS G, WAKS T, ESHHAR Z. Expression of immunoglobulin-T-cell receptor chimeric molecules as functional receptors with antibody-type specificity [J]. Proc Natl Acad Sci U S A, 1989, 86(24): 10024-10028.

[46] HANAHAN D, WEINBERG R A. Hallmarks of cancer: the next generation [J]. Cell, 2011, 144(5): 646-674.

[47] HEDRICK S M, COHEN D I, NIELSEN E A, et al. Isolation of cDNA clones encoding T cell-specific membrane-associated proteins [J]. Nature, 1984, 308(5955): 149-153.

[48] HEDRICK S M, NIELSEN E A, KAVALER J, et al. Sequence relationships between putative T-cell receptor polypeptides and immunoglobulins [J]. Nature, 1984, 308(5955): 153-158.

[49] HEGDE P S, CHEN D S. Top 10 Challenges in Cancer Immunotherapy [J]. Immunity, 2020, 52(1): 17-35.

[50] HENDERSON M. The Great Secret: The Classified World War II Disaster That Launched the War on Cancer [J]. Library Journal, 2020, 145(8): 87-88.

[51] HODI F S, O' DAY S J, MCDERMOTT D F, et al. Improved Survival with Ipilimumab in Patients with Metastatic Melanoma [J]. New England Journal of

Medicine, 2010, 363(8): 711-723.

[52] HWU P, SHAFER G E, TREISMAN J, et al. Lysis of ovarian cancer cells by human lymphocytes redirected with a chimeric gene composed of an antibody variable region and the Fc receptor gamma chain [J]. J Exp Med, 1993, 178(1): 361-366.

[53] JAGER E, KNUTH A. The discovery of cancer/testis antigens by autologous typing with T cell clones and the evolution of cancer vaccines [J]. Cancer Immun, 2012, 12: 6.

[54] JIAN Z, XIAO Y S, STENZEL D J, et al. Expression of vaccinia recombinant HPV 16 L1 and L2 ORF proteins in epithelial cells is sufficient for assembly of HPV virion-like particles [J]. Virology, 1991, 185(1): 251-257.

[55] JULIE R B, SCOTT S T L Q. Safety, activity, and immune correlates of anti-PD-1 antibody in cancer [J]. N Engl J Med, 2012, 366(26): 2443-2454.

[56] JUNE C H, O’CONNOR R S, KAWALEKAR O U, et al. CAR T cell immunotherapy for human cancer [J]. Science, 2018, 359(6382): 1361-1365.

[57] KALOS M, LEVINE B L, PORTER D L, et al. T cells with chimeric antigen receptors have potent antitumor effects and can establish memory in patients with advanced leukemia [J]. Sci Transl Med, 2011, 3(95): 1-11.

[58] KANTOFF P W, HIGANO CS FAU - SHORE N D, SHORE ND FAU-BERGER E R, et al. Sipuleucel-T immunotherapy for castration-resistant prostate cancer [J]. N Engl J Med, 2010, 29(363): 5.

[59] KAPPLER J, KUBO R, HASKINS K, et al. The major histocompatibility complex-restricted antigen receptor on T cells in mouse and man: identification of constant and variable peptides [J]. Cell, 1983, 35(1): 295-302.

[60] KIESSLING R, KLEIN E, PROSS H, et al. “Natural” killer cells in the mouse. II. Cytotoxic cells with specificity for mouse Moloney leukemia cells. Characteristics of the killer cell [J]. Eur J Immunol, 1975, 5(2): 117-121.

[61] KRUMMEL, M F. CD28 and CTLA-4 have opposing effects on the response of

T cells to stimulation [J]. Journal of Experimental Medicine, 1995, 182(2): 459-465.

[62] LEACH D R, KRUMMEL M F, ALLISON J P. Enhancement of antitumor immunity by CTLA-4 blockade [J]. Science, 1996, 271(5256): 1734-1736.

[63] LIM W A, JUNE C H. The Principles of Engineering Immune Cells to Treat Cancer [J]. Cell, 2017, 168(4): 724-740.

[64] LOMBARD M, PASTORET P P, MOULIN A M. A brief history of vaccines and vaccination [J]. Rev Sci Tech, 2007, 26(1): 29-48.

[65] MAK T W. From the T-cell receptor to cancer therapy: an interview with Tak W. Mak [J]. Cell Death Differ, 2021, 28(1): 5-14.

[66] MARY E W. A Series of Catastrophes and Miracles: A True Story of Love, Science, and Cancer [M]. Washington: National Geographic, 2016.

[67] MATSON V, FESSLER J, BAO R, et al. The commensal microbiome is associated with anti-PD-1 efficacy in metastatic melanoma patients [J]. Science, 2018, 359(6371): 104-108.

[68] MAUDE S L, LAETSCH T W, BUECHNER J, et al. Tisagenlecleucel in Children and Young Adults with B-Cell Lymphoblastic Leukemia [J]. N Engl J Med, 2018, 378(5): 439-448.

[69] MCCARTHY E F. The toxins of William B Coley and the treatment of bone and soft-tissue sarcomas [J]. Iowa Orthop J, 2006, 26: 154-158.

[70] MELENHORST J J, CHEN G M, WANG M, et al. Decade-long leukaemia remissions with persistence of CD4(+) CAR T cells [J]. Nature, 2022, 602(7897): 503-509.

[71] MILLER J. The early work on the discovery of the function of the thymus, an interview with Jacques Miller [J]. Cell Death Differ, 2020, 27(1): 396-401.

[72] MILLER J F. Immunological function of the thymus [J]. Lancet, 1961, 2(7205): 748-749.

[73] MILLER J F. Discovering the origins of immunological competence [J]. Annu

Rev Immunol, 1999, 17: 1-17.

[74] MILLER J F, MITCHELL G F, WEISS N S. Cellular basis of the immunological defects in thymectomized mice [J]. Nature, 1967, 214(5092): 992-997.

[75] MOBERG, C L. An appreciation of Ralph Marvin Steinman (1943–2011) [J]. Journal of Experimental Medicine, 2011, 208(12): 2337-2342.

[76] MORAD G, HELMINK B A, SHARMA P, et al. Hallmarks of response, resistance, and toxicity to immune checkpoint blockade [J]. Cell, 2021, 184(21): 5309-5337.

[77] MORALES A, EIDINGER D, BRUCE A W. Intracavitary Bacillus Calmette-Guerin in the treatment of superficial bladder tumors [J]. J Urol, 1976, 116(2): 180-183.

[78] MORGAN D A, RUSCETTI F W, GALLO R. Selective in vitro growth of T lymphocytes from normal human bone marrows [J]. Science, 1976, 193(4257): 1007-1008.

[79] NAUTS H C, MCLAREN J R. Coley toxins: the first century [J]. Adv Exp Med Biol, 1990, 267: 483-500.

[80] OISETH S J, AZIZ M S. Cancer immunotherapy: a brief review of the history, possibilities, and challenges ahead [J]. Journal of Cancer Metastasis and Treatment, 2017, 3(1): 250-261.

[81] OWEN J, RAFF M C, COOPER M D. Studies on the generation of B lymphocytes in the mouse embryo [J]. European Journal of Immunology, 2010, 5(7): 468-473.

[82] OWN J, COOPR M, RAFF M. In vitro generation of B lymphocytes in mouse foetal liver, a mammalian ‘bursa equivalent’ [J]. Nature, 1974, 249(5455): 361-363.

[83] PAGET S. The distribution of secondary growths in cancer of the breast [J]. Cancer Metastasis Rev, 1989, 8(2): 98-101.

[84] PARK S, JIANG Z, MORTENSON E D, et al. The therapeutic effect of anti-

HER2/neu antibody depends on both innate and adaptive immunity [J]. Cancer Cell, 2010, 18(2): 160-170.

[85] PAVLETIC Z S, ARMITAGE J O. Bone Marrow Transplantation for Cancer - An Update [J]. Oncologist, 1996, 1(3): 159-168.

[86] PETERSON R D, COOPER M D, GOOD R A. The Pathogenesis of Immunologic Deficiency Diseases [J]. Am J Med, 1965, 38: 579-604.

[87] PORTER D L, LEVINE B L, KALOS M, et al. Chimeric antigen receptor-modified T cells in chronic lymphoid leukemia [J]. The New England journal of medicine, 2011, 365(8): 725.

[88] ROSENBAUM L. Tragedy, Perseverance, and Chance - The Story of CAR-T Therapy [J]. N Engl J Med, 2017, 377(14): 1313-1315.

[89] ROSENBERG S A, AEBERSOLD P, CORNETTA K, et al. Gene transfer into humans: immunotherapy of patients with advanced melanoma, using tumor-infiltrating lymphocytes modified by retroviral gene transduction [J]. N Engl J Med, 1990, 323(9): 570-578.

[90] ROSENBERG S A, BARRY J M. The transformed cell : unlocking the mysteries of cancer [M]. New York: Harper Perrenial, 1993.

[91] ROSENBERG S A, LOTZE M T, MUUL L M, et al. A progress report on the treatment of 157 patients with advanced cancer using lymphokine-activated killer cells and interleukin-2 or high-dose interleukin-2 alone [J]. N Engl J Med, 1987, 316(15): 889-897.

[92] ROSENBERG S A, LOTZE M T, MUUL L M, et al. Observations on the systemic administration of autologous lymphokine-activated killer cells and recombinant interleukin-2 to patients with metastatic cancer [J]. N Engl J Med, 1985, 313(23): 1485-1492.

[93] ROSENBERG S A, PACKARD BS FAU - AEBERSOLD P M, AEBERSOLD PM FAU - SOLOMON D, et al. Use of tumor-infiltrating lymphocytes and interleukin-2 in the immunotherapy of patients with metastatic melanoma. A

preliminary report [J]. N Engl J Med, 1988, 319(25): 1676-1680.

[94] ROUTY B, LE CHATELIER E, DEROSA L, et al. Gut microbiome influences efficacy of PD-1-based immunotherapy against epithelial tumors [J]. Science, 2018, 359(6371): 91-97.

[95] RUDNICKA D, OSZMIANA A FAU - FINCH D K, FINCH DK FAU - STRICKLAND I, et al. Rituximab causes a polarization of B cells that augments its therapeutic function in NK-cell-mediated antibody-dependent cellular cytotoxicity [J]. Blood, 2019, 121(23): 4694-4702.

[96] SANMAMED M F, CHEN L. A Paradigm Shift in Cancer Immunotherapy: From Enhancement to Normalization [J]. Cell, 2018, 175(2): 313-326.

[97] SCHREIBER R D, OLD L J, SMYTH M J. Cancer Immunoediting: Integrating Immunity's Roles in Cancer Supression and Promotion [J]. Science, 2011, 331(6024): 1565-1570.

[98] SHANKARAN V, IKEDA H, BRUCE A T, et al. IFNgamma and lymphocytes prevent primary tumour development and shape tumour immunogenicity [J]. Nature, 2001, 410(6832): 1107-1111.

[99] SHARMA P, ALLISON J P. The future of immune checkpoint therapy [J]. Science, 2015, 348(6230): 56-61.

[100] SHARMA P, HU-LIESKOVAN S, WARGO J A, et al. Primary, Adaptive, and Acquired Resistance to Cancer Immunotherapy [J]. Cell, 2017, 168(4): 707-723.

[101] SHARPLESS N E, SINGER D S. Progress and potential: The Cancer Moonshot [J]. Cancer Cell, 2021, 39(7): 889-894.

[102] SHIKU H, TAKAHASHI T. Autologous typing: a tedious but orthodox approach for defining human tumor antigens with clarity [J]. Cancer Immunity, 2012, 12: 3.

[103] SIEGEL R L, MILLER K D, FUCHS H E, et al. Cancer statistics, 2022 [J]. CA Cancer J Clin, 2022, 72(1): 7-33.

[104] SIVAN A, CORRALES L, HUBERT N, et al. Commensal Bifidobacterium promotes antitumor immunity and facilitates anti–PD-L1 efficacy [J]. Science,

2015, 350(6264): 1084-1089.

[105] SRIVASTAVA P K. Identification of chaperones as essential components of the tumor rejection moieties of cancers [J]. Cancer Immunity, 2012, 12(12): 5.

[106] STEINMAN, RALPH M. Decisions About Dendritic Cells: Past, Present, and Future [J]. Annual Review of Immunology, 2012, 30(1): 1-22.

[107] STEINMAN R. Ralph Steinman-pioneering new perspectives on the immune system and infectious diseases. Interviewed by Marilynn Larkin [J]. Lancet Infect Dis, 2003, 3(6): 383-386.

[108] STEINMAN R M, COHN Z A. Identification of a novel cell type in peripheral lymphoid organs of mice. I. Morphology, quantitation, tissue distribution [J]. J Exp Med, 1973, 137(5): 1142-1162.

[109] STEPHEN H S. A Commotion in the Blood: Life, Death, and the Immune System [M]. New York: Henry Holt & Co, 1997.

[110] STEPHEN H S. Vaccinating against cancer. [J]. Atlantic Monthly, 1997, 279(4): 66-84.

[111] STUTMAN O. Tumor development after 3-methylcholanthrene in immunologically deficient athymic-nude mice [J]. Science, 1974, 183(4124): 534-536.

[112] SUN L, WU J, DU F, et al. Cyclic GMP-AMP synthase is a cytosolic DNA sensor that activates the type I interferon pathway [J]. Science, 2013, 339(6121): 786-791.

[113] SUNG H, FERLAY J, SIEGEL R L, et al. Global Cancer Statistics 2020: GLOBOCAN Estimates of Incidence and Mortality Worldwide for 36 Cancers in 185 Countries [J]. CA Cancer J Clin, 2021, 71(3): 209-249.

[114] TAKAHASHI T, SHIKU H. Cell surface antigens: invaluable landmarks reflecting the nature of cells [J]. Cancer Immunity, 2012, 12: 2.

[115] TAWBI H A, SCHADENDORF D, LIPSON E J, et al. Relatlimab and Nivolumab versus Nivolumab in Untreated Advanced Melanoma [J]. N Engl J

Med, 2022, 386(1): 24-34.

[116] VAN D, TRAVERSARI C, CHOMEZ P, et al. A gene encoding an antigen recognized by cytolytic T lymphocytes on a human melanoma [J]. Science, 1991, 254(5038): 1643-1647.

[117] VAN PEL A, VESSIERE F, BOON T. Protection against two spontaneous mouse leukemias conferred by immunogenic variants obtained by mutagenesis [J]. J Exp Med, 1983, 157(6): 1992-2001.

[118] VERNON L F. William Bradley Coley, MD, and the phenomenon of spontaneous regression [J]. Immunotargets & Therapy, 2018, 7: 29-34.

[119] VETIZOU M, PITT J M, DAILLERE R, et al. Anticancer immunotherapy by CTLA-4 blockade relies on the gut microbiota [J]. Science, 2015, 350(6264): 1079-1084.

[120] WANG C, THUDIUM K B, HAN M, et al. In Vitro Characterization of the Anti-PD-1 Antibody Nivolumab, BMS-936558, and In Vivo Toxicology in Non-Human Primates [J]. Cancer Immunol Res, 2014, 2(9): 846-856.

[121] WATERHOUSE P, PENNINGER J M, TIMMS E, et al. Lymphoproliferative Disorders with Early Lethality in Mice Deficient in Ctla-4 [J]. Science, 1995, 270(5238): 985-988.

[122] WATTS G. Jacques Miller: immunologist who discovered role of the thymus [J]. Lancet, 2011, 378(9799): 1290.

[123] WEI W, ZENG H, ZHENG R, et al. Cancer registration in China and its role in cancer prevention and control [J]. Lancet Oncol, 2020, 21(7): 342-349.

[124] WOLCHOK J D, KLUGER H, CALLAHAN M K, et al. Nivolumab plus ipilimumab in advanced melanoma [J]. N Engl J Med, 2013, 369(2): 122-133.

[125] XU J, CHEN L J, YANG S S, et al. Exploratory trial of a biepitopic CAR T-targeting B cell maturation antigen in relapsed/refractory multiple myeloma [J]. Proc Natl Acad Sci U S A, 2019, 116(19): 9543-9551.

[126] YANAGI Y, YOSHIKAI Y, LEGGETT K, et al. A human T cell-specific cDNA

clone encodes a protein having extensive homology to immunoglobulin chains [J]. Nature, 1984, 308(5955): 145-149.

[127] ZHOU Z, HE H, WANG K, et al. Granzyme A from cytotoxic lymphocytes cleaves GSDMB to trigger pyroptosis in target cells [J]. Science, 2020, 368(6494): 7548.

[128] ZITVOGEL L, MA Y, RAOULT D, et al. The microbiome in cancer immunotherapy: Diagnostic tools and therapeutic strategies [J]. Science, 2018, 359: 1366-1370.

主要参考网站：

癌症研究所（Cancer Research Institute）官网
纪念斯隆·凯特琳癌症中心（Memorial Sloan Kettering Cancer Center）官网
美国国家癌症研究所（National Cancer Institute）官网
美国癌症研究协会（American Association for Cancer Research）官网
诺贝尔奖（Nobel Prize）官网
纽约时报（New York Times）官网
加速肿瘤免疫疗法的研究（Accelerating Cancer Immunotherapy Research）官网
美国临床肿瘤学会（American Society of Clinical Oncology）官网
了解癌症免疫治疗的研究（Understanding Cancer Immunotherapy Research）官网
帕克癌症免疫疗法研究所（Parker Institute for Cancer Immunotherapy）官网
科学网

术语表

BCMA（B-cell maturation antigen）：B 细胞成熟抗原，仅表达在成熟 B 细胞表面，也是多发性骨髓瘤细胞的表面标志物。

B 细胞（B cell）：又称 B 淋巴细胞。在抗原刺激下可分化为浆细胞，浆细胞可分泌抗体，主要执行体液免疫。

CAR-T 细胞疗法（chimeric antigen receptor T cell therapy）：嵌合抗原受体 T 细胞疗法的简称。分离出 T 细胞，装备上“导航系统”（抗体）和“激活按钮”（T 细胞激活分子），重新回输人体后能精准攻击癌细胞。

CD19：B 细胞表面的跨膜蛋白，是 B 细胞以及 B 细胞肿瘤的标记物。

CTLA-4（cytotoxic T-lymphocyte-associated protein 4）：细胞毒 T 淋巴细胞抗原 -4。表达于活化 T 细胞表面，与相应配体（B7-1/B7-2）结合后，抑制 T 细胞的活化和增殖。

NK 细胞（nature killer cell）：又称自然杀伤细胞，是一类无须预先致敏就能非特异性杀伤肿瘤细胞和病毒感染细胞的淋巴细胞。

PD-1（programmed death-1）：程序性死亡蛋白 -1。表达于活化 T 细胞表面，通过与相应配体（PD-L1、PD-L2）结合，产生抑制信号，阻止 T 细胞发挥作用。

PD-L1（programmed death-ligand 1）：为 PD-1 结合的配体，表达于免疫细胞（如树突细胞和巨噬细胞等），或癌细胞表面，与 PD-1 结合后，会抑制 T 细胞功能。

TCR-T 细胞疗法 (T cell receptor-gene engineered T cells therapy)：T 细胞受体基因工程改造的 T 细胞疗法的简称。通过鉴定特异性结合靶点的 TCR 序列，采用基因工程技术将其转入 T 细胞中，重新回输至人体后能精准攻击癌细胞。

T 细胞（T cell）：又称 T 淋巴细胞。在抗原刺激后进一步活化，分化为效应细胞，识别靶细胞，使靶细胞裂解。主要执行细胞免疫。

T 细胞受体（T cell receptor, TCR）：是 T 细胞特异性识别和结合抗原的受体。

癌症疫苗（cancer vaccine）：一种免疫疗法，可刺激免疫系统预防或治疗癌症，分别叫作预防性癌症疫苗和治疗性癌症疫苗。

癌症免疫循环（cancer immunity cycle）：免疫系统消灭癌症的过程从死亡癌细胞释放抗原开始，以杀死癌细胞结束。7 个步骤构成一个完整的闭环，成为肿瘤免疫治疗的蓝图。

靶向疗法（targeted therapy）：是一种通过干扰致癌物质和肿瘤生长的特定目标分子，特异性地抑制癌细胞生长、浸润和转移的治疗方法。

肠道微生物（intestinal micrpbiota）：肠道中数量庞大的微生物，既依靠肠道生活，也帮助寄主完成多种生理生化功能，在维持免疫防御功能中发挥重要作用。改变肠道微生物已成为改善癌症免疫疗法的策略。

单克隆抗体（monoclonal antibody）：简称单抗，指的是单一 B 细胞克隆产生的高度均一、仅针对某一特定抗原表位的抗体。通常采用杂交瘤技术来制备单抗。

蛋白质（protein）：是构成细胞的基本有机物，是生命活动的主要承担者。

基因（gene）：能够表达和产生蛋白质的脱氧核糖核酸（DNA）序列，是决定遗传性状的功能单位。

基因疗法（gene therapy）：是将新的基因转入患者细胞中，治疗疾病的一类方法。如 CAR-T 细胞疗法就是结合了基因治疗与细胞治疗的新技术。

疾病控制率（disease control rate, DCR）：经治疗后获得缓解（PR+CR）和病变稳定（SD）的病例数占可评价例数的百分比。即 DCR=CR+PR+SD。

抗体（antibody）：是 B 细胞在抗原刺激后，增殖分化为浆细胞所产生的，能与相应抗原特异结合的免疫球蛋白。

抗原（antigen）：所有能激活和诱导免疫应答的物质。

客观缓解率（objective response rate, ORR）：肿瘤体积缩小达到预先规定值并能维持最低时限要求的患者比例，为完全缓解（CR）和部分缓解（PR）比例之和。即 ORR=CR+PR。

疗效预测标记（predictive biomarkers of efficacy）：在免疫治疗的过程中，通过测序分析可以找到一些能够预测疗效的标记，包括肠道微生物，以及遗传学标记。

遗传学标记：肿瘤突变负荷（tumor mutation burden, TMB）、新抗原（neoantigen）、微卫星不稳定（microsatellite instability, MSI）、错配修复（mismatch repair, MMR）。

免疫（immunity）：机体识别“自我”与“非我”，产生免疫应答，以清除异己抗原或者诱导免疫耐受，从而维持自身内环境稳定。

免疫系统（immune system）：由免疫细胞、免疫器官和免疫分子组成，具有免疫防御、免疫监视和免疫自稳的功能。所谓的“免疫力”就是“免疫系统的工作能力”。

免疫三道防线（immunity's three lines of defense）：第一道防线是皮肤、黏膜及其分泌物；第二道防线是体液中的杀菌物质和吞噬细胞（先天存在的，又叫天然免疫 / 固有免疫）；第三道防线主要由 T 细胞和 B 细胞发挥特异性识别和清除作用（出生后获得的，又叫获得性免疫 / 适应性免疫）。

免疫监视（immunologic surveillance）：免疫系统具有的识别、杀伤并及时清除体内突变细胞，防止肿瘤发生的功能。

免疫编辑（immunoediting）：癌细胞在与免疫系统互作过程中，免疫原性强的癌细胞被清除，免疫原性较弱的癌细胞得以保留，最终成为优势癌细胞群体。包括清除、平衡和逃逸三个阶段。

免疫逃逸（immune escape）：癌瘤细胞通过多种机制逃避机体免疫系统的识别和攻击，得以在体内生存和增殖的现象。

免疫检查点（immune checkpoint）：是指在免疫细胞上表达的一类免疫抑制性的分子（如 PD-1 和 CTLA-4），可以调节免疫反应的强度和广度，从而避免正常组织的损伤和破坏。癌细胞会与 T 细胞上的免疫检查点结合，让 T 细胞“休眠”，实现免疫逃逸。

免疫检查点抑制剂（immune checkpoint inhibitors）：针对相应的免疫检查点研发的一些单抗类药物（如 CTLA-4 抗体、PD-1 抗体和 PD-L1 抗体），能阻止癌细胞与 T 细胞上的免疫检查点结合，从而解除 T 细胞的功能抑制，起到杀伤肿瘤的疗效。

免疫疗法（immunotherapy）：人为地增强或抑制机体的免疫功能的治疗疾病的方法。

免疫联合治疗（immune combination therapy）：免疫治疗的药物由于各种原因，单独使用效果有限时，与化疗、放疗、靶向治疗甚至其他免疫疗法联合等，有助于增强药效。

溶瘤病毒（oncolytic virus）：是一类具有复制能力的肿瘤杀伤型病毒，能选择性感染肿瘤细胞并在肿瘤细胞中复制继而裂解肿瘤细胞，并刺激机体产生特异性抗肿瘤免疫反应。

树突细胞（dendritic cell, DC）：是机体最强的抗原递呈细胞。它能高效地摄取、加工处理和递呈抗原，还能有效激活 T 细胞，处于启动、调控并维持免疫应答的中心环节。

无进展生存期（progression-free survival, PFS）：随机化开始到肿瘤发生（任何方面）进展或（因任何原因）死亡之间的时间。

细胞（cell）：是生物体基本的结构和功能单位。

细胞疗法（cell therapy）：在体外活化和扩增免疫效应细胞，然后输注入患者体内的治疗方法。

细胞因子（cytokine）：是细胞分泌的具有调控细胞生长、分化，调节免疫功能和生理反应并参与病理反应的蛋白质。包括白细胞介素、干扰素、肿瘤坏死因子、趋化因子等。

炎症（inflammation)：俗称发炎，表现为红、肿、热、痛和功能障碍。炎症通常是有益的，是机体应对刺激的防御反应。但病理情况下，可导致机体组织损伤。

疫苗（vaccine）：一种免疫疗法，可刺激免疫系统识别特定威胁（如病毒、细菌或癌细胞），并保护机体免受感染或癌症。

肿瘤（tumor）：在致瘤因素作用下，局部组织的细胞失去了对其生长的正常调控，导致异常增生所形成的新生物。有良性肿瘤和恶性肿瘤两类。癌症是所有恶性肿瘤的统称。

肿瘤抗原（tumor antigen）：细胞癌变过程中出现的新抗原，以及过度表达的抗原物质。

肿瘤浸润淋巴细胞（tumor-infiltrating lymphocyte, TIL）：离开血液循环，进入肿瘤组织的淋巴细胞，主要包括 T 细胞和 B 细胞。

肿瘤免疫（tumor immunity）：研究肿瘤免疫原性、抗肿瘤免疫效应、肿瘤免疫逃逸机制，以及肿瘤免疫学诊断和防治的学科。

肿瘤免疫正常化（cancer immunity normalization）：在肿瘤进展过程中确定免疫反应特定缺陷或功能障碍，并据此开发对策以纠正这些缺陷，并恢复天然的抗肿瘤免疫能力。

肿瘤微环境（tumor micro-environment, TME）：指肿瘤细胞存在的周围微环境，包括周围的血管、免疫细胞、成纤维细胞、骨髓源性炎性细胞、各种信号分子和细胞外基质。

主要组织相容性抗原复合体（major histocompatibility complex, MHC）：能把细胞内的蛋白质特征呈现到细胞表面，让 T 细胞受体去辨别，以确定是“自我”与“非我”。

自身免疫病（autoimmune disease）：指机体免疫系统异常活跃，将自身组织细胞作为攻击目标，造成自身组织或器官损伤，从而引起的疾病（如过敏、红斑狼疮、多发性硬化症、类风湿关节炎等）。

总生存期（overall survival, OS）：从随机化开始至（因任何原因）死亡的时间。对于死亡之前就已经失访的受试者，通常将最后一次随访时间计算为死亡时间。

后记

感谢你和我重走了人类抗癌的千年之路，以及免疫疗法的百年之路。谢谢你——生命的守卫者。我们可以从历史中学到什么？我最大的感受就是，**从更长的尺度看历史，低谷和高潮反复循环，黑暗与光明反复交替，继承前人的知识，一切皆有可能。**

时间真的好快，回想写书之初，疫情还没有开始。一眨眼，已是新冠疫情第三年。我应该算是一个宅男吧，下班时间，我就宅在家里，研究癌症和免疫的历史。我查阅了大量文献资料，请教了很多人，终于凝结成了这本书。输出反推自己把知识体系化，写科普本来是个“业余爱好”，实际上对我的研发工作有莫大的帮助。随着写作的深入，我意识到公众写作是有社会责任的，所以我严格要求自己输出大众能读懂的科学知识，也兼顾科学思维和科学精神。希望这本小众的书对好奇的你，能有所收获；当你面对癌症时，希望你并不孤独，因为很多人都在与癌症斗争。

在中国，谈论癌症和生死，实在忌讳。即使只是说出“癌症”二字，就会引发恐慌的情绪。如何让读者不忌讳、看得懂、有收获呢？当我在公众号“生命的守卫者”开始写科普文章时，我才意识到癌症科普竟然如此之难。因传播癌症科普信息，我曾被踢出群。听说做科普会有风险，在此做一个免责声明：本书内容仅为本人观点，并不代表任何机构立场，因此带来的各类风险和责任，由本人自行承担。

2019 年，我去肿瘤医院，看到两个小孩坐在走廊的板凳上看故事书。她们穿着病服，头发都掉光了。多可爱的小孩啊，她们沉浸于看故事书，一定很热爱生命，可生命为何对她们如此残酷？我从小喜欢看故事书，也很喜欢听故事。不知道在哪个时刻，心里有个声音在呼唤：为什么不通过故事去传递癌症新知，传播正能量呢？因此，我想通过人物故事的方式，展示世界上最聪明的一群人，在科学思维和科学精神的指引下，如何一步步地成长，如何探索生死攸关的问题。开心的是，朋友反馈："这本书我家小孩（10 岁）喜欢看，看得懂，有收获。"

由于癌症和免疫系统的复杂性，我在"科"与"普"之间时常陷入困境，也请专业严谨的读者多多谅解，这本书的初衷是让大众读得懂。由于癌症和免疫领域做出贡献的人实在太多，请谅解我只能精选部分人物，通过"管中窥豹"的方法来呈现领域的全貌。由于外国人写的科学史常常忽略华人的贡献，我特地分享了一些华人科学家的故事。老一代科学家（如伍连德、杨简、汤飞凡、汤钊猷、王振义、张亭栋……）在那么艰难的条件下，做出了改变世界的贡献却鲜有人知；新一代科学家（如陈竺、周健、陈列平、吴一龙、王晓东……）继承创新精神，敢为人先，也为人类健康事业做出重大贡献。中国人也可以在科学领域做出顶尖的成就。如果一些求知欲强的学生，能从中有所启发就太好了。我希望这本书可以打开你的好奇心，一起探索身体宇宙的奥秘，以及人类在地球上生存的道理。

本书旨在科普免疫疗法的起源、发展和未来，不作为具体医疗方案指导。由于篇幅和侧重点的原因，免疫疗法以外的其他癌症疗法我没法过多描述。但放疗、化疗和靶向治疗等疗法是划时代的发现，也是癌症治疗的支柱。在此，感谢所有奋战在癌症领域的前辈和同行，谢谢你们努力揭示与生命息息相关的奥秘。感谢所有逆"瘤"而上的患者和家属，谢谢你们勇敢参与临床试验，并积极与疾病斗争，这是我努力写书的动力源泉。

写书过程贯穿新冠疫情、结婚生娃等重大事件，我对生命有了更深刻的体会与思考。尤其是当小宝宝生病时，我紧紧抱着她，眼神充满疼爱，内心却是担忧。感谢生命的守卫者——免疫系统，谢谢你每天默默帮助我们抵御"内忧外患"。所谓的岁月静好，是因为你的负重前行。**从更广泛角度来看，免疫系统也能为社会各界人士提供抵御内忧外患，解决复杂难题的智慧。**

这本书的完成要感谢很多人：感谢父母、太太和女儿的陪伴、理解和支持。感谢汤钊猷院士为本书作序。感谢吴一龙教授、陈晔光院士、陈志坚教授、傅阳心教授、李治中博士、尹烨博士和李小爱老师的推荐。感谢清华大学出版社，尤其是胡洪涛与王华编辑的指导和付出，以及王宏利的精心绘画。感谢众多不同领域的审读人对本书内容提前把关，并提供宝贵建议，他们是：胡忠生博士、李磊博士、姜毅楠博士、汤波博士、尹烨博士、傅阳心教授、马瑜婷教授、李晓奕博士、范晓虎博士、童希文博士、李宏博博士、孟祥波博士、杨翠梅、秦明月、李元元、唐慧玲、翁振波等师长和朋友。

这本书带你透过免疫视角，重新认识癌症与生命。百年科学探索的成果、思考和启示都在这里了！**希望越来越多的人喜欢科学，用科学来守护生命。希望大家都能珍爱生命，因为在你的身体内，无数免疫细胞都在努力为你活着。**谢谢你和我一起探索免疫的智慧，如果你觉得这本书有帮助，期待你分享给身边的人。让我们一起探索守护生命的知识，一起做自己和家人、朋友的生命守卫者。

徐庞连（海豚博士）

2022 年 9 月